全国高等医学职业教育规划教材

急救护理

JIJIU HULI

（第2版）

主　　编　殷俊才　熊　彦

副主编　窦英茹　陈　涓　范淑云　左　英

编　　委（以姓氏笔画为序）

卜湘君　王扣英　王金萍
王鸿雨　左　英　宁　鹏
朱金兰　刘兴勇　李茉莉
李海燕　陈　涓　张　星
张乐天　吴海康　苑洪梅
范淑云　周　涛　殷俊才
窦英茹　熊　彦　翟园园

第二军医大学出版社
Second Military Medical University Press

内 容 简 介

本书内容涉及院前、院内急救程序及跨学科的综合处理手段，叙述了各种常见中毒和意外伤害的治疗及其护理原则，书中运用较大篇幅对重症监护的内容进行着重阐述。

本书适于医学大专及高职高专水平的护理及护理相关专业的学生使用，也可供临床护理人员、实习医生、住院医生工作时参考。

图书在版编目(CIP)数据

急救护理/殷俊才，熊彦主编. —2版. —上海：第二军医大学出版社，2016. 1

全国高等医学职业教育规划教材/金建明，于有江主编

ISBN 978－7－5481－1081－1

Ⅰ. ①急… Ⅱ. ①殷… ②熊… Ⅲ. ①急救－护理－高等职业教育－教材 Ⅳ. ①R472. 2

中国版本图书馆 CIP 数据核字(2016)第 081990 号

出 版 人 陆小新
责任编辑 画 恒 高 标

急 救 护 理
(第 2 版)
主编 殷俊才 熊 彦
第二军医大学出版社出版发行
http://www.smmup.cn
上海市翔殷路 800 号 邮政编码：200433
发行科电话/传真：021－65493093
全国各地新华书店经销
江苏天源印刷厂印刷
开本：787×1 092 1/16 印张：12.25 字数：320 千字
2012 年 7 月第 1 版 2016 年 1 月第 2 版第 1 次印刷
ISBN 978－7－5481－1081－1/R・1820
定价：29.00 元

高等职业教育护理专业实用教材
丛书编委会

全国高等医学职业教育规划教材总书目

序　号	书　名	版　次	主　编
1	护理学导论	第 2 版	周庆华 等
2	常用护理技术	第 2 版	朱春梅 等
3	正常人体结构	第 2 版	米　健 等
4	儿童护理	第 2 版	徐　静 等
5	护理管理学	第 2 版	朱春梅 等
6	健康评估	第 2 版	姚　阳 等
7	正常人体机能・生物化学	第 2 版	顾友祥 等
8	正常人体机能・生理学	第 2 版	马文樵 等
9	药理学	第 2 版	盛树东 等
10	医学免疫学及病原生物学	第 2 版	姜　俊 等
11	护士礼仪	第 2 版	邱　萌 等
12	心理与精神护理	第 2 版	陈宜刚 等
13	异常人体结构与机能	第 2 版	慕博华 等
14	护理心理学	第 2 版	邱　萌 等
15	母婴护理	第 2 版	潘爱萍 等
16	急救护理	第 2 版	殷俊才 等
17	护理伦理与法规	第 2 版	高莉萍 等
18	成人护理・传染病护理	第 2 版	张万秋 等
19	成人护理・内科护理	第 1 版	罗惠媛 等
20	成人护理・外科护理	第 1 版	刘兴勇 等
21	成人护理・妇科护理	第 1 版	潘爱萍 等
22	眼耳鼻咽喉科护理	第 1 版	陈国富 等
23	老年护理	第 1 版	彭　蓓 等

再版序

本书第1版自2012年7月出版发行以来，受到使用单位师生的普遍欢迎和充分肯定，大多数读者认为本书既可作为教学使用，亦可作为工作时的参考资料，非常实用。近年来，越来越多的高职院校开始使用本教材。有许多单位的老师提出宝贵意见，参与部分内容的修订，我们在此表示欢迎和感谢。基于以上原因，本次修订未对大框架作调整，仅根据国家有关规定对一些数据进行更新。

有些读者提出，应增加常见临床危象（如超高热危象、高血压危象、高血糖危象、甲亢危象、重症肌无力危象等）和创伤（如颅脑损伤、腹部损伤、胸部损伤、泌尿系损伤等）急救的内容。考虑到这些内容与临床多个学科有交叉，涉及课时分配、教学大纲及授课计划的修改，固本次修定未加入。请广大读者继继续提出宝贵意见，如有必要，下次再版时可考虑加入。

殷俊才　熊　彦

2015年12月

前 言

急救护理(emergency nursing)是研究各类急危重症伤病员救治、监护和科学管理的一门跨专业、跨学科的综合性应用课程。急救护理的起源,可追溯到19世纪弗洛伦斯·南丁格尔(Florence Nightingale)的年代。在克里米亚战争时期,南丁格尔率领38名护士前往战地救护,使士兵死亡率从42%下降到2%,充分说明了急救护理工作在抢救危重病员中的重要作用。随着急救医学和护理学理论的日趋完善,救治及监护仪器设备的不断更新,急救护理的范畴从最初的战场救护逐渐扩展、延伸到平时灾难、灾害时的医护干预,逐渐形成了完整的急救医疗服务体系,也成就了护理学科的一个重要分支。

本书共分上、中、下三篇,上篇介绍急诊救护的概况、院前救护、院内救护和ICU救护;中篇介绍急性中毒、意外事件病人的救护(重点介绍现场救护的技术);下篇介绍各系统重症监护的内容。

在急诊救护技术高度发展的今天,各种先进的监护设备在临床上普及使用,对当代护士的救护水平也有不同程度的提高,因此本书增加了重症监护一章,有利于护士提高重症监护水平,对密切、动态观察病人各重要脏器的功能变化非常有益,是本教材的一个亮点。本书的另一个特点是在每一章前编写了学习提示,表明本章的重点与学习思路,结合要求在章后附有思考题供学生复习。

参与本书编写均为长期从事急诊急救、重症监护临床、教学工作一线人员,具有丰富的临床经验和一定的理论水平。但限于各自写作风格不尽相同,加之时间紧迫、水平有限,不妥之处在所难免,敬请读者及专家批评指正,以便本书修订时日臻完善。

殷俊才　熊　彦

2012年5月

目 录

上篇 急救护理

中篇 急性中毒与意外伤害

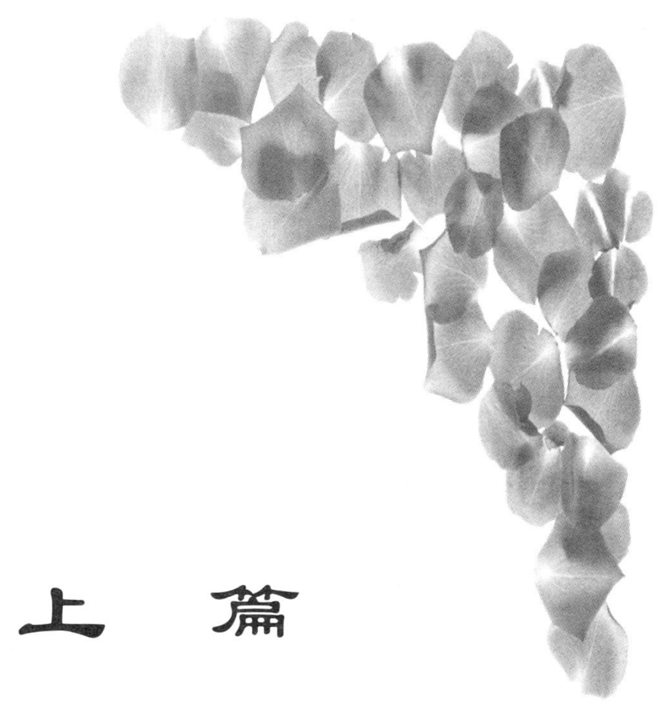

上篇

急救护理

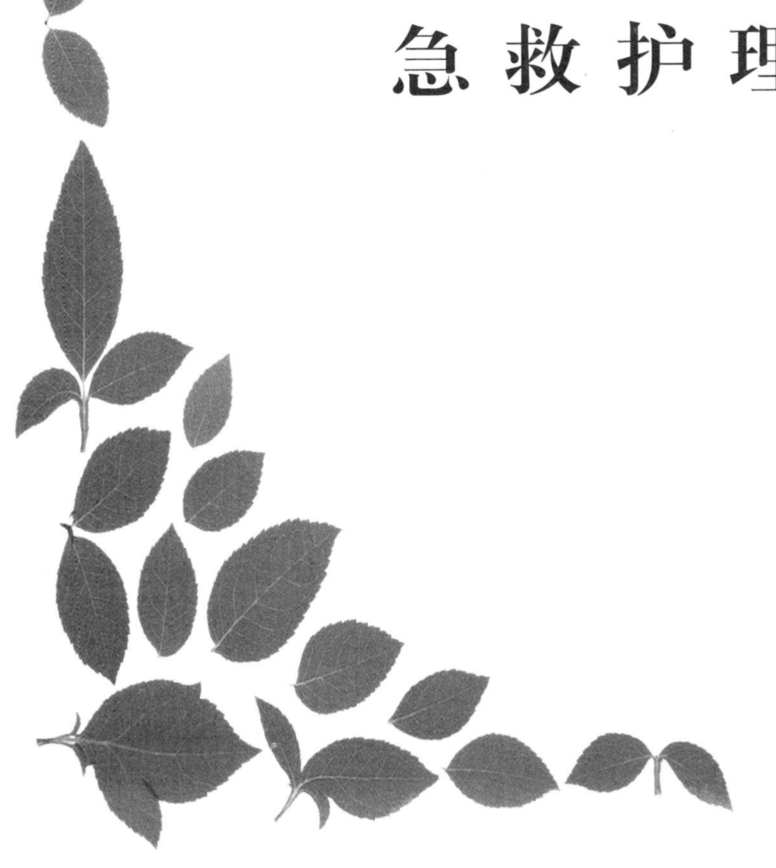

第一章 绪论

学习目标

掌握 急危重症护理学的范畴。
了解 急危重症护理学的起源与发展。
熟悉 现代急诊医疗服务体系的组成。

近几十年来，随着急救医学的建立与发展，急危重症护理也得到了相应的发展，急危重症护理学是以挽救病人生命、提高抢救成功率、促进病人康复、减少伤残率、提高生命质量为目的，以现代医学科学、护理学专业理论为基础，研究急危重症病人抢救、护理和科学管理的一门综合性应用学科。在广大医护人员的共同努力下，急危重症护理专业发展日趋完善，并在医疗保健工作中发挥着越来越重要的作用。

第一节 概述

一、急危重症护理学的起源与发展

现代急危重症护理学的起源，可追溯到19世纪弗洛伦斯·南丁格尔(Florence Nightingale)的年代。1854—1856年，英、俄、土耳其在克里米亚交战时期，前线战伤的英国士兵死亡率高达42%以上，南丁格尔率领38名护士前往战地救护，使死亡率下降到2%，这充分说明了急危重症护理工作在抢救危重病员中的重要作用。

20世纪50年代初期，北欧发生了脊髓灰质炎大流行，许多病人呼吸肌麻痹，不能自主呼吸，而将其中部分病人辅以“铁肺”治疗，配合相应的特殊护理技术，效果良好，堪称是世界上最早的用于监护呼吸衰竭病人的“监护病房”。20世纪60年代，随着电子仪器设备的发展，急危重症护理技术进入了有抢救设备的新阶段。心电示波、电除颤器、人工呼吸机、血液透析机的应用，使急危重症护理理论与实践也得到相应的发展。到了20世纪60年代后期，现代监护仪器设备的集中使用，促进了重症监护病房(intensive care unit，ICU)的建立。20世纪70年代中期，在德国召开的国际红十字会参与的一次医学会议中，提出了急危重症急救事业国际化、国际互助和标准化的方针，要求急救车装备必要的仪器，国际统一紧急呼救电话及交流急救经验等。

我国的急危重症护理事业也经历了从简单到逐步完善并形成新学科的发展过程。在早期只是将危重病人集中在靠近护士站的病房或急救室，便于护士密切观察与护理；将外科手术后病人，先送到术后复苏室，清醒后再转入病房。20世纪70年代末期，心脏手术的发展推动了心脏术后监护病房的建立，以后相继成立了各专科或综合监护病房。20世纪80年代，北京、上海等地正式成立了急救中心，各医院也先后建立了急诊科和ICU，促进了急诊医学与急诊护理学的发展，开始了急危重症护理发展的新阶段。此后，国家教育部将《急救护理学》确定为护理学科的必修课程，中华护理学会及护理教育中心举办了多次急救护理学习班，为开展急危重症护理工作及急危重症护理教育培训了大量人才，特别是急危重症理论，不单局限于人的生理要求，而是着眼于人的整体生理、心理、社会、精神要求，将现代急危重症护理观、急危重症护理技术由医院延伸到现场、扩展到社会，更是一大进步。

二、急危重症护理学的范畴

急危重症护理学研究的范畴包括：①院前急救；②急诊科抢救；③危重病（症）救护；④急救医疗服务体系的完善；⑤急危重症护理人才的培训和科学研究工作等内容。

（一）院前急救

院前急救是指急、危、重症伤员进入医院前的医疗救护。包括病人发生伤病现场对医疗救护的呼救、现场救护、途中监护和运送等环节。及时有效的院前急救，对于维持病人的生命，防止再损伤、减轻病人的痛苦，为进一步诊治创造条件，提高抢救成功率，减少致残率等均有极其重要的意义。

院前急救是一项服务于广大人民群众的公益事业，需要得到政府和社会各界的重视、支持和帮助，尤其是大型灾害事故的医疗救护以及战地救护，需要动员社会各界的力量，有领导、有组织地协调行动，以最小的人力、物力、财力，在最短的时间内争取最大的抢救效果。

为了实现非医护人员和专业人员的救护相结合，应大力开展急救知识和初步急救技能训练的普及工作，使在现场的第一目击者能首先给伤（病）员进行必要的初步急救。

（二）急诊科抢救

除具备急诊独立小区和合格装备外，急诊科要具有足够的、固定的编制及高素质的医护人员，以提高急诊抢救水平及应变能力。

（三）危重病（症）救护

危重病（症）救护是指受过专门培训的医护人员在备有先进监护设备和救治设备的重症监护病房，接受由急诊科和院内有关科室转来的危重病人，对多种严重疾病或创伤以及继发于各种严重疾病或创伤的复杂并发症病人进行全面监护及治疗护理。其研究范围主要包括：①危重病人的监护与治疗；②ICU人员、设备的配备与管理；③ICU技术。

（四）急救医疗服务体系的完善

研究如何建立高质量、高效率的急救医疗服务体系，大力建设和完善城市及乡村紧急呼救通讯设施，已经建立者则应不断研究如何充实和完善。

(五) 急危重症护理人才的培训和科学研究工作

急危重症护理人员的技术培训工作，是发展我国急救事业的一个重要方面。首先要组织现有护理人员学习急诊医学和急危重症护理学，有条件的城市和地区应有计划地组织急诊医学讲座、急救技术培训等急救专业知识学习活动，提高急危重症护理人员的专业技术水平。为了适应急诊医学的发展和社会的需要，必须加强急危重症护理科学研究及情报交流工作，使急危重症护理学教学-科研-实践紧密结合，促进人才培养，提高学术水平。

第二节 现代急诊医疗服务体系

1980 年 10 月，国家卫生部正式颁发了新中国成立后第一个关于急救的文件——《关于加强城市急救工作的意见》，总结了新中国急救工作的基本状况，提出建立、健全急救组织，加强急救工作，逐步实现现代化的一系列意见。在此基础上，急救医疗服务体系的概念得以提出和发展。

急救医疗服务体系（emergency medical service system，EMSS）是集院前急救、院内急诊科诊治、重症监护病房（ICU）救治和各专科的“生命绿色通道”为一体的急救网络，即院前急救负责现场急救和途中救护，急诊科 ICU 负责院内救护。它既适合于平时的急诊医疗工作，也适合于大型灾害或意外事故的急救。一个完整的急救医疗服务体系应包括完善的通讯指挥系统、现场救护、有监测和急救装置的运输工具，以及高水平的医院急诊服务和强化治疗，该系统的组成部分既有各自的工作职责和任务，又相互联系，是一个有严密组织和统一指挥的急救网络。急救医疗服务体系已被实践证明是有效的、先进的急救医疗服务结构，在抢救伤病员的生命方面发挥着越来越大的作用。它把急救医疗措施迅速地送到危重病人身边，送到发病现场，经过初步诊治处理，维护基本生命，然后将病人安全转送到医院，为抢救生命和改善预后，争取了时间。

一、建立、健全急救组织，形成急救网

城市医疗救护网是在城市各级卫生行政部门和所在单位直接统一领导下，实施急救的专业组织，医疗救护网承担现场急救和途中护送，以及包括医院急诊抢救全过程的工作。城市应逐步建立健全急救站、医院急诊科（室），并与街道卫生院等基层卫生组织相结合，组成医疗救护网。

(一) 街道卫生院、红十字卫生站等组织的主要任务

1）在急救专业机构的指导下，学习和掌握现场救护的基本知识及技术操作。

2）负责所在地段单位的战伤救护、防火、防毒等知识的宣传教育工作。

3）一旦出现急、危、重症病人或意外灾害事故时，在急救专业人员到达前，及时正确地组织群众开展现场自救、互救。

(二) 急救中心(站)的主要任务

1）急救中心（站）在市卫生行政部门直接领导下，统一指挥全市日常急救工作；急救分站在中心急救站的领导下，担负一定范围内的抢救任务。

2）以急救医疗为中心，负责对各科急、危、重症病人及意外灾害事故受伤人员的现场和转送

途中的抢救治疗。

3）在基层卫生组织和群众中宣传、普及急救知识。有条件的急救站可承担一定的科研、教学任务。

4）接受上级领导指派的临时救护任务。

（三）医院急诊科（室）的任务

1）承担急救站转送的和来诊的急、危、重症病人的诊治、抢救和留院观察工作。

2）有些城市的医院科室同时承担急救站的任务。

二、急救医疗服务体系管理

（一）急救医疗服务的组织体系

1）扩大社会急救队伍和急救站，使伤病员能得到及时有效的院前救治。

2）科学地管理急诊科工作，组织急救技术培训。

3）对突发性的重大事故，组织及时抢救。

4）战地救护，包括通气、外伤止血、包扎、固定、转运等。

（二）急救医疗服务体系的主要参与人员

（1）第一目击者　也就是应参与实施初步急救，并能正确进行呼救的人员。

（2）急救医护人员　一般情况下，救护车上应配备1～2名合格的急救人员，参加随救护车在现场和运送途中的救护工作。

（3）医院急诊科的工作人员　伤病员送到医院，由急诊科医护人员进行确定性治疗。

（三）建立急救医疗服务通讯网络

现代化急救医疗服务通讯联系，可以说是急救医疗服务体系的灵魂。救护站、救护车与医院急诊科应配备无线通讯，有条件的城市应逐步建立救护车派遣中心和急救呼救专线电话。通讯网络的建立，有利于急救工作的顺利开展，这是不言而喻的。

（四）改善城市救护站的条件，改变救护车只作运送工具的状况

每一城市都要建立救护站，大城市应设立一个救护中心和若干分站。救护站要建立必要的通讯设施，要配备一定数量车况良好、具有必要的救护装备的救护车。要有足够数量急救医护人员编制，要有1～2名急救医师随车出发，以便进行有效的现场救护和运送途中的救护。必须彻底改变救护车仅作为运送工具的状况。急救医护人员在现场进行急救的同时，还可以用无线通讯工具和就近的医院急诊科取得联系，以便及时得到急诊科医师的指导，并通报病人即将到达，使急诊科作好必要的准备。

（五）加强医院急诊科的建设，提高急诊科的应急能力

城市急诊科应有独立的“小区”，要有专门的医护人员编制，要有一定规模的装备，还要有对内对外的通讯联系设施。加强急诊科的业务管理，应从以下几个方面入手：①提高急诊科医护

人员的急救素质和群体素质。通过有计划有组织的业务目标训练，培养急诊专业护理队伍，组织考核、演练，使训练计划落到实处。②建立、健全急诊科、抢救室的各项规章制度。③推行急诊工作标准化管理。总之，要提高急诊科的应急能力。为了随时准备救治严重创伤病人，医院还应建立创伤急救小组，并每日将小组值班人员的名单公布于急诊科，遇有严重创伤病人来院，该小组成员应迅速到位。这样可使伤员得到及时、正确的救治，将耽搁和延误减少到最低限度。

急危重伤病员在现场及时得到正确有效的初步急救极为重要，这样可在伤病员的生命体征尽可能稳定的情况下被送到医院进行确定性治疗。对于急危重伤病员的急救“时间就是生命”，而急救医疗服务体系有效的运行，正是使伤病员在最短的时间内获得救治的保证。美国国会于1973 年提出，并于 1976 年通过了急救医疗服务体系法案。因此，制定我国急救医疗服务体系的条例，乃当务之急，各地应立即着手建立和完善急救医疗服务体系，使我国的急诊医学，尤其是急危重症救护达到一个新的水准，以造福于所有急症病人。

思考题

1. 简述急危重症护理学的起源与发展。
2. 现代急诊医疗服务体系有哪些部分组成?
3. 急危重症护理学的范畴有哪些?

（殷俊才　陈　涓）

第二章

院 前 急 救

学习目标

掌握 现场救治的要点。
掌握 现场急救基本技术。
了解 院前急救的特点、任务、原则。
熟悉 院前急救应配备哪些急救用品。

第一节 概 述

一、院前急救的重要性

院前急救作为整个急诊医疗服务体系中的重要组成部分，是一个独立的专科。院前现场急救是否及时，诊断是否正确，措施是否果断有力，均影响到病人的安危。因此，院前急救是抢救成功的关键。各种危重急症、意外伤害事故以及突发的灾难，均需要现场进行紧急的初步急救，力争维持伤病员生命体征的稳定，而后快速转送附近合适的医院急诊科，进行进一步的确定性治疗。

院前死亡主要决定于病人病危程度和院前急救情况。院前急救多见于急性心肌梗死、冠心病、哮喘、呼吸衰竭；交通事故则多发生脑干伤、脑疝、窒息、心脏压塞、张力性气胸、难以控制的大出血等致命性严重创伤。当遇有伤病员大出血、骨折、休克等均需在现场立即抢救。尤其是心跳骤停的病人，相差几分钟，就关系到病人的生死存亡。

人类的大脑皮质在完全缺氧的情况下，4 min 后，便会不可逆的坏死，心跳骤停的病人抢救最佳时间不应超过 4 min，如果院前急救没有争取到这最关键的几分钟，无论医院的设备怎样好，医院内医生医术怎么高明，病人也难以起死回生。

相关统计资料显示，如果院前急救的救护更及时，有一部分人的死亡是可以避免的；土耳其 Ege 也指出，许多车祸致死都发生在伤后 30 min 内。因此，若能在伤后 4 min 内给予救命性措施，并在伤后 30 min 之内送达医院急救，则 18%～25%受害者的生命可因此而得到挽救。危重病人处于存活与死亡之间，稍微耽搁即失去抢救生命的宝贵时机。院前急救人员迅速到达现场，实施急救，并安全转送到就近医院是非常重要的，可显著降低心脑血管疾病、严重创伤等病人的院前死亡率。

二、院前急救的特点

(一) 随机性强

疾病的发作、车祸的发生、自然灾害的出现,不以人的意志为转移。其突发性、随机性强,何时呼救、何时救援,事先无法得知。

(二) 时间紧迫

有人呼救,必须立即出车。救护车到达现场,医护人员必须迅速抢救病人。不管是危重病人还是急诊病人,几乎都是急病或慢性病急性发作,紧急处理,不容迟缓。紧急还表现在不少病人及其亲属心理上的焦虑和恐惧,要求迅速送往医院的心情十分迫切,即使对无生命危险的急诊病人也不例外。

(三) 活动范围大

院前急救的流动性很大,虽然救护车可以依靠在急救所辖区域内的几个点,但平时救护车一般在本地游动,病人的流向一般也不固定,它可以是区域内的每一个综合性医院(有固定接受医院除外)。遇有特殊需要,如果突发事故,可能会超越行政医疗区域分管范围,到邻近省、市、县帮助救援,前往出事地点其往返距离甚至可达数百公里。

(四) 急救环境差

院前急救的环境大多较差,常常在马路街头,抢救发生意外的伤病员,围观人群拥挤、嘈杂,影响诊断、救治;病人家中,暗淡的光线不易分辨病人的面容;狭窄的地方难以将病人搬动、清创缝合难以操作;运送途中,救护车的震动和发动机的轰鸣使得问诊难以进行,听诊、触诊和叩诊也受影响。

(五) 病类、病种杂

呼救的病人涉及医学各科,且是急症、危重症病人,需要立即判断、立即处置。但由于没有充足的时间和良好的条件作鉴别诊断,常常只能以对症治疗为主。

(六) 消耗体力大

随车医务人员要随身携带急救箱,出诊途中一路颠簸;到达现场,病人若在高楼无电梯时就得辛苦爬楼;若现场处于救护车无法开进的城市小巷或农村田埂就得负重弃车步行;抢救是紧张的,运送病人的途中还须不断地观察病人的病情,确实较为辛苦。

三、院前急救的任务

(一) 紧急出救和准备后援

调度人员接到灾害事故呼救后,应根据灾情立即派出若干值班救护车赶赴现场,同时向急救中心领导汇报。急救中心领导根据灾情程度立即准备后援力量，同时向卫生局报告。

（二）信息反馈

每一辆救护车到达现场后尽快了解灾情和伤情，并立即向急救中心领导汇报。

（三）增派后援和现场指挥

急救中心领导根据已知灾情和信息反馈，组织与增派救护车并赶赴现场指挥，同时向上级卫生行政部门报告，卫生局根据灾情通知有关医院作好救灾准备。若时间紧迫，急救中心调度人员可直接通知有关医院。

（四）设置现场医疗指挥所

特大的灾害事故应设立现场医疗指挥所，由卫生局领导、急救中心负责人及其他相关人员组成，统一指挥医疗救护，并且与其他救灾系统和消防系统等密切配合。

（五）设置现场医疗所

现场医疗所大多与现场医疗指挥所在一起，也可分开设立。应该有醒目的120标识，要有较宽阔的场地，便于救护车的进出。如是化学泄漏事故，医疗所应设置在上风处。医疗所担负的是现场检伤、伤员分流和就地急救的任务。

（六）现场检伤

伤员太多，尤其是救护车不足，伤员无法及时运送时，应该首先检伤，分轻、重、缓、急后分别处理，这是现场急救十分重要的一环。检伤应由具有创伤专业知识和丰富急救经验的主治医师以上职称的医生担任。按伤情一般分为4类，可用红、黄、绿、黑不同颜色的“伤标”挂在伤员的胸前或缚在手腕上。

(1) 轻度损伤　血压、脉搏、呼吸等基本生命体征正常，可步行者，用绿色“伤标”。

(2) 中度损伤　介于轻伤与重伤之间，用黄色“伤标”。

(3) 重度损伤　收缩压$<$60 mmHg，出现意识不清、呼吸困难、脉搏超过120次/分，或其他严重外伤体征者，用红色“伤标”。

(4) 死亡　意识丧失、呼吸心跳停止、瞳孔散大、面色苍白的伤员，用黑色“伤标”。

（七）伤员分流

灾害或重大突发事件中的伤员经过检伤后，除一些进行现场急救和伤病员外，其余应尽快送往合适的医院，这就是伤员的分流。分流原则如下所述。

(1) 专科伤员　如大面积烧伤、颅脑伤、四肢骨折、胸外伤、颌面外伤、化学中毒等为主的伤员送往市内专科医院或特色医院。

(2) 重伤员　送往就近技术设备力量较强的市级医院或医学院附属医院。

(3) 中度伤员和轻伤员　送往区级医院。

(4) 死亡者　就地等待善后处理。

(5) 现场处理后的伤员　应尽量转送市级医院。

四、院前急救的创伤病员分类

(一) 创伤病员分类的意义

1) 成批伤员时,由于伤员数量太大,伤类复杂;加上救治力量有限,救治时间紧迫,病员分类可以为重症病人的抢救争取到宝贵的时间。

2) 对伤员进行分类,即区分伤情的轻重和救治的缓急,确定救治和后送的先后顺序,以保证危急伤员先得到救治,使伤员救治、后送工作有条不紊地进行,取得最好的救治效果。

(二) 按损伤的程度进行分类

急救人员到达现场后,应迅速将伤员分为以下5类:

(1) 轻微伤　皮肤小擦伤和轻微挫伤。

(2) 轻伤　意识清楚,多处软组织损伤,短骨干、手指及脚趾骨折、关节脱位等。

(3) 重伤　需手术治疗,但可稍拖延一段时间(几小时)。如严重大面积撕脱伤,长骨干骨折、视力听力丧失、内脏破裂、内出血等。

(4) 危重伤　因窒息、出血、休克导致伤员有死亡危险,需立即手术来控制大出血和改善通气功能。如呼吸道梗阻、胸部吸吮性伤口、不易控制的大出血等。

(5) 致命伤　直接导致死亡的损伤。

现场处理的重点是危重伤、重伤、其次是轻伤。

(三) 按损伤形成的方式和致伤因素分类

可分为撞击伤、跌倒伤、碾压伤、挤压伤、鞭梢伤、安全带伤等。

(四) 按创伤评分法分类

对伤情判断及决定转运至哪一级医院有重要作用。

第二节　急救指挥系统与网络化管理

一、为什么要建立急救医疗网络

意外灾害事故,即是人们常说的天灾人祸,包括交通事故、空难、爆炸、塌方、意外坠落、意外撞击、地震、洪水、泥石流,还可加上溺水、触电、中暑、中毒等以及他杀、自杀。意外事故造成的伤害多为严重创伤、多发伤、复合伤,许多人同时受伤又称群伤、成批伤,造成死亡和伤残的比例很高。

资料显示:20～50岁是意外伤害的高危人群。伤后早期救治、及时运转,积极治疗并发症并加强监护,对降低死亡率有重要意义。据统计,伤后3 h得到有效的救治者仅1.87%,1 h得到救治者只有7.94%,早期救治成功成为影响死亡率的重要因素。

资料又显示:近年来,意外灾害事故有逐年上升的趋势。作为急救医护工作者,减少意外灾害事故所造成的损失,是义不容辞的责任。

组织、健全急救医疗网络,缩小抢救半径。由于意外灾害事故的突发性和严重性,需要快速、合理地调动较大范围的医疗急救人员参与抢救，健全急救医疗网络和提高院前急救水平至关重要。急救网络越完善，越利于缩小抢救半径，越利于接近抢救伤员的“黄金时间”（伤后1 h内），使伤病者得到及时的治疗。而这一功能只有在建立了“一体化”的院前急救网络后，才有可能实现。

二、急救救护网络如何建立

（一）建立三级急救医疗网络

即建立以城市急救医疗中心为龙头，以各急救分中心为枢纽，以各区、县、县级以上急诊科（急救站）为主体的、覆盖全省的三级急救医疗网络。

1）主城区设立省（市）急救医疗中心，承担全省重大灾害事故的急救医疗、信息处理及调度协调；并承担主城区的院前急救、急诊临床、重症监护、急救科研、急救教学和基层指导工作。设省“120”调度指挥中心、院前急救部、急诊医学临床科室和急诊医学科学研究所。

2）省（市）急救中心下设若干个急救分中心，分别设在市区外的若干区域的中心医院。以各急救分中心为枢纽与省“120”调度指挥中心及各区县综合性医院（急救站）联网。各急救分中心应健全院前急救部及生命急救绿色通道，承担医疗服务覆盖区域的医疗急救和相邻地区的医疗急救支援任务。

3）主城区各大、中型综合性医院和专科医院设急诊科和院前急救部，应健全院内生命急救绿色通道。其急救信息系统应与省“120”调度指挥中心联网，承担省内发生的重大灾害事故医疗急救任务。

4）区县（自治县市）综合性医院及大型企业医疗机构应设院前急救部或急诊科，健全院内生命急救绿色通道，纳入全省“120”医疗急救网络，承担本辖区及相邻地区医疗急救任务。

三级医院急救医疗网络是基于急救网络结构设计思想来进行设计的。它主要包括：1个中心系统、若干个区域分中心系统、几十个县区急救站。中心系统和分中心系统各自独立，又相互紧密联系。中心系统和分中心系统可以独立受理急救呼救。中心系统可下达任务给各分中心系统；分中心系统也可请求中心支援，从而形成一个覆盖全省的、完善的三级医疗急救网络。

（二）各急救医疗机构的主要职责

1. 急救医疗中心主要职责任务

制订医疗急救预案；组织、协调全省“120”急救医疗网络医院，开展紧急医疗救护；搜集人员伤亡信息，及时报告上级主管部门；负责指导全省重要活动的急救医疗保障，开展技术培训和急救医疗科研工作。

2. 急救医疗分中心主要职责任务

在当地政府和卫生行政部门的领导下，建立所覆盖区域急救医疗网络；制定大型灾难性事故急救医疗预案，并报当地卫生行政部门审核批准后，监督执行；负责组织、协调所覆盖区域大型灾难性事故（大型群伤群害），在及时报告上级主管部门的同时，迅速、准确地现场处置危重伤病员，并尽快送伤病员到就近医院抢救；覆盖区域重要活动的急救医疗保障任务；随时保证本中心通讯设备、仪器设备和药品、救护车的完备，急救医务人员坚守岗位，确保接受紧急呼救后，尽快出发到现场实施抢救；紧急情况下，协助所覆盖区域下级医院转送病人到上级医院就医；承担所覆盖区域急救医疗技术培训和急救医疗科研任务；服从卫生行政部门的领导，在有急救任务时，服从省急救医疗指挥中心的指挥和调遣；定期向省急救指挥中心报告所覆盖区域急救医疗的状况，报送急救医疗各种业务报表。

3. 急救站主要职责任务

急救站担负着人民日常的急救医疗任务和突发事故的紧急救援任务，是完成这两项任务的主体。定期向省急救指挥中心、本地急救分中心报告所覆盖区域急救医疗状况，报送各种急救医疗业务报表。在有急救医疗任务时，服从急救医疗指挥中心的指挥和调遣。它不仅作为一个具体的急救医疗机构存在，而且还是社会保障体系中重要的、不可替代的组成部分，承担着部分政府职能，维护着社会稳定，保证经济建设的顺利发展。

三、急救网络的通讯设施

（一）通讯联络的重要性

通讯联络对于网络来说，如同计算机软件与硬件的关系。调动、指挥、上传下达都依赖于通讯联络；一旦通讯联络被破坏，急救网络将如同一盘散沙。通讯网络的开通，使得资源共享成为现实；由于它联接急救中心、急救分中心、急救站，使得全市“一体化”指挥、调动成为可能。

（二）通讯网络以 3G 为核心

3G，即 GSM（无线电蜂窝通讯系统）、GPS（全球定位导航系统）、GIS（地理信息电子地图系统）。3G 是以近几年迅速发展起来的微机语言处理技术为基础，其基本原理是在微机平台上集成各种功能处理卡，完成通讯接口、语言处理、坐席转接等功能，再结合外部计算机网络实现各种应用系统的需求（如 GIS、GPS、GSM 相结合实现来电位置显示等）。

急救指挥中心利用 GSM 移动电话网作为通讯媒介，利用 GPS 定位技术及其计算机技术等手段，结合运用矢量化地理信息电子地图数据库（地理交通道路、障碍、水源等）、软件平台和急救系统资源数据库（包括急救医院及设备等），实现对车辆位置的监视、调度、导航援助、生命信息传送及车辆工作状态监察的功能。

省急救中心的“120”急救指挥中心设置一套大型显示指挥平台和若干个值班席，为一个网络化的结构。每一个值班席由电子地图信息系统及调度管理软件组成，以图形工作站作为硬件支持，也可以采用触摸屏显示管理。由于采用网络结构设计，非常方便扩充值班席的数量，可以适应不断扩充系统的容量，同时易于与各分中心通过 DDN/ISDN 等通讯手段建立连接，完成分中心与省指挥中心数据库联动更新，分中心在物理组成上可以认为是一个小型化的急救指挥中心，并且完成被动（主动）地与市中心的通讯。

四、急救中心的大型显示指挥平台求救呼叫处理系统功能

1. 病员定位

在接到“120”急救请求时，无论病员使用固定电话还是移动电话，“120”求救电话处理系统根据求救电话完成来电显示，并通过中心数据库系统定位病员位置，动态地显示在电子地图上。值班员可以根据来电显示和呼叫定位情况，有效的分流恶意干扰电话，大大减轻值班人员的劳动强度。

2. 启动急救标准程序

一旦呼叫被值班员的来电显示、病员定位确认后，值班员启动一个急救标准程序完成一整套

病员处理、设备准备、记录、信息反馈等流程，然后交由指挥中心执行车辆调度及病员生命信息的实时监控。

3. 呼叫录音

所有呼叫电话全部录音，记录并保存进中心数据库系统以备查询(可有效解决法律纠纷)。

4. 咨询服务

所有非急救电话(排除恶意呼叫可以转到“110”报警处理)将由本系统提供急救咨询服务，不占用急救信道。

5. 放大、缩小

可对当前的地图进行无级放大或缩小操作，以便了解某个移动目标所在位置的详细情况或了解更大区域或全局的整体情况。可根据目标地理信息的要求进行多层地理信息处理。

6. 漫游

可利用鼠标的移动来实现地图的漫游(地图显示画面随鼠标的拖动自动快速更换)。

7. 急救案例自动建档

凡经确认属急救呼叫后，系统自动建立急救档案，并将信息自动转入急救指挥调度中心控制台。由调度中心完成救援方案，并将信息自动转入急救指挥调试中心控制台。由调度中心完成救援方案的确立等。

8. 车辆跟踪

可选定车辆进行目标跟踪显示。此时，在中心的电子地图上选定跟踪车辆的运行位置将在地图画面上形成直观的运行轨迹。

9. 急救受理

在接到“120”急救请求时，系统根据求救目标位置和当前急救车辆的位置选择救援车辆，计算最优救援路径，并通知相应救护车，移动车辆则向中心发回信号，在地图上将对该移动目标进行鲜明色彩及图标的突出显示。同时在屏幕上显示出该救护车辆的卡片资料，它包括车辆编号、车牌号、车型、颜色、发动机号、使用分类、司机名、驾驶证号、当前状态、负责人、电话、车辆位置(X,Y坐标)、行驶速度、生命信息、时间等信息帮助值班员进行处理。软件能提供急救受理记录窗，供值班员记录受理情况。

10. 辅助决策

具有距离测定、援救路线计算等功能。重点单位目标、道路等地理信息的查询。车辆信息及现时位置的查询。

11. 系统管理功能

中心程序启动时须输入操作员号码和口令。设定系统管理员可管理操作员权限及修改口令。各种控制功能受权限控制。

12. 图层管理

设置有丰富的图层，系统管理员可方便地命名与定义，操作员可通过下拉菜单挑选、隐去来电所显示的图层，一次选定的图层在程序重新启动时应可保持显示。

13. 车辆监控

可方便地选择车辆编号、操作指令来实施位置询问及控制。要求车辆编号既可从列表中选择又可直接输入，操作指令则只以列表方式来选择。操作指令包括：询问车辆位置信息、询问车辆的一段时间的信息(时间可任意设置)、要求车辆回答一段历史记录、要求车辆以一定的时间间隔自动汇报位置信息、监听开启/结束、要求车辆主动向中心拨号进行通话等。

14. 遥控编程

可以遥控修改车载单元设置的中心电话号码、超速限制值、历史记录、时间间隔等。

15. 指定行驶路线

在对车辆进行监控时能对不同车辆指定其固定的行驶路线，由软件对其进行自动监管，一旦该车辆偏离指定路线一定距离，计算机将自动报警提醒值班员注意。

16. 急救数据库的管理和维护

在对“120”急救案例分类记录的基础上，完成数据库的常规维护及与各分中心数据库的定期联网更新等。

17. 警情排队列表

车辆正常状态的带车号列表显示。异常状态包括：紧急报警、紧急求助、医疗服务申请、车辆故障报告、非法入侵、GPS 故障、电池电压过低、电池被破坏等。

18. 用户资料管理

数据库录有各急救车辆的详细资料，包括安装、维修记录等。

19. 历史资料检索与历史轨迹回放

可随时查询某车辆的位置汇报记录、某段时间接收的车辆位置汇报信息、某段时间的受警记录等详细情况，并可选定某车某时间段的位置巧妙地进行轨迹回放。

20. 历史资料备份

定期对所记录的历史数据进行备份存储。

21. 资料统计打印

可方便地组织各种用户资料、接受资料、救援记录资料等报表统计。

22. 地图打印

地图打印可随时打印实时显示的地图图样及窗口显示的信息。

23. 值班员工作记录

对值班员受警的情况进行记录与统计，可方便地查询每个值班员的日接警次数、受警的类型、每次受警的时间长度，便于值班员的考勤。

24. 省急救中心

省急救中心还完成与各分中心、急救站的通讯，保证全市急救资源的有效配置和各数据库的联动更新。

第三节 急救技术的应用及急救用品的配备

一、急救技术的应用

(一) 院前急救必须具备的知识

1. 基本生命支持

基本生命支持(basic life support)是现场抢救和院前急救的关键。掌握 C、A、B 的基本操作，胸外心脏按压(C)、开放气道(A)、口对口人工呼吸(B)，及不同年龄的操作要点，学会 CPR 的正确操作。

2. 院前创伤生命支持

院前创伤生命支持(pre-hospital trauma life support)重点内容为3个S：即保证伤员安全，注意现场安全，掌握事故情况。

(1) 保证伤员安全(safety) 确定全身情况，按A、B、C、D、E顺序检查(详见现场救治)，注意颈椎损伤与通气状况和出血的控制。对危及生命的情况紧急处理(如气道的控制、气胸穿刺抽气、开放性气胸伤口包扎等)，并立即评价处理的效果。检查头、胸、腹，及早发现危及生命的潜在危险，给予恰当的紧急处理。固定伤员，转送医院途中进行再次评价和必要的现场与途中处理。

(2) 注意现场安全(scene) 必须注意现场安全，关掉车辆上的点火装置，防止车辆危险滑动、塌方，注意有害气体导致窒息的可能。迅速接近并快速评价伤员，并采取相应措施，对高度怀疑脊柱损伤者应整体水平移动伤员，并固定在木板上。将伤员抬至安全地带再评价伤情。

(3) 掌握事故情况(situation) 要求抢救组长弄清伤员数量。抢救力量若不够，立即求救并报告路线及地点。对成批伤员应迅速检查全部伤员一遍，重点发现有呼吸困难和大出血的伤员并作相应处理，随后对每个伤员评价气道、呼吸、出血及休克、意识状况，估计和确定严重创伤、多发伤的伤员。

3. 高级创伤生命支持(ATLS)

1) 在院前创伤生命支持的基础上，通过对模拟人的处置及各种模型的练习、考核，学会气管内插管等技术操作。

2) 学会颈椎、脊柱稳定方法和运输方法。

3) 学会四肢小夹板和牵引装置的使用。

4. 高级心脏生命支持(ACLS)

伤员一方面原有心脏病创伤使病情加重；另一方面心脏本身可能直接受到损伤。ACLS课程可使医务人员学会在院前、院内抢救过程中如何正确处理心脏情况。着重掌握D(药物和液体)、E(心电图)、F(电除颤)有关内容，如心跳骤停的处理预案；急性心律失常的识别与处理；心血管疾病急诊常用药物的使用；酸碱平衡与血气分析；血流动力学监测心血管功能的知识。

(二) 现场救治

1. 快速判断伤情

重大交通事故往往有大批伤员需要救治。急救人员到达现场后，不是急于去处理某一个危重伤员，而应首先迅速评价所有的伤员，发现更多的生命受到威胁的伤员，如呼吸道阻塞、流动性大出血等，并作出及时应急处理，必要时作CPR。尤其要注意那些不呼叫无反应能力的伤员，能活动能呼叫者不一定是伤情最严重者。对伤员评价可依A、B、C、D、E的次序进行。

(1) 气道情况(airway) 判断气道是否通畅，有无呼吸梗塞。

(2) 呼吸情况(breathing) 呼吸是否正常，特别注意有无张力性气胸和连枷胸。

(3) 循环情况(circulation) ①血压的估计：如触及桡动脉、股动脉、颈动脉搏动，则收缩压至少分别为80、70、60 mmHg。②大出血：立即用手指和敷料加压包扎，对下腹部或下肢可用休克裤加压。③毛细血管再充盈时间：观察组织灌注情况，正常是在2 s以内，但夜间光线太暗，不太准确。

(4) 神经系统障碍(disability) 观察瞳孔大小，对光反射，GCS，有无偏瘫与截瘫，尤其注意高位截瘫。

(5) 充分显露(exposure) 充分显露伤员的创伤部位，以及脑、胸、腹、背等全身各部以发现危及生命的重要损伤。当天气寒冷时，检查动作应迅速，并注意保暖。

2. 处理休克与缺氧

在现场诊断休克时，以下三点有较大的参考价值：①测脉搏估计血压，以评价心排血量；②毛细血管充盈迟缓是组织灌注不足的最早指征之一；③评价意识状态，在无头部直接损伤的伤员，意识水平是脑血流灌注的可靠指征，也反应全身血流灌注水平。

发现窒息伤员，及时解除呼吸道梗阻的病因和救治呼吸功能障碍。舌后坠造成的阻塞，立即用口咽管通气，或将舌牵出固定；将口腔内异物、血块、分泌物等立即清除；采用半坐卧位，防止误吸。对开放性气胸进行密封包扎；心跳、呼吸停止的伤员，可能时应作心肺脑复苏(详见第四章)；颌面部伤有移位的组织阻塞呼吸道时，应立即起先复位包扎。

大量出血者，必须立即有效止血，可依次应用加压包扎、填塞、止血带等方法切实止血，以挽救生命为主，但应防止滥用止血带。

严密包扎伤口，以免在后送途中暴露，增加继发感染。稍加压力的包扎，一般出血可以制止。关于肠脱出、脑膨出之类的内脏脱出，应进行保护性包扎，避免干燥和受压。

骨折、关节伤、肢体挤压伤、大块软组织伤都要用夹板固定。固定范围要包括上下两个关节，以免在后送途中骨折断端移动，造成继发性损伤。没有夹板可以就地取材，或将上肢固定于胸壁，下肢用健肢固定。

烧伤的创面用三角巾、衣服、布单之类作保护包扎，附着在伤面的衣服不要去掉，汽油或其他化学液滴都事先除掉，防止燃烧或腐蚀，再用湿敷料保护创面。

对急救员现场与基层医院急救进行补充急救，进行初步检查。检查项目主要是伤员的包扎、止血、固定等情况，不足的补充，不正确的纠正，检查时要特别注意内脏脱出、开放性气胸、张力性气胸、大型伤口、大面积烧伤、窒息、呼吸功能障碍、意识障碍、股骨骨折、截瘫和上止血带伤员的急救质量。补充和纠正已松脱及被渗血湿透的包扎和不牢固的固定；仍然不能止血的大出血伤员加用止血带。上呼吸道阻塞未能解除的，作环甲膜切开或用最粗的针头穿刺，切实解除窒息。必要时继续进行心肺复苏。对开放性气胸进行填充包扎，张力性气胸进行穿刺排气。

补充和纠正烧伤的包扎或湿敷，化学伤的局部冲洗和大量解毒剂的注射。能口服的伤员，给予饮水、服止痛和抗感染药物。

主要的救治任务是完成急救。将伤员分为两类，一类是需要补充或纠正急救措施的，救治后迅速运送；另一类是不需要补充或纠正急救措施的伤员，应当立即向急救中心运送。个别轻伤员，经包扎后即留在基层医院或门诊治疗。

(三) 紧急救治

1) 呼吸困难的伤员，立即清除口鼻腔分泌物和异物，进行气管内插管，或做气管切开术。

2) 除去止血带，未停止的活动性出血，根据情况用纱布填塞、止血钳钳夹或结扎血管。一般不再使用止血带。

3) 有进行性意识障碍的颅脑穿透性，用咬骨钳扩大颅骨孔排血，消除血肿压迫；记录伤员的意识状态、瞳孔大小、对光反射等情况。

4) 对开放性气胸伤员补做密封包扎，张力性气胸伤员穿刺排气或作闭式引流，大量血胸或心包积血的伤员穿刺排血或作闭式引流。浮动胸壁的伤员包扎固定，纵隔气肿的伤员切开排气等。

5）对膀胱胀满不能自行排尿者和脊髓损伤的伤员进行导尿，尿道损伤作耻骨上膀胱穿刺排尿。

6）包扎、固定良好的四肢损伤的伤员，不必检查伤口，但要让伤员活动四肢或翻身，以发现有无漏诊的骨折，手压骨盆检查有无骨盆骨折。检查肢端的温度、颜色、脉搏，发现血管有损伤、固定不当时，定型夹板固定。敷料脱落时和被血浸透者，要补充包扎。

7）肢体严重挤压伤，为防止筋膜间隙综合征，应作筋膜切开减压术。

二、急救用品的配备

应该拥有血糖测定仪、呼吸机、自动除颤仪、起搏器、心电图机、多功能监护仪、监护系列、便携式血气分析仪、气胸箱、便携式血氧饱和仪、急诊生化分析仪、麻醉喉镜以及心泵按压器等基础设备。

第四节　现场急救基本技术

一、止血

正常成人全身血量占体重的7%～8%。体重60 kg的人，全身血量为4 200～4 800 ml若失血≤10%（约400 ml），可有轻度头昏，交感神经兴奋症状或无任何反应；失血量达20%左右（约800 ml），出现失血性休克症状，如血压下降、脉搏细速、肢端厥冷、意识模糊等；失血量≥30%，病人将发生失血性休克，不及时抢救，短时间内可危及伤员的生命或发生严重的并发症。因此，在保证呼吸通畅的同时，应及时准确地进行止血。

（一）出血部位的判断

各种创伤一般都会有出血，可分为内出血和外出血，内出血时血液流向体腔或组织间隙，外出血指血液自创面流出。现场急救止血，主要用于外出血，对周围血管损伤出血的紧急止血。对于伤员，除了判断有无出血外，还要判断什么部位、什么血管出血，以便采取正确有效的止血方法。

1. 动脉出血

血色鲜红，血液随心脏的收缩而大量喷出，出血速度快、出血量大。

2. 静脉出血

血色暗红，血液缓慢流出，出血速度较缓慢，出血量逐渐增多。

3. 毛细血管出血

血色鲜红，呈渗出性，可自行凝固，若伴有较大的伤口或创面时，不及时处理，也可引起失血性休克。

（二）止血方法的选择

出血部位的不同，出血的性质不同，危险性不同，止血方法也有所区别。原则上应根据出血部位及现场的具体条件选择最佳方法，使用急救包、消毒敷料、绷带等，在紧急情况下，现场任何清洁而合适的物品都可临时借用作为止血用物，如手帕、毛巾、布条等。小伤口出血，只需用清水或生理盐水冲洗干净，盖上消毒纱布、棉垫，再用绷带加压缠绕即可。静脉出血，除上述包扎止血方法外，还需压迫伤口止血。用手或其他物体在包扎伤口敷料上施以压力，使血流变慢、血凝块易于形成。这种压力必须持续 5～15 min 才可奏效。较深的部位如腋下、大腿根部可将纱布堵填塞进伤口再加压包扎。将受伤部位抬高也有利于静脉出血的止血。动脉出血宜先采用指压止血法，根据情况改用其他方法如加压包扎止血法、填塞止血法或止血带止血法。

（三）常用的止血方法

1. 加压包扎止血法

加压包扎止血法适用于小动脉，中、小静脉或毛细血管出血。方法为：先将无菌敷料覆盖在伤口上，再用绷带或三角巾以适当压力包扎。

2. 指压止血法

指压止血法(图 2－1)适用于中等或较大的动脉出血。

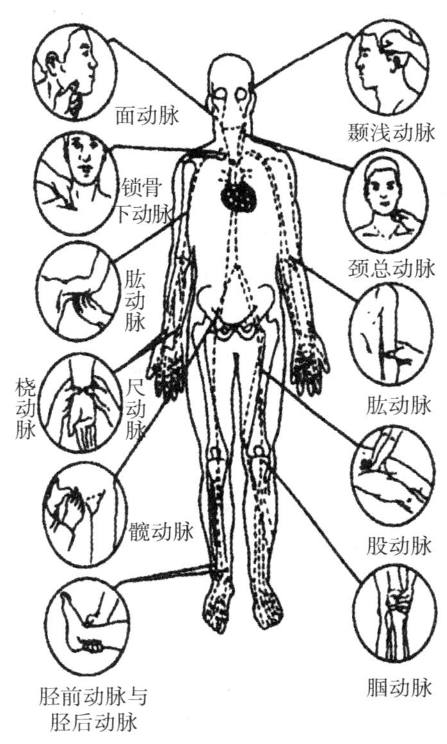

图 2－1 指压止血法

(1) 头顶部、额部出血 对准伤侧下颌关节处，用拇指压迫颞浅动脉。

(2) 颜面部出血 颜面部血供来自两侧动脉，对准来自下颌角前约 1 cm 凹陷处，用拇指向内向上压迫面动脉。

(3) 头面部、颈部出血 用拇指或其他 4 指放在胸锁乳突肌内侧，将颈总动脉压向颈椎体上。注意不能同时压迫两侧颈总动脉，以免造成大脑缺血；压迫时间也不能太长，以免引起颈部化学和压力感受器反应而危及生命。

(4) 肩部、腋部、上臂出血　用拇指压迫同侧锁骨上窝中部，对准第1肋骨面，压住锁骨下动脉。

(5) 前臂出血　抬高患肢，用拇指压迫上臂肱二头肌内侧沟中部，向外对准肱骨，压迫肱动脉。

(6) 手掌出血　抬高患肢，用双手拇指分别压迫手腕部尺、桡动脉。

(7) 下肢出血　用双手拇指重叠用力压迫大腿根部腹股沟中点稍下方，对准强搏动点，压迫股动脉。

(8) 足部出血　用两手拇指分开压迫足背中部近足腕处的足背动脉和内踝与跟腱之间的胫后动脉。

3. 橡皮止血带止血法

橡皮止血带止血法适用于四肢较大的动脉止血（图2-2）。方法：抬高患肢，将软织物衬垫于伤口近心端的皮肤上，其上用橡皮带紧缠肢体2～3圈，橡皮带的末端压在紧缠的橡皮带下即可。注意事项：

1）前臂与小腿不适于扎止血带，因动脉行走于两骨之间，止血效果差。

2）不可用电线、铁丝或绳索作止血带直接加压。

3）止血带压力要适当，以出血停止、远端不能摸到动脉搏动为好。

4）上止血带时间不宜超过3 h，应30 min松止血带1次，每次1～3 min。

5）止血带应有明显标记及时间记录。

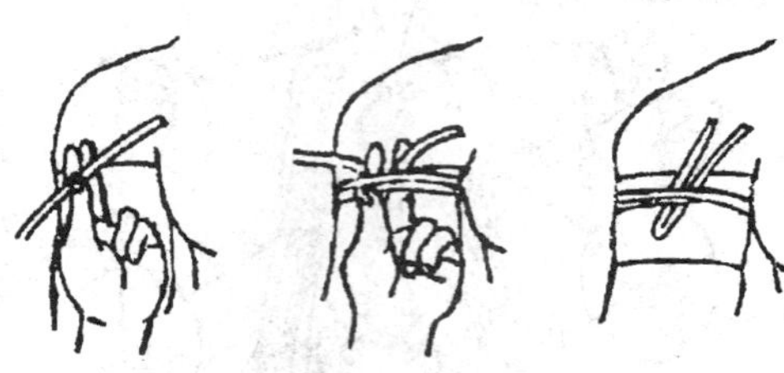

图2-2　止血带止血法

二、包扎

包扎是外伤急救常用方法，其有保护伤口、减少污染、固定敷料、压迫止血、有利于伤口早期愈合等作用。

包扎中最常用的是卷轴绷带包扎法：四肢、额部、胸腹部等粗细相等的小伤口，可采用环形包扎法，即将绷带作环形重叠缠绕，最后将带尾中间剪开分成两头，打结固定。肢体粗细过渡部位可采用螺旋或螺旋反折包扎法。关节屈曲部采用“8”形包扎法，每圈遮盖上圈的1/3～1/2。

（一）三角巾包扎法

1. 头部包扎（帽式包扎法）

将三角巾的底边向外向上反折3 cm，盖住头部齐眉上、耳后，把两底角在枕后交叉并把顶角压在下面，回头在额前打结（图2-3）。

2. 头部风帽式包扎法

将三角巾顶角打结放在额前，底边中点也打结放在枕部即成风帽状，底边两端拉紧向外向上反折4 cm，绕向前面包住下颌，再绕到颈后打结（图2-4）。

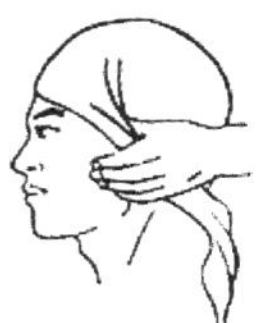
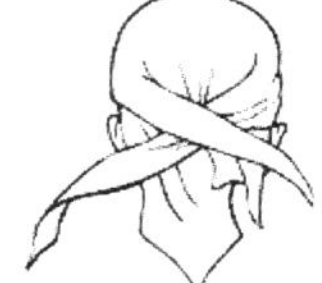
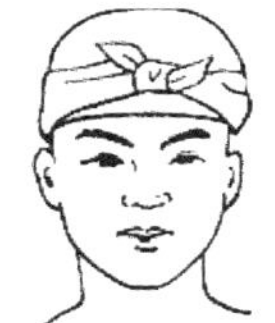
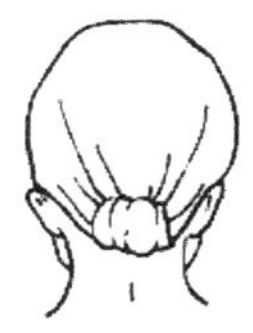

图 2－3 三角巾帽式头部包扎法

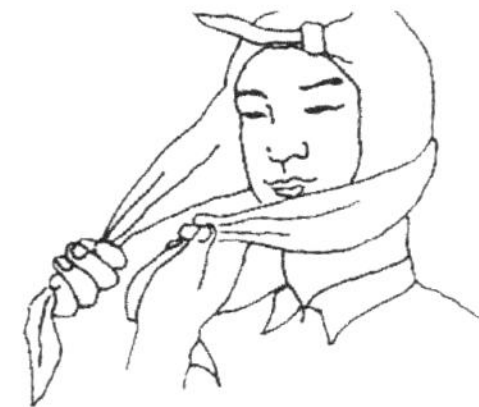
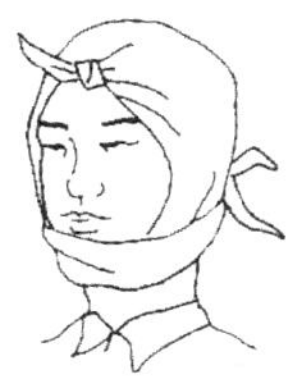
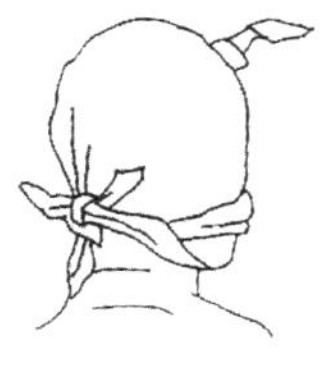

图 2－4 三角巾风帽式头部包扎法

3. 单肩包扎法

将三角巾折叠成燕尾式，尾角向上，放在伤侧肩上，大片在上盖住肩部及上臂上部，系带边绕上臂与燕尾底边打结，两燕尾角分别经胸、背拉到对侧腋下打结(图 2－5)。

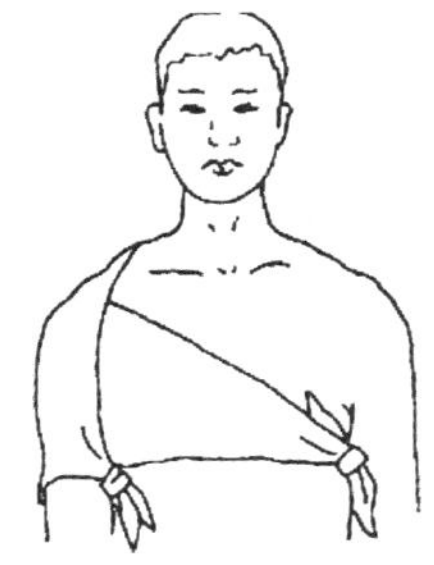
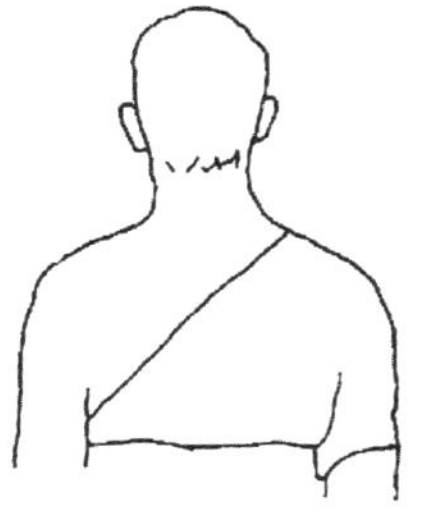

图 2－5 燕尾巾单肩包扎法

4. 双肩包扎法

将三角巾折叠成双燕尾角等大的燕尾巾，夹角朝上对准颈部，燕尾披在双肩上，两燕尾角分别经左、右肩拉到腋下与燕尾底边打结。

5. 单胸包扎法

将三角巾顶角对准伤侧肩峰，底边紧贴胸部，拉两底角绕至背部，在肩胛间处与顶角系带一起打结固定，则三角巾的中部正盖在胸部的伤处(图 2－6)。

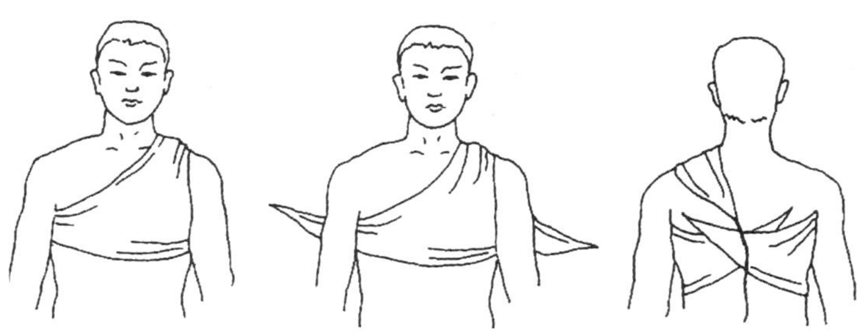

图 2－6 三角巾单胸包扎法

6. 双胸包扎法

将三角巾折成燕尾状，燕尾角朝上，燕尾底在下，并在底部反折一道边，横放于胸部，两角分别放于两肩上并拉至颈后打结，再用顶角带子绕至对侧腋下打结（图 2-7）。

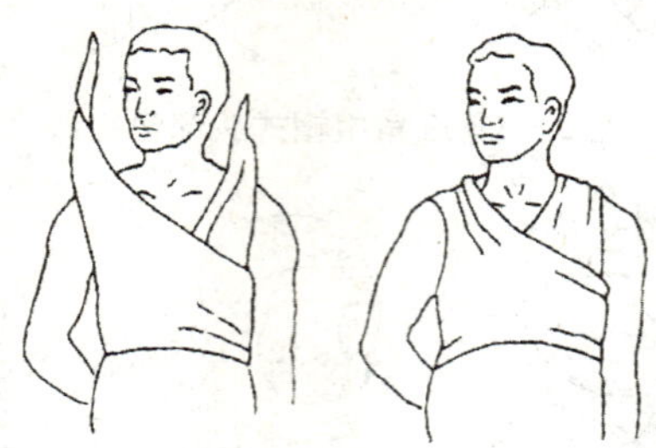

图 2-7 三角巾双胸包扎法

7. 背部包扎法

三角巾、燕尾巾包扎背部方法与胸部相同，只是位置相反，结打于胸部。

8. 腹、臀部包扎法

三角巾顶角朝下，底边横放于脐部，拉紧底角至腰部打结，顶角经会阴拉至臀上方，顶角带子与底角余头打结。

9. 上肢包扎法

三角巾一底角打结后套在伤侧手上，另一底角沿手臂后侧拉至对侧肩上，顶角包裹伤肢并系带绕肢两圈固定，前臂屈至胸前，拉紧两底角打结（图 2-8）。

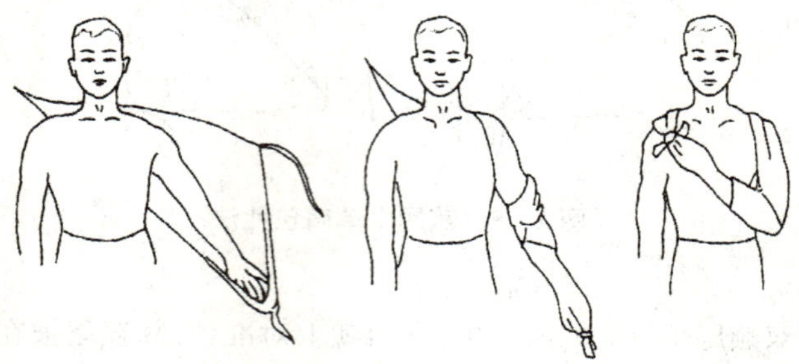

图 2-8 三角巾上肢包扎法

10. 手部包扎法

将手平放于三角巾中央，手指朝向顶角，底边位于腕部，将顶角提起盖住手背，再拉两底角在手背部交叉并压住顶角绕手腕打结。

11. 小腿和足部包扎法

将足平放于三角巾一底角底边的一侧，提起顶角与较长一侧的巾腰交叉包裹小腿打结，再用另一边底角包足，绕至踝部打结。

12. 足部包扎法

足部的包扎与手部相同。

（二）三角巾包扎法的注意事项

1）包扎伤口应先简单清创并盖上纱布再包扎。

2）包扎压力应适度，以能止血或初步制动为宜。

3）包扎方向自下而上、由左向右、自远心端向近心端包扎，以助静脉血液回流，绷带固定的结应放在肢体的外侧，不应放在伤口及骨突出部位。

4）包扎四肢应暴露出指或趾，以便观察末梢血运和感觉，如发现异常，应松开重新包扎。

三、固定

固定是针对骨折的急救措施。通过固定，可以限制骨折部位的移动，从而减轻伤员疼痛，避免骨折断端因摩擦而损伤血管、神经及重要脏器，固定也有利于防治休克，便于伤员的搬运。

固定材料中最理想的是夹板。如抢救现场一时找不到夹板，可用竹板、木棒、镐把、枪托等代替。另需备纱布或毛巾、绷带、三角巾等。

（一）骨折临时固定法

1. 锁骨骨折

用毛巾垫于两腋前上方，将三角巾折叠成带状，两端分别绕在两肩呈“8”字形，尽量使两肩后张，拉紧三角巾的两头在背后打结。

2. 肱骨骨折

用一长夹板置于上臂后外侧，另一短夹板放于上臂前内侧，在骨折部位上下两端固定，屈曲肘关节90°，用三角巾将上肢悬吊，固定于胸前。

3. 前臂骨折

使伤员屈肘90°，拇指向上。取两夹板（长度超过肘关节至腕关节）分别置于前臂的内、外侧，然后用绷带固定两端，再用三角巾将前臂悬吊于胸前。

4. 大腿骨折

取一长夹板（长度自腋下或腰部至足跟）置于伤腿外侧，另一夹板（长度自大腿根部至足跟）放于大腿内侧，用绷带或三角巾分5～6段将夹板固定牢（图2-9）。

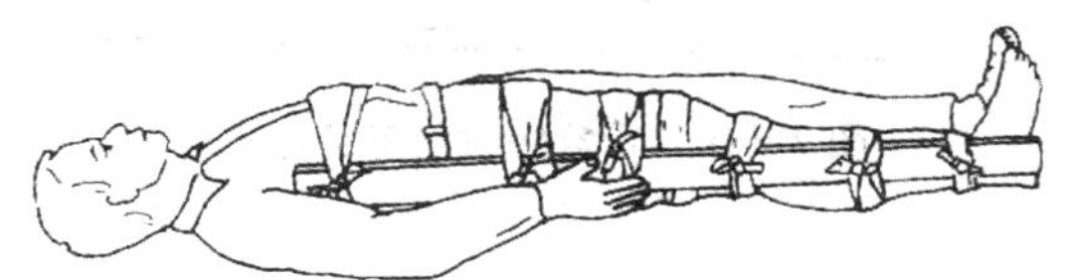

图2-9 大腿骨折固定法

5. 小腿骨折

取两块夹板（长度自大腿至足跟）分别于伤腿内、外侧，用绷带分段将夹板固定。

6. 脊柱骨折

使伤员平直仰卧于硬板床上，在背腰部垫一薄枕，使脊柱略向上突，必要时用几条带子将伤员固定于木板上，不使移位。

（二）注意事项

1）固定骨折部位如有伤口和出血，应先止血与包扎。

2）开放性骨折者如有骨端刺出皮肤，切不可将其送回伤口，以免发生感染。夹板长度须超过骨折的上、下两个关节，骨折部位的上、下两个关节均要固定牢。

3）夹板与皮肤间应加垫棉垫或其他物品，使各部位受压均匀且固定牢。

4）肢体骨折固定时，须将指（趾）端露出，以观察末梢循环情况，如发现血运不良，应松开重新固定。

四、搬运

现场搬运伤员的目的是为了及时、迅速、安全地转运伤员至安全地区防止再次受伤。因此，使用正确的搬运方法是急救成功的重要环节，而错误的搬运方法可以造成附加损伤。现场搬运多为徒手搬运，在有利安全运送前提下，也可以使用一些搬运工具。

（一）几种特殊伤员的担架搬运

1. 腹部内脏脱出的伤员

1）使伤员双腿屈曲，腹肌放松，仰卧于担架上。

2）切忌将脱出的内脏送回腹腔，以免造成感染。可用一清洁碗扣住内脏，再用三角巾包扎固定。

3）包扎后保持仰卧位，屈曲下肢，做好腹部保温后转送。

2. 昏迷或有呕吐窒息危险的伤病员

使伤病员侧卧于担架上，头偏向一侧，保证呼吸道通畅的前提下搬运转送。

3. 骨盆损伤的伤员

用三角巾将骨盆作环形包扎，搬运时使伤员仰卧于硬板或硬质担架上，双膝略弯曲，其下加垫（图2－10）。

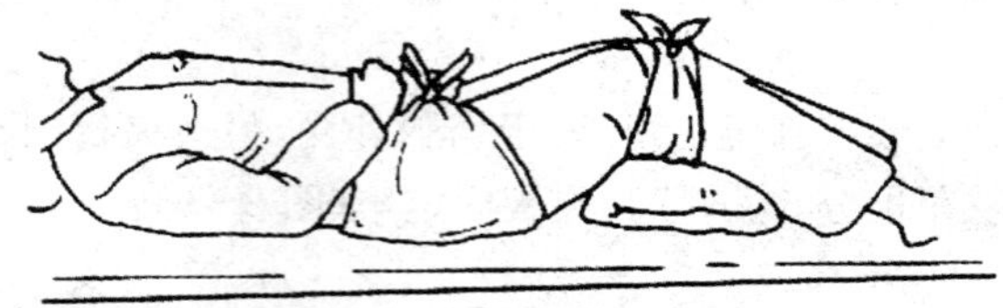

图2－10 骨盆损伤伤员的搬运

4. 脊柱损伤的伤员

脊柱损伤严禁背运和屈曲位搬运。应由3～4人同侧托起伤员的头部、肩背部、腰臀部及两下肢，平放于硬质担架或硬板上。颈椎损伤应由专人牵引伤员头部。注意搬运时动作要一致，伤员胸腰部垫一薄枕，以保持胸腰部过伸位（图2－11）。

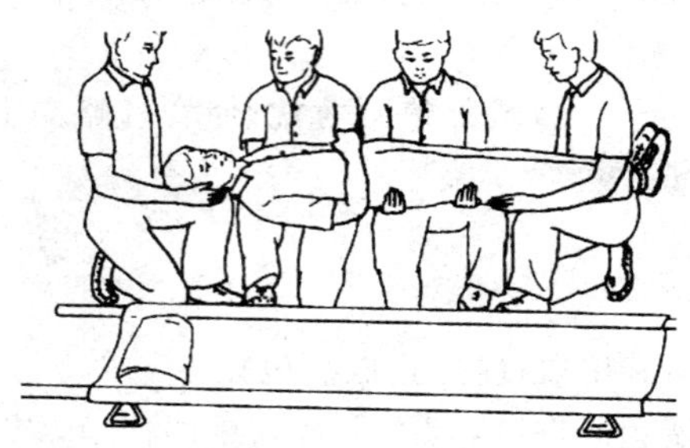

图2－11 脊柱损伤伤员的搬运

(二)批量伤员的处理

群体性伤害发生时,批量伤员应按伤情分类决定转送次序。

1. 一级伤情

外伤出现危及生命现象,如休克、窒息、严重胸腹开放性损伤、四肢大出血已上止血带者。

2. 二级伤情

延迟 18～24 h 手术不至于有危险,如轻度气胸、小面积烧伤、脊柱损伤等。

3. 三级伤情

延迟 6～8 h 手术不至于有危险,如软组织损伤、闭合性骨折等。

一级伤员立即转送,二级伤员等待转送,三级伤员最后转送。如有直升机、救护车应优先转送一、二级伤员。

思考题

1. 院前急救的特点是什么?
2. 院前急救的任务有哪些?
3. 现场检伤需用红、黄、绿、黑不同颜色的“伤标”挂在伤员的胸前或缚在手腕上,红、黄、绿、黑不同颜色的“伤标”分别表示哪 4 类伤员?
4. 伤员分类的原则有哪几条? 创伤病员分类有哪几种? 创伤按损伤程度可将伤员分为哪五类?
5. 如何建立急救医疗网络,急救网络通讯联络的重要性是什么?
6. 院前急救人员必须具备哪些急救知识?
7. 现场救治的要点是什么?
8. 院前急救应配备的急救用品有哪些?
9. 止血带止血法的注意事项有哪些?
10. 骨折固定的注意事项有哪些?
11. 脊柱损伤的伤员如何搬运?

(殷俊才 王扣英)

第三章

院内急诊的救护

学习目标

掌握 急诊科护理人员的素质要求。
掌握 急诊护理工作程序。
了解 急诊科的概况(自学导读)。
了解 ICU 的概况(自学导读)。
熟悉 急诊科护理管理的基本知识(自学导读)和急诊分诊的方法和要求。

第一节 急诊科概述

急诊科是医院急诊救护的第一线,密切关系急诊伤病员的生命安危。自 1984 年国家卫生部颁布《医院急诊科(室)建设的通知》以来,经过 20 多年的努力,我国急诊医疗救护工作发生了根本性的变化。现在二级以上的医院都建立了规范的急诊科,形成了布局合理的急诊小区,在经济文化发达的地区也有了不同规模的、区域性的急救中心。所有这些,大大方便了急危重症病人的就医,提高了急诊急救的救治水平,促进了急救医学的发展。

一、急诊科的设置

为了方便急诊病人就医,急诊小区应设在医院大门的一侧,最好能与医院门诊大楼相邻,以便于互相联系。急诊科应有醒目的标记,白天有指示牌,晚上有灯光信号显示,以方便就诊。急诊科门前场地要开阔,有供救护车通行的专用通道,方便车辆进出,还应设有停车场(或地下停车场),以免影响交通和延误对病人的救治。

二、急诊科的布局与设备

急诊科的布局与设备视医院规模不同而有所不同,总体来讲应有较大的面积和足够的间隔,以满足急诊工作的需要和适应急诊科发展的需要。

1. 候诊室

为急诊科的入口,应尽可能地宽敞,便于担架车的通行。厅的入口处内一角酌情安放2~3

 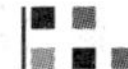

排椅子，并有饮水机、一次性水杯、IC卡电话、宣传栏（设在远离通道的墙上）等，以供家属休息和病人较多时临时安置病人。候诊厅内备有轮椅的平车，便于急诊病人的转移。

2. 分诊室（预诊室）

分诊是病人就诊的第一站，分诊室入口开在候诊厅内，急诊病人经过分诊室预检后，可迅速接受相应的专科救治或进入抢救室进行抢救。分诊室基本设施有：简单的医疗检查器械、医疗护理记录表格、通讯联络设备（电话、对讲机、院内呼叫设备）、检查床及洗手、消毒的设备和用品。

3. 抢救室

抢救室紧邻分诊室，作为紧急抢救重症病人之用。抢救室面积尽量大一些，综合性的抢救室面积应大于50 m^2，能同时展开2～3张抢救床。这样既有利于同时对多个病人进行抢救，又能节约人力和合理地利用设备。抢救床之间用屏风或活动幕帘隔开，多个病人抢救时可互不干扰。

抢救室的基本设施和急救监护设备包括：①基本设施有多功能抢救床（可升降，能进行X射线摄片）、输液天轨、中心供氧装置、负压吸引装置及药品器械柜等；②抢救监护设备有心电图机、除颤仪（或多功能心电监护仪）、呼吸机、全自动洗胃机、胃肠减压器等；③其他抢救物品有气管插管器械、输血输液用品、各种切开包、各种穿刺包、各种体腔引流导管及无菌物品等；④常用的急救药品有强心药、血管活性药、中枢神经兴奋剂、镇静镇痛药、止血剂、抗凝药、利尿脱水药、解毒药以及常用的液体和洗胃灌肠用药、外用药等。

4. 急诊手术室

急诊手术室应与抢救室相毗邻，主要进行救命性手术。病员为来自急诊室经抢救生命体征基本稳定者或不手术不足以挽救生命者，经分诊后直接进入急诊手术室。急诊手术室由外至内依次为处置室、手术室和器械敷料室三部分，处置室供术前准备和器械处理用，器械敷料室用以放置手术用品、灭菌消毒设备和洗手设备。大型的急诊科或急救中心可以另设清创室，供做一般小的外伤清创用。急诊手术一般由专科医师完成，但是小的外伤清创则是急诊科所有的医生护士都必须掌握的基本功。

5. 治疗室

治疗室要靠近护士办公室，根据各个医院的规模和条件，治疗室可以分为准备室、注射室、处置室和输液室等。为病人完成各种注射、穿刺等诊疗性操作。输液室根据门诊量，设输液椅或输液床；急诊科门诊量在150～200人次，应设置20～40张为宜。从发展趋势看，开设一日门诊床是发展方向。

6. 急诊ICU

急诊ICU设置与否和床位多少与医院有否其他专科ICU有关，ICU的位置也要邻近急诊抢救室，以充分利用人力资源。急诊ICU的病人主要应来源于急诊抢救室或由观察室转来。

7. 观察室

急诊科的观察室床位应合理设置，既要考虑使用率，也要考虑周转率，一般应按医院床位数的3%～5%设置较为合理。观察室主要收治那些短时间内可以确诊者，需短时间的治疗等急诊病人，一般的留院观察（简称“留观”）时间不超过3 d。急诊的设备和护理要求同普通病房一样，如有规范的病历、护理记录、交接班报告和分级护理制度等。

8. 隔离室

位于邻近分诊室的一角，分别设消化和呼吸道隔离室。对传染病人或疑似传染病人，预诊后安排到隔离室就诊，分诊护士应及时通知专科医生应诊。传染病经确诊后，及时送传染病病房住院治疗，并按规定登记和报告。

9. 诊查室

有条件的综合性医院可设内、外、妇、儿科诊室及治疗室，以方便病人。室内除常规的诊查设备外，还备有专科的诊疗器械和急救用品。

10. 其他

临床检验室、X射线室、B超室、药房、收费处以及医护办公室和值班室、储藏室、盥洗室等基本设施。

三、急诊科的任务与接诊范围

（一）急诊科的任务

1. 急诊医疗

急诊医疗包括院前急救和院内急诊、会诊，处置各种急性伤病和慢性病急性发作，根据病情经诊治后作出回家、留观和住院（含入住ICU）等决策。

2. 应急保障

参与当地政府应急防御救援系统，随时准备参加社会救灾活动。另外，还要参加政府举行的大型集会的卫生保障工作。

3. 业务培训

对急诊专业医生及轮转、进修医生进行急诊专业业务培训；培训急诊专业护士；完成实习医生、护士的实习带教任务。

4. 专业科研

开展有关急性病和创伤的发病机制、早期诊断和急救治疗的研究，重点是对复苏、休克、多器官功能不全综合征（MODS）的研究，结合急诊医疗实践，进行急诊医疗器械、设备的研制和改进的研究。

5. 宣传普及急救知识

急诊科还要承担急救知识的普及工作，要经常到社区进行有关常见伤病急救知识的宣传教育，使群众掌握一些初级的救护知识（如CPCR－BLS技术），可以为一些重症病人在医务人员到达之前实施基本的生命支持，赢得宝贵的几分钟时间。

（二）急诊科的诊治范围

1. 内科急诊

1）呼吸、心跳骤停。

2）各种危象，如甲状腺危象、糖尿病酮症酸中毒等。

3）急性心力衰竭、心肌梗死、心绞痛、严重心律失常等。

4）急性内出血，如大咯血、呕血、便血。

5）急性发热，体温（腋温）高于38℃，中暑。

6）急性呼吸困难、哮喘、发绀、窒息等。

7）急性炎症，如肺炎、急性胰腺炎、急性肾炎、急性胃肠炎等。

8）各种中毒，如食物中毒、药物中毒、有毒气体中毒、其他有害物质中毒等。

9）心脑血管意外（中风）、高血压脑病、昏迷、晕厥、癫痫发作、不明原因的抽搐、休克等。

10）重症的血液病及其并发症。

2. 外科疾病

1）各种急腹症。

2）各种创伤，如开放性伤、生命体征不稳的闭合伤、骨折或疑似骨折、挤压伤、烧伤、咬螫伤、电击伤等。

3）急性感染，如急性脉囊炎、急性乳腺炎、脓性指头炎、急性膀胱炎等。

4）急性梗阻，如胆道梗阻、肠梗阻、尿路梗阻、血管的急性阻塞等。

5）肉眼血尿。

3. 妇产科疾病

1）阴道出血，见于功能性子宫出血、前置胎盘、葡萄胎、流产等。

2）急腹症，如异位妊娠、卵巢囊肿扭转、黄体破裂。

3）损伤，如外阴、阴道创伤及子宫穿孔等。

4）感染，如产褥热、子宫炎、附件炎、阴道炎等。

5）产科疾病，常见有急产、胎盘早剥、脐带脱垂、子宫破裂等。

4. 儿科疾病

1）参照内科疾病中的一些儿科多发病。

2）频繁的呕吐、腹泻导致脱水。

3）突起的剧烈腹痛。

4）新生儿体温不升等。

5. 五官科疾病

1）眼的创伤、红眼病、急性视力丧失、眼内出血。

2）耳鼻咽喉和口腔颌面部创伤、颞下颌关节脱位、鼻窦炎、鼻出血、咽痛、耳痛、急性喉阻塞、眩晕等。

6. 皮肤性病科

急性皮炎、荨麻疹、带状疱疹、有害昆虫的咬螫、急性过敏性疾病、急性淋病等。

7. 其他

传染科的急性病症等。

第二节 危重病加强监护室

危重病加强监护室即加强监护病房（intensive care unit，ICU）是专门收治各种急、危、重症病人的医疗单元。在ICU内病人接受全面和系统的检查，准确细致的监测和护理，及时精确的治疗，以最大限度地保证病人的生命安全并有效地提高抢救成功率。

一、ICU发展简史

ICU的历史可追溯到南丁格尔时代，她当时提倡的“把手术后的病人集中在靠近手术室的一个房间内，直至病人恢复或至少从手术的即时影响中解脱出来”，可以说是现代ICU的雏形。这想法可惜没有得到重视，直到 20 世纪 40 年代，为了保证手术病人麻醉后的安全和抢救战争伤员的需要，才相继建立了麻醉恢复室和创伤复苏室，启发和孕育了建立 ICU 的最初设想。50 年代丹麦首都暴发了脊髓灰质炎大流行而出现大批因呼吸肌麻痹致呼吸衰竭的病人，当时把这些病人集中起来在麻醉科和内科医师的协作下，使用呼吸机进行抢救取得了极大的成功，使人们认识到 ICU 的重要性。随后由于现代微电子技术的迅速发展导致先进的监护和治疗设备的不断问世，及临床各科专业化程度不断加深，危重病人的大量增多，促使 ICU 和急危重监护治疗如雨后春笋般在欧美等发达国家迅速发展和建立起来。

借鉴欧美经验，我国在 20 世纪 80 年代初期，先后在各大教学医院相继建立了各种 ICU，经过 20 多年的不断发展壮大，现几乎已经扩展到所有县一级医院。

二、ICU 模式

ICU 有专科性和综合性之分，前者指临床各专科为救治本专业危重病人而设置的，如外科监护病房（SICU）、烧伤监护病房（BICU）、神经外科监护病房（NSICU）、心胸外科监护病房（CSICU）、新生儿监护病房（IICU）、冠心病监护病房（CCU）、呼吸科监护病房（RICU）等。而综合性 ICU 主要是为收治某个部门或整个医院各种危重病人而设置的，如急诊监护病房（EICU）。至于一个医院应建立何种 ICU，应根据医院总体水平和各专科发展的实际情况而定，原则是既要极大提高危重病人的抢救成功率，又要做到不浪费医疗资源。

三、ICU 硬件结构

（一）选址与床位设置

ICU 的选址必须从两个方面考虑，一是接近病人来源较多的场所，即靠近急诊室、手术室和病房，二是要靠近提供经常性服务的部门，如检验科、放射科和血库，以便危重病人抢救和运输；床位数设置应根据 ICU 模式而定，一般专科 ICU 设置床位 4～8 张，综合性 ICU 床位数依据医院不同水平而定，一般占全医院总床位数的 3%左右。

（二）基本结构和室内装修及设施

ICU 基本框架分病人治疗监护区、工作人员办公休息区和附属结构区等。不管采取何种平面布局，室内装修及设施都必须达到以下要求：①每张病床至少要达到 15 m^2 以上，其天花板或病床墙头上应安装有挂输液瓶装置的天轨、照明系统和监护设施，床头应装有放置各种监护仪器设备的模板和各种管道的出入接口；②在中心监护台上能看到所有的病人，病人之间的分隔应采用移动式玻璃拉门以便观察和进出方便；③必须把清洁区和非清洁区分开；④安装有良好采光和通风、恒温和湿度控制装置，以确保安静舒适而卫生的环境；⑤地面、墙体和天花板所用材料必须具备良好色彩、易于清洗和一定防噪音功能。

（三）ICU 设备

分固定设备和特殊设备，可根据 ICU 功能定位不同和医院总体财力而选择地配置。

1. 固定设备

多套电源和照明系统、医用气体供应系统、通风和空气净化装置、电缆管道系统、通讯系统、计算机终端、医护人员办公及休息设施等。

2. 特殊设备

除普通病房装备的诊疗器械外，ICU还应配备以下器械：包括多功能病床、各系统多功能生命体征监护仪、多功能呼吸机、超声雾化器、急救物品车、复苏器械、除颤仪、人工心外起搏器、各种输液泵、电解质和血气分析仪、床边B超和X线机、内窥镜(胃镜、支气管镜)、血液净化装置和体外膜肺等。

四、ICU专业人员

ICU人员配备及组织结构：ICU人员配备按其功能定位不同，采用不同编制。原则上ICU人员编制设主任医师或副主任医师1名，主治医师2～3名，住院医师5～7名，医师总人数与ICU床位之比为(1.5～2)∶1。护士总人数与床位之比为(3～4)∶1。ICU的医护人员必须具备扎实的医学基础知识和丰富的临床经验，必须掌握危重病的基本理论和基本急救技术，并要具备良好的医德医风、高度的责任心和自我献身精神。此外，还应配备一定数量的工程技术人员、护理人员和工勤人员。综合性ICU应在院长的带领下，实行科主任负责制，由科主任全面负责ICU医、教、研和行政工作，主治医师带领住院医师分级管理病人的医疗。护士长在科主任的带领下，主管护理工作，监督护理工作的完成情况和检查ICU规章制度的执行情况。

五、ICU管理制度

为了确保ICU工作能高效地运转，提高危重病人的救治成功率，就必须制定一整套严格的规章制度，包括ICU工作制度、医护人员查房制度、护士执行医嘱和护理工作制度、消毒隔离制度、交接班制度、病史记录制度、业务学习制度、会诊制度、疑难或死亡病例讨论制度、药品和器械管理制度及各级工作人员的职责等。各种规章制度的制定应根据各医院的实际情况和ICU的功能而定，ICU内的各级工作人员都必须自觉遵守各项规章制度，并做到相互监督，齐心协力做好本职工作。

六、ICU病人收入与转出指征

ICU收治对象原则上应是各种危重、急性和可逆性疾病的病人，即病人在ICU内治疗可明显得到益处，并有望转危为安。因此，对于已明确诊断为脑死亡、高位截瘫、晚期肿瘤和一些末期疾病者不应收入ICU，以免造成医疗资源的无端浪费。病人在ICU内治疗的主要目的是使病人能安全渡过危重阶段，使其主要生命脏器功能得到恢复或部分恢复，一旦病人各种生命体征趋于稳定，各种监护指标无明显异常且已稳定72 h以上，就应及时转入普通病房继续治疗。疾病严重程度不同，需在ICU治疗的时间不同。不同专科的ICU收治的病人不同，综合性ICU应收治全院所有需要脏器功能监护和支持治疗的危重病人。

七、ICU评估系统

为了说明一个医院建立一个ICU既要投入巨资，又要训练一支业务素质高的医护人员队伍是否值得，危重病人在ICU内治疗是否真正能得到益处，不同医院ICU间医疗水平高低如何比较等一系列问题，需要一个科学客观的ICU评估系统，其内容主要包括：①疾病严重程度的评估，如急性生理和慢性健康评估(APACHE)和简化急性生理评分(SAPS)；②ICU人力配制的评估，如治疗干预评分（TISS）和 OMEGA 评分等；③关于投入与产出、效益的评估，如耗资-益处分析（CBA）和耗资-效果分析（CEA）等。

八、ICU 监测

对危重病人进行各种生命体征及有关器官功能监测是 ICU 的首要任务，也是正确贯彻 ICU 治疗的前提保证。ICU 的监测内容主要包括以下几个方面：

（一）体温监测

体温监测是一项简便易行反映病情缓解或恶化的可靠指标，为危重病人治疗中不可缺少的一项重要工作。必须明确不同部位所测体温有差异，不同疾病热型也有所不同。

（二）脑功能监测

有人工和器械监测之分，前者包括观察病人意识状态、瞳孔大小和反应，以及运动、感觉的反射等神经系统的情况，最常用的脑功能障碍严重程度评定方法为 Glasgow 计分法；器械监测包括脑电图和诱发电位监测，颅内压监测和经颅多普勒超声脑血流测定，头颅 CT 或 MRI 扫描等，应根据不同疾病选择不同监测方法。

（三）循环功能监测

循环功能监测主要对病人心血管系统的指标进行监测，为 ICU 内最为重要的监测手段，常用参数为无创和有创之分。前者包括心率、血压及心电图监测等，后者包括有创血压、中心静脉压、肺毛细血管楔压、心排出量和左心室搏动指数，周围血管和肺血管阻力等。

（四）呼吸功能监测

凡有呼吸功能不全潜在因素的病人均应进行呼吸功能监测，应从病人的通气功能、氧输送、血液动力学情况以及组织接受和利用氧的能力等方面加以考虑。主要内容包括呼吸频率和节律、潮气量、每分通气量、肺活量、功能残气量、气道阻力和胸廓或肺的顺应性，呼吸驱动力和呼吸功，吸入和呼出气中二氧化碳浓度测定，氧输送量和氧消耗量，经皮氧饱和度测定，经皮氧和二氧化碳分压测定，血气分析及动静脉氧和二氧化碳及氧饱和度测定等。

（五）肾功能监测

不论有无肾功能不全，危重病人都必须进行肾功能监测，对有轻度氮质血症的病人更为重要，有助于区分何种原因引起的肾功能不全，主要包括尿量、血肌酐和尿素氮，内生肌酐清除率，尿常规及血尿渗透压和电解质等。

（六）肝功能监测

肝脏为人体最重要的代谢器官，在蛋白质、糖和脂肪三大物质代谢、胆汁排泄、解毒和产生与凝血有关物质方面具有重大作用。危重病人是否存在肝功能损害，必须通过肝功能监测才能明确，主要监测内容包括三大物质代谢的变化监测，胆红素代谢的监测及血清酶学即肝脏酶谱监测等。

（七）酸碱平衡及电解质监测

危重病人的内环境紊乱最常见的表现为酸碱平衡失调和电解质紊乱，为确保内环境的稳定，危重病人必须定期进行血气分析和电解质测定以指导临床工作。

（八）凝血功能监测

对于有非外伤性出血症状的危重病人应进行凝血功能监测，有利于及早发现和纠正凝血功能异常，尤其是对弥漫性毛细血管内凝血（DIC）的诊断和治疗更为重要。主要包括血小板计数、出、凝血时间、凝血因子活性测定、凝血酶原时间、部分活化凝血酶时间测定、鱼精蛋白副凝试验和纤维蛋白原及其降解产物测定，纤溶酶激活物活性及抗凝血酶活性测定等。

除以上所列外，危重病人的监测还包括营养状态监测、免疫功能监测、内分泌及代谢功能监测等。必须指出，并不是每一个危重病人都必须进行上述所有的监测，在临床实际工作中，应根据病人的实际病情不同，而有选择地使用有必要的监测项目。此外，虽然现代化监测手段能及时提供有关病人生命体征的有用信息，但医护人员不能过分依赖它们而忽略视、触、叩、听等最基本的体检技能。

第三节 急诊科的护理工作

护理工作是急诊急救工作的重要组成部分，急诊科是医院的窗口单位，急诊护理工作可以说是医院护理工作的缩影，直接体现了医院的护理管理质量和护理人员的素质水平。

一、急诊科的护理管理

（一）急诊科护理人员的素质要求

1. 医德高尚

急诊科护士要加强职业道德修养，具有高尚的医德和奉献精神，有高度的事业心和责任感，树立全心全意为病员服务的职业理念。在工作中做到热情礼貌，主动周到，平等待人，急病人之所急，解病人之所痛，满腔热情地为病人服务。

2. 业务娴熟

急诊病人病种复杂，病情多变，要求护士具有扎实的专业基础知识和较丰富的护理工作经验。能熟练地掌握各项急救技术、熟悉急救药品的作用和使用方法，掌握各种监护参数和检验数据的分析判断。抢救中能够及时、迅速、正确地完成各项护理操作。

3. 善于分析

急诊病人病情急重，必须紧急采取措施方可挽救生命，即使不是危及生命的急症，病人也迫切要求迅速地缓解病痛。因此，要求护士思维敏捷、判断迅速，善于分析思考问题，从而作出准确的护理决策，制定最佳的护理方案。

4. 身心健康

急诊科护士必须有良好的心理素质和强健的体格才能胜任急诊救护工作。

(1) 心理健康　要保持良好的心态，不把社会、生活中的不良情绪带到工作中来，做到精神饱满，沉着冷静，工作有条不紊，从而使病人产生安全感；还要有较强的自制力，能够理智地对待病人及家属由于对病情的担心，而出现的一些过激的言语和不理智的行为。

(2) 身体健康　强健的体格是做好一切工作的基本条件，对于从事急诊工作的护士来说尤其是这样，有了强健的体格，才能胜任长时间的救护工作(如单人徒手心肺复苏术，CPCR－BLS)。

(二) 急诊科护理工作的质量要求

1. 分诊迅速准确

平时的分诊工作应由一名经验丰富的高年资护士(师)担任，战时或灾害性事故分诊工作则由主治医师负责。平时的分诊护士要掌握急诊的就诊标准，正确的按疾病隶属科室安排、引导病人就诊。对传染病人或疑似传染病人进行登记，应安排在隔离室就诊。要求分诊的准确率≥95%，对急诊要认真做好门诊病人登记，传染病人按传染病的分类管理要求填写相应的报表。

2. 救护及时有效

在急诊病人的救护上，要有强烈的时间意识，“时间就是生命”在这里不但是实实在在的行动，而且还有十分重要的法律意义。我国的卫生法规定，急诊病人来院后 5 min 之内要得到处置，院内的急诊会诊被呼叫的医师 20 min 之内要到达现场。因此，院前急救的出车时间、急诊病人的接诊时间、病人离开医院(或死亡)的时间等，都要认真对待，不可马虎。例如外出血的病人，在医师到达之前，护士给予必要的压迫止血；发热的病人，护士先给予体温、血压、脉搏的测量；心跳呼吸骤停的病人，应该毫不迟疑进行 CPCR－BLS 等。急诊科还要重视对危急重症病人抢救成功率的统计，可根据医院的技术水平、设备情况制定相应的考核标准，作为质量控制的指标进行考核。

3. 严防差错事故

差错事故的发生除了与技术因素有关外，主要是责任因素。急诊抢救参与人员多，短时间内多种救治措施同时实施，现场显得忙乱。因此，要严格执行损伤救护常规，做到紧张而有秩序的工作，要坚持查对制度。口头医嘱执行时一定要复述一遍后再执行，准备药品要两人核对后再使用，尤其是输血的操作。

4. 各项记录完整

急诊抢救记录、护理表格、急诊病历和各种检查报告单，都应该完整无缺、真实清楚，这些资料既是急诊救护、教学、科研的宝贵资料和医院管理工作的需要，也是发生医患纠纷时的重要书证。抢救过程中要专人记录，抢救结束必须马上收集整理。留观的病人，要按照整体护理的要求，加强巡视和观察，认真书写护理病历，病人离院后及时整理归档。

5. 防止交叉感染

院内急诊要严格执行消毒隔离制度和无菌操作原则，以减少医院内感染的发生率，防止交叉感染和其他感染的发生。要加强对传染病病人的管理，做好隔离清洁消毒；死亡的病人，要做好终末消毒。医务人员也要加强自身防护，对经血液传播的传染病病人救护时，可戴双层无菌手套防护。

6. 加强物资管理

由于工作的性质决定，急诊科必须使各种设备、仪器、药品处于完备状态。具体的管理要求是：①“一专”，即专人管理，严格进行交接班，当班的事情，必须完成；器械物品未经护士长或科主任同意，严禁外借或挪用；②“三无”，即无无菌物品和无菌用品过期失效或变质；无责任性损伤；无器械性能失灵；③“四定”，即各种设备、仪器、药品摆放位置固定；各种器械、药品数量固定；定期检查整理；定期清洁和消毒灭菌；④“两及时”，即及时维修保养和及时请领补充（药品和其他耗材）。

7. 严格执行制度

诊疗护理操作常规和各项工作制度是前人经验和血的教训的总结，必须严格遵守，不可有任何的懈怠。急诊科要根据自己的情况，制定以岗位目标责任制为核心的各项规章制度，以落实为重点，加强管理的力度。要健全救护操作常规，CPCR 救护常规、AVI 救护常规等，使急诊护理工作规范化。全体护士做到坚守岗位、各司其职、分工协作、提高质量、保证安全。

（三）急诊护理工作中的整体护理

整体护理是在现代护理观的指导下，以科学的工作方法-护理程序为框架，以维护和促进人的健康为中心的一种全新的护理理念。在我国，整体护理已从 20 世纪 90 年代的以建立模式化病房为主的探索实施阶段，发展到今天的大规模实践阶段。但是，不容置疑的是：整体护理的理念在急诊护士的工作理念中还是比较模糊的，整体护理的实践在急诊科更是滞后。由于整体护理的实践在急诊护理工作中的滞后状态，最终将直接或间接影响急诊医疗整体质量与服务质量，制约急救护理学的发展。因此，应当给急救（诊）护理工作补充如下内涵：①以主动式急诊护理代替被动式急诊护理；②用整体急诊护理实践代替传统急诊护理实践；③以程序化急诊护理模式代替松散性急诊护理模式；④将急诊护理的属性由单纯的自然（生物）属性扩展到自然与社会的双重属性。

上述急诊急救护理学的新内涵，要求急诊科的护理管理者和全体护士，认真学习整体护理理论，加强对整体护理的研究，自觉地在自己的护理实践中去实践整体护理，尽快使急诊护理学的发展同整个护理学的进步同步。每个护士都要严格要求自己，不断提高自己的理论水平和操作技能，尽快地实现从传统的单一技能型护理人才向专科技能型和高层次、多学科复合型护理人才转变，以适应社会的文明进步和发展，适应人们不断提高的健康需求的需要。

二、急诊科护理工作程序

急诊护理工作程序是按照整体护理的要求，是急诊护理工作中所建立的、科学的、程序化的工作方法。急诊护理程序包括：急诊接诊→急诊分诊→急诊处理三个紧密相连的环节。

（一）急诊接诊

急诊接诊是分诊护士对到达医院急诊科的急诊病人，在短时间内，依靠自己的专业知识和能力，运用护理评估的技能和技巧，迅速地搜集急诊病人的健康问题的过程。护理评估时可以采用中医学“四诊”的方法，即：望、闻、问、切。

1. 望

望是急诊护理评估的重要方法，因为有相当多的病人由于疾病的原因，不能提供病史资料，此时望诊就显得重要了。望诊时，通过观察病人的面部表情、姿势体态、语言语气等来判断病情。望诊的要求是：细致观察、全面准确，及时发现病人急需解决的健康问题。常用的望诊方法有整体观察法、局部观察法和对比观察法等（参见护理学基础）。

2. 闻

闻是分诊护士通过听觉和嗅觉分辨病人声音的变化和发出的特殊气味，帮助判断病人是否患有某种疾病。如通过呼出气的“烂苹果味”，可以判断病人存在有代谢性酸中毒；“大蒜味”，可以提示有机磷中毒等。听还包括借助听诊器对病人的心肺和腹部进行物理学检查（参见健康评估）。

3. 问

通过询问病人、监护人和其他知情人，了解病人既往病史和现病史。问诊要掌握相应的技巧，避免暗示或诱导性询问，还要注意使用病人听得懂的语言，不要使用专业性术语和书面语言问诊。如“心悸”与“心慌”、“腹痛”与“肚子痛”、“排气”与“放屁”、“饮了多少毫升的水”与“喝了几杯水”等，这些术语和语言，前者属于专业性的，不宜使用。

4. 切

切是分诊护士通过自己的触觉并借助简单的器械，对病人进行护理体检。通过触摸了解病人的脉搏、体温、有否触痛和肌紧张情况；压迫可以了解有否压痛、反跳痛及甲皱微循环情况；叩击可以了解胸腹腔积液、积气情况，对长骨进行轴性叩击，可以鉴别是不完全性骨折还是一般的软组织损伤；利用体温计、血压计、叩诊锤等简单器械，可以测量体温、血压和检查一些反射情况。

（二）护理分诊

急诊分诊是急诊护理工作中的重要专业技术。所有的急诊病人都要经过分诊护士的分诊，才能得到专科医生的诊治。

1. 分诊的概念

分诊护士在综合评估分诊病人后，分清疾病的轻重缓急和隶属专科，安排就诊顺序、救治程序及分配专科就诊技术。新近的观点认为：分诊时，不要求护士对病人进行诊断，她只对搜集到的资料进行分析，评估急诊病人是否存在有危及生命的情况，判断是否应优先得到救治。因此，一个优秀的分诊护士，要具有如下的素质：①应具有多学科的医疗救护知识的疾病发展的预见能力；②具有心理学、社会学、人际沟通等相关学科的知识和能力；③经验丰富，组织管理能力和人际沟通能力强。

2. 急诊对象分析

急诊病人的特点：

（1）社会角色复杂　病人来源于社会的不同阶层，他们受教育的程度不同、经济承受能力不同和个性心理特征不同。因此，他们对疾病的认识和心理承受能力会有很大的差异。这些往往干扰了护士对疾病的正确思维判断，从而作出错误的决策。分诊护士要认识到这些，注意区别对待分析观察病人，去伪存真，抓住主要矛盾，认真对待收集的资料，避免被假象所干扰。

（2）主诉症状严重　急诊病人无论以何种主诉就诊，都认为自己的病情是最严重的，希望能够最快得到救治。分诊护士的作用就是通过评估病人病情严重程度，让病人感到医护人员已经对他开始关注，从而使他的紧张情绪平静下来，并通过准确的分诊，使病人迅速转移到相应的专科接受诊治。

3. 病情分级

病情分级的目的是为了合理安排急诊病人就诊顺序，合理的使用卫生资源。根据病情的轻重缓急进行分级，并以此来安排病人的就诊顺序。

一级：不紧急救治就不足以挽救生命，如呼吸心跳骤停、剧烈胸痛、严重的心律失常持续状态、严重的呼吸困难、严重的创伤、急性中毒等。

二级：有潜在危及生命的可能，如心绞痛、脑血管意外、多发性骨折、开放伤、外科和妇产科急腹症、突发的剧烈头痛、儿童高热等。

三级：急性症状不能缓解的病人，如寒战高热、剧烈呕吐、单纯性闭合性骨折、内科急腹症等。

四级：慢性病急性发作的病人，如哮喘持续状态、生命体征稳定的轻度烧伤、轻度的变态反应性疾病(如荨麻疹)等。

目前，我国尚无统一的急诊分诊标准，从有利于急诊事业的发展和学科建设出发，应该尽快建立我国的急诊分级标准。有关内容可以参考我军关于战伤分类的办法，制定和建立急诊分级标准和与之相应的级别标志。可以采用不同颜色的色带和色牌的方法。如战伤的伤标，重伤为红色、骨折为白色、放射性损伤为蓝色、化学性损伤为黄色、传染病为黑色等，标记一目了然，可以提高救治的效率。国外学者 Cecilia D 也提出相同的意见。她提出：经过分诊，专业护士对每位病人病情严重程度和是否优先处理进行颜色分类，一般采用 4～5 种颜色或其他数字形式来标记病情严重程度，每位急诊医护人员均应熟悉颜色分类的意义，其最终目的就是使颜色等级最高的病人立即等到抢救，而无需等待，其他颜色等级的病人减少等待的时间。对病人进行治疗优先权的等级颜色分类，不需医生的再检查。

4. SOAP 公式在急诊护理分诊中的运用

SOAP 公式是英文单词 subjective(主诉)、objective(观察)、assess(估计)、plan(计划)第一个字母的缩写，由 Larry Weed 提出，受到护理界的赞同。

(1) SOAP 公式的含义　S 指尽可能收集病人的全部病史资料；O 指运用观察的方法，对病人进行护理观察和护理体检；A 指根据病史和观察资料，综合分析，判断病情；P 指确定病情分级，决定病人的去向，如：急救室抢救、急诊手术还是拟送专科急诊室诊治。

使用 SOAP 公式组织的急诊护理病历，简洁明了，容易掌握。SOAP 公式也体现了护理程序的思维方法，可以使护士的工作更有条理和目的。实际应用中，可以设计成表格式，护士在使用时，只要简明扼要的填写就可以了。

(2) SOAP 的应用

例 1　拟诊心脏疾患的病人。

S(主诉)：病人在午饭后感到上腹部疼痛、胸闷、心慌，本人有恐惧感，来院看急诊。

O(观察)：病人口唇轻度发绀，呼吸浅速，心率快，节律不规则，上腹部无明显压痛。

A(估计)：病人消化系统无阳性发现，而以心血管系统的表现为主，心脏病的可能性较大。

P(计划)：立即送抢救室，做心电图检查，并呼叫心内科医生就诊。

例 2　高处坠落致颅脑损伤的病人。

S(主诉)：病人 15 mim 前自 7 m 高的脚手架上摔下，当即昏迷，被工友急送入院。

O(观察)：病人处于浅昏迷状态，左颞部有一个长为 5 cm 伤口，出血不止，无呼吸困难，未见脑脊液漏。

A(估计)：病人有明确的脑损伤，但脑组织损伤的程度须神经外科检查。

P(计划)：立即对头皮裂伤给予压迫止血，送病人入急诊手术室，同时呼叫神经外科医生应诊。

（三）急诊处理及要求

急诊病人经过分诊后，医生根据分诊获得的病人资料，确定急诊处理措施。其基本原则和要求有以下几点。

1. 一般急诊病人

由分诊护士护送到相关科室就诊，对于病情复杂，一时难以确定隶属专科或同时由多专科情况存在（如颅脑、颌面部损伤）的病人，则按首诊负责制的原则处理。根据医生对病人作出的处理意见，护士安排病人到相应的功能单位接受治疗，进一步的检查或进入观察室留观。由“120”送来的病人，分诊护士要立即接诊，迅速安排就诊和应诊。

2. 危重病人

由分诊护士送到相关科室或急诊手术室进行紧急处理。可以采取边抢救边办理就诊手续，或先抢救而后再办理就诊手续，切不可因为等待办理就诊手续，而使救治延误。在专科医生到来之前，护士要对那些威胁病人生命的情况进行急救处理，如开放气道、制止外出血、CPCR - BLS及建立输液通道等。病人经抢救病情平稳允许移动时，根据医嘱将病人转入观察室、监护室、手术室或收住入院做进一步治疗。对不允许移动的病人，可以采取就地抢救（如 CPCR - BLS）、急诊科手术室手术，甚或在抢救床上、担架平车上手术。危重病人的转移必须由医护负责，不可单独安排护工（卫生员）完成。

3. 急诊检验和其他检查

标本的采取可由检验师负责，或由护士采取后由护士或护工送检，不可以由家属代劳送检。其他大型检查，能够做床边检查的项目，填写急诊申请单申请做床边检查，不能做床边检查的项目，病情允许后，由医护人员护送检查，并要携带急救药品、器械，不可单独安排护工完成。

4. 急诊会诊

急诊会诊是急诊科的经常性工作。常见以下 3 种情况：①大批量发生的急重症病人（如各种意外事故，如塌方、车祸、中毒等）需要集中全院的技术力量参与抢救，此时的协调工作由医院的总值班负责；②严重创伤的病人，涉及多个学科的问题，需要各科专家的共同处置，但仍然是在首诊负责制的前提下进行，确诊后由受伤最严重的学科组织抢救，其他学科密切配合；③急诊的疑难杂症，病变隐匿、病情复杂，需要集中各科专家的智慧来解决问题。急诊会诊时，被呼叫者必须及时到达，不得延误，如在抢救另外一位病人或正在手术台上，应安排人员及时到场。

5. 其他

急诊病人凡涉及集体中毒、交通或工作事故、吸毒、凶杀、自杀和法定管理的传染病（尤其是一类和二类传染病中的需要特别管理的几种传染病），必须按规定及时上报或通知有关部门。

思考题

1. 急诊科护理人员的素质要求有哪些？
2. 急诊护理工作程序是什么？
3. SOAP 公式的含义是什么？

（朱金兰　熊　彦）

第四章

心肺脑复苏

学习目标

掌握 CPCR中的护理配合要求。
掌握 脑复苏后的护理。
掌握 心肺复苏的BLS技术。
熟悉 ACLS阶段救护要点。

凡是抢救生命的措施，都可称为复苏。狭义的复苏是指针对呼吸心跳骤停所采取的抢救措施，称为心肺复苏(cardiopulmonary resuscitation，CPR)。心肺复苏的目的是最终恢复病人的脑功能，即恢复意识，故复苏概念外延为"心肺脑复苏"(cardiopulmonary cerebral resuscitation，CPCR)。

第一节 概 述

一、病因

(一) 心源性猝死

心源性猝死(sudden cardiac death，SCD)包括以下几种情况：

1. 冠心病

冠心病是猝死最常见的原因，占SCD的50%～70%(国外的比例要高一点)，40岁以上的男性猝死的原因，90%为冠心病。其中65%～85%为心室纤颤(VF)，20%～30%为缓慢性心律失常或心室停搏。

2. 心肌病

常见的典型心肌病，猝死的发生率为30%，肥厚性心肌病人虽发病率相对较低，但其死亡的病例大部分为猝死，儿童尤其依然。

3. 心瓣膜病变

1) 主动脉瓣严重的狭窄，可引起心肌缺血产生心绞痛，甚至严重的心律失常导致猝死；主动脉瓣的严重关闭不全也可以产生同样的后果。

2) 二尖瓣脱垂，当有复杂的或反复的室性心律失常、二尖瓣反流量大、ECG显示Q-T间期延长、有过类似晕厥或晕厥发作史者，都属于高危的因素。

4. 病态窦房结综合征(sick sinus syndrome, SSS)

SSS当伴有双结病变时，常表现有严重的窦性心动过缓，窦性停搏，有的病人有室上性心动过速或房颤(快-慢综合征)，这些也属于高危因素。

5. 其他

(1) 自主神经功能紊乱　急性严重的心肌缺血和心肌梗死使内脏交感神经反射性兴奋而可以诱发心室纤维颤动(VF)。

(2) 主动脉夹层分离、主动脉窦主动脉瘤破裂、严重的先心病等也常引起猝死；另外，还有猝死发生于“正常”心脏者，占1%～2%。

(二) 脑血管病变

如脑血管意外。

(三) 意外事故

如交通事故、工程事故等。

1. 严重创伤

创伤的发生率随着社会现代化进程加快也呈现高发的趋势，其中以道路交通事故伤最为多见，其他尚有建筑、工厂、矿山等工作场合的事故。创伤性心跳骤停主要见于心肺及其大血管和腹腔重要脏器的损伤，必须争分夺秒地进行抢救。

2. 其他

(1) 电击(雷击)伤　高压电流通过人体，可以引起呼吸肌痉挛、心室颤动和心脏停搏。

(2) 溺水　淹溺可以导致窒息、缺氧，进而呼吸衰竭及心跳骤停而死亡。

(3) 冻僵　长时间处于低温的环境中，如严寒季节的海空难事故、野外遭遇暴风雪等，使体温过度下降，机体代谢降低，全身形成冻结性冷伤；当体温降至25℃以下，可以迅速导致呼吸衰竭、心跳骤停。

(四) 药物中毒

如洋地黄、奎尼丁、可卡因等药物中毒，其他还有有机化合物农药中毒等。

(五) 其他

1. 严重的疾病或电解质紊乱

如呼吸衰竭、原发性肺动脉高压、肺动脉栓塞及高钾血症、低钾血症和高镁血症等。

2. 医疗意外

(1) 诊疗技术操作　在年老体弱、全身情况不佳和原已有心血管疾病的情况下，诊疗技术操作的刺激引起的迷走神经反射可诱发心跳骤停；电休克、心导管损伤和心脏造影可以直接导致心跳骤停。

(2) 手术和麻醉意外　在病人原有疾病的基础上，病人本身就具有发生心跳骤停的潜在危险，当手术、麻醉时，病人处于应激状态下更容易发生呼吸心跳骤停。

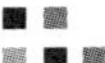

上述诸多因素中，以冠心病为主的心血管疾病为最主要的原因，其疾病过程中发生心室纤维性颤动的约占2/3以上。

二、病理

（一）呼吸停止与心跳骤停的关系

当呼吸首先停止时心跳尚可维持数分钟，肺和循环血液中的氧可继续供应大脑和其他重要的生命器官。而心跳一旦停止，血液循环随即停止，生命器官血液所含的氧将在4～6 min内消耗殆尽。因此，对呼吸停止或气道梗阻的病人，及时有效的救治，可以防止心跳骤停的发生。

（二）心跳骤停的结局

大脑皮层对缺氧最敏感。脑血流（CBF）占心输出量的15%，耗氧量占机体耗氧量的20%，儿童和婴儿则更高，约占50%。常温下，心跳停止3 s，病人会感到头晕，10～20 s可出现抽搐或晕厥，30～45 s出现昏迷、瞳孔散大，1 min后呼吸停止、二便失禁，4～6 min脑细胞将发生不可逆的器质性损害，随后几分钟过渡到生物学死亡。这提示我们对呼吸心跳骤停的病人，一旦发现，必须争分夺秒地进行抢救，赢得最初4～6 min的黄金时间。

（三）心跳骤停的类型

心跳骤停有3种类型。

1. 心室纤维性颤动（心室颤动，VF）

心肌纤维失去协调的、节律性的收缩，代之以极不规律的快速颤动，每分钟300～600次。

2. 心搏完全停止（心搏停顿、心室停顿）

心脏的一切活动消失，心电图呈等电位线型，无任何心室活动波形。

3. 无脉性电活动（旧称心电-机械分离）

心脏保留其心电的节律性，但更丧失有效的机械性收缩，无泵血功能，血压及心音均不能测及。

以上3种类型的心跳骤停，只有在有条件做心电监测或开胸的情况下方可确定，在临床上是无法鉴别的。初期的救治措施也基本相同，统称为心跳骤停。

三、CPCR程序

根据《2010AHA心肺复苏及心血管急救指南》，CPCR的程序可以分为如下3个阶段：基本生命支持、高级生命支持、延续生命支持。

（一）基本生命支持

基本生命支持（basic life support，BLS）是指由非专业人员（第一目击者）在事发现场对病人所实施的徒手救治，其目的是迅速建立人工的呼吸和循环，赢得抢救的黄金时机。

（二）高级生命支持

高级生命支持（advanced life support，ALS）是在BLS的基础上继续BLS的同时，由专业救护人员运用专业的救护设备和技术，建立并维持更有效的通气和血液循环。

（三）延续生命支持

延续生命支持（prolonged life support，PLS），又称复苏后治疗，是指病人恢复自主心跳后继续加强对重要生命器官的维持和对脑的保护过程。

CPCR成功与否的关键是病人心跳停止后能否及时进行BLS。临床实践证明，成人心脏急症紧急救治和心肺复苏的生存链体现在5个方面：①立即确认心脏停止并启动EMS；②尽早CPR，并强调先做心脏按压；③进行快速除颤；④有效的高级生命支持；⑤综合的心脏骤停后处理。这5个环节是环环相扣的，任何一环的削弱或缺失都会带来生存机会的丧失。因此，心跳停止4 min内开始BLS，8 min内开始ACLS的病人恢复出院率高。有效复苏的开始时间虽然有时只有分秒之差，但对于复苏效果却是明显的不同。由于病人的出现非常有随机性，不知道在何时何地会出现。所以，普及BLS的知识和技术，动员和组织全社会的力量积极地进行初期救护，就显得非常重要。医疗辅助人员、警察、消防人员、公交、出租车司机、旅馆、餐饮、旅游等行业服务人员等，都应该接受培训，并把BLS技术作为上岗、求职、就业的考核内容。在医院内部，应建立完善的报警和急救反应系统（emergency medical system，EMS），每个独立的单位都应常备复苏设备，并保持良好状态，以便随时高效率、高质量地完成复苏急救任务。

第二节　心肺脑复苏

一、基本生命支持

BLS是心肺脑复苏最初而且也是最关键的方法和阶段。BLS的主要内容：①通过快速识别和积极抢救，防止呼吸或循环停止，避免心肺脑功能不全；②对因呼吸停止的病人迅速采用呼吸支持，心脏停搏者使用心肺复苏（CPR）的方法。目的是通过上述方法尽快给病人脑、心脏及组织给氧，直至在第二阶段给病人予医疗方面的高级生命支持（ACLS），使呼吸及循环得到支持和心肺功能的恢复。快速采取BLS是心肺复苏成功的关键，也是脑保护的先决条件。

（一）BLS的程序

1. 识别呼吸、心跳是否停止

（1）非专业人员的识别　可以概括为“三无”，即：无呼吸、无咳嗽反射、无意识（包括昏迷或呼唤无反应，或抽搐）。

（2）专业人员的识别　①主要指标：无呼吸、无咳嗽反射、无意识（无反应，或抽搐），再加上无脉搏（触摸颈动脉或股动脉的搏动。对大动脉搏动的检查现在也不做特别强调，因为现场判断脉搏有无的正确率不到70%）；②次要指标有瞳孔散大，对光反射消失；死一样的外观（皮肤黏膜苍白或发绀）及无心音、无血压等。

（3）现场判断的方法　①呼唤病人有否反应；②摇动病人有否反应；③检查病人有否呼吸（采取俯身面部贴近病人口鼻感觉其呼吸、观察胸廓的起伏进行判断）和大动脉脉搏（如颈动脉、股动脉）。简言为：“一呼、二摇、三检查”。

2. 启动 EMSS

1）立即由“第一目击者”（专业或非专业人员）实施 CPR。

2）由现场第二人寻求救援 ①院外现场快速接通当地急救电话“120”，通知急救机构；打电话者应该尽可能报告如下信息，事发地点（街道名称）、正在使用的电话号码、发生什么事件、多少人需要救治、发病者的情况、正给予什么样的处置等；②院内则应在救治的同时，接通院内的紧急呼救系统，或大声呼叫以寻求帮助。

（二）BLS 的步骤

1. 复苏的体位

现场复苏必须使病人仰卧于坚硬平坦的平面上。如果病人呈俯卧位，复苏者必须翻转病人，使头、颈、肩和躯干同时转动，而不发生扭转（图 4－1）。以防止病人如有头部和颈部的创伤，不适当的搬动病人可造成继发性损伤，甚至导致病人瘫痪。如果病人躺卧在软床上，可将一块宽度不小于 70 cm 的木板放置在病人背部下面，以保证复苏效果。复苏者应在病人的一侧，便于进行人工呼吸和胸外心脏按压。

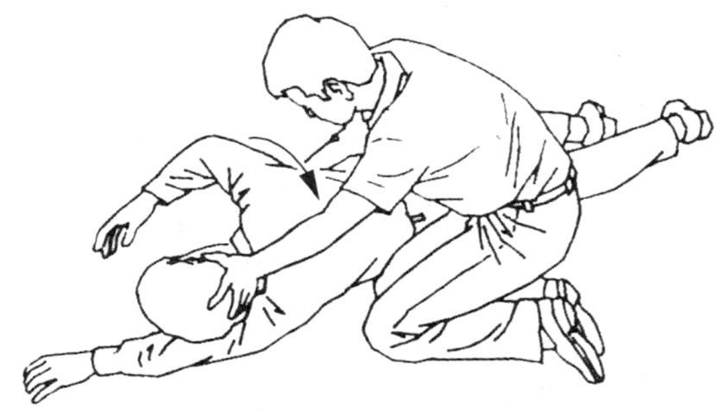

图 4－1 翻转病人的方法

2. BLS 的步骤

根据新的复苏指南要求，BLS 分为 4 个步骤，称为 CAB＋D。C(circulation)意为循环支持或建立人工循环；A(airway)的含义是开放气道；B(breathing)为呼吸支持或人工呼吸；D(defibrillation)为除颤。

(1) C(circulation)——循环支持 心脏停搏的指征是病人无意识、大动脉搏动消失。动脉搏动可以通过检查颈动脉的搏动，方法是用左手扶住病人的头部，右手的食、中指找准喉头，滑向气管与胸锁乳突肌间，即可感到颈动脉搏动。检查时要轻触，不可用力过大，时间不要超过 10 s。非专业急救人员不需要检查脉搏，专业急救人员亦可通过触摸股动脉搏动来判断是否有脉搏。

胸外按压是通过按压胸部，改变胸腔内负压的大小（胸泵机制）来产生血液循环。按压时病人必须保持平卧位，头部位置低于心脏，使血液易流向头部。复苏者应根据位置高低，分别采取跪、站、踩脚凳或骑跨于病人髋部等姿势，以保证按压力垂直并有效地作用于病人胸骨。

1）徒手按压方法：

A. 确定按压部位：一手置于病人靠近复苏者一侧胸廓下缘，将手向上滑向中线，找到胸骨和肋骨的连接处；将手掌根部放在胸骨的下半部（过去强调为胸骨的中、下 1/3 交界处）（图 4－2），另一手掌重叠放在这只手背上，手掌不可触及肋骨和剑突，以减少按压时肋骨的肋骨骨折或剑突滑脱。

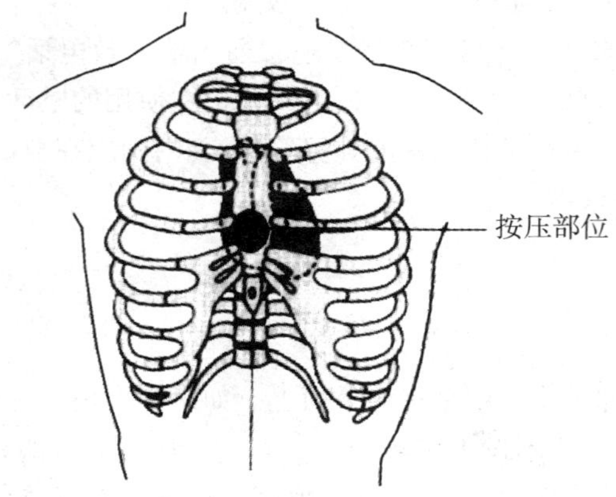

图 4-2　胸外心脏按压定位

B. 按压的姿势：双手指要展开或交叉相扣，手指要离开胸壁；手臂要伸直，肘关节要着力，确保按压力量垂直作用在胸骨上（图 4-3），否则会使病人产生摇动，使部分压力无效，影响按压效果。

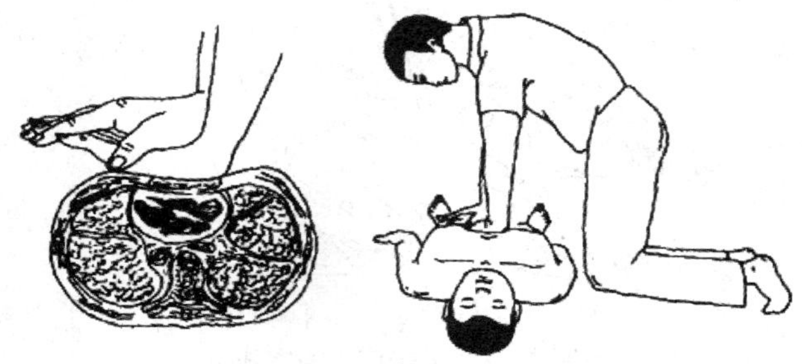

图 4-3　胸外按压的手法与姿势

C. 按压的力度：复苏者以自身的体重垂直用力向下压，对正常成人按压幅度≥5 cm，并应根据出现颈动脉或股动脉搏动的情况进行调整。

D. 按压方法：每次胸外按压后，手放松应充分，以利于胸廓回复正常状态和使外周血液流入胸腔和心脏；按压与放松时间为 1∶1。

E. 按压的频率≥100 次/分。

F. 注意事项：按压放松时手不要离开病人胸骨按压的位置，否则会改变正确位置；正确的使用体重的力量进行按压，不可出现拍击式按压。

2）胸外心脏按压的有效指标：可以扪及大动脉的搏动，血压维持在 60 mmHg 以上，皮肤颜色转红，眼睫毛反射恢复，瞳孔变小，自主呼吸恢复。

(2) A(airway)——开放气道　当病人呼吸停止时，由于咽部肌张力丧失，舌和会厌阻塞咽喉，病人无意识时，舌是最常见的梗阻原因，因为舌肌瘫痪后坠，封堵咽喉部。开放气道的方法有以下几种。

1）托下颌法：术者位于病人头侧，双肘支撑平面，双手紧握下颌角，用力将下颌向上推动，使抬高的舌体离开喉头和咽部而开放气道。如果口腔内有异物或呕吐物，应该尽快清除。液体或半液体状物用布包裹手指清除，固体物可用指钩出。如果病人恢复了呼吸，复苏者应继续维持气道开放（图 4-4）。

2）仰头抬颏法：如果病人没有头和颈部的创伤，复苏者可用仰头抬颏手法开放气道。术者一手掌置于病人的前额推头后仰，另一手示指和中指于下颌骨处向上抬，使下颌角与耳垂连线水平面垂直，注意手指不要压迫颈部软组织，以免造成气道梗阻(图 4－5)。

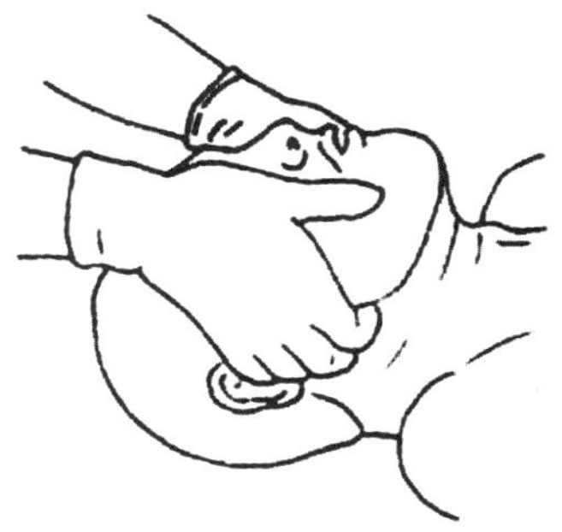

图 4－4　托下颌打开气道

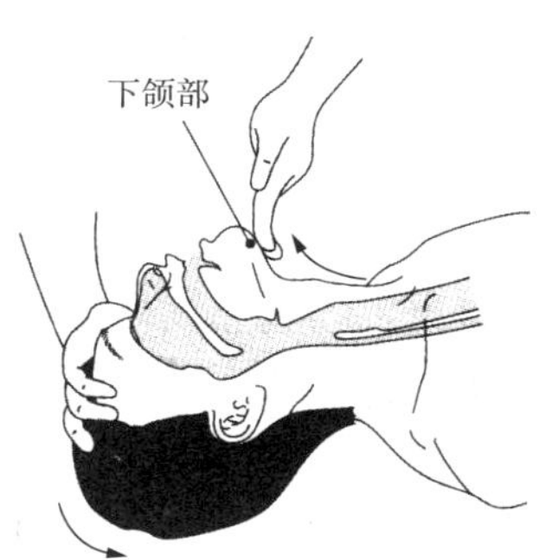

图 4－5　仰头抬颏打开气道

推荐使用仰头抬颏法，它多可满足气道开放要求。如病人有口咽部的严重创伤，上述方法无效时，应采用气管插管、环甲膜穿刺或切开、气管切开等措施。

(3) B(breathing)——呼吸支持

1）口对口人工呼吸法：复苏者用口对口呼吸支持技术，每次可提供 700～1 000 ml 的潮气量，能快速、有效地给病人提供足够的氧需求。开放气道后，病人仍无呼吸或呼吸异常(如心跳骤停早期的喘息，不可误为有呼吸)，复苏者用一手扶住颏部，小指轻压环状软骨，以封闭食管。然后大吸一口气，用嘴唇堵封住病人的口唇，先给两次缓慢地吹气，以后按每次吹气时间在 1 s 以上，10～12 次/分的频率进行呼吸支持(图 4－6)。复苏者每次吹气要保证有足够的气量能使病人胸廓起伏。正确的通气指征：①观察到病人有明显的胸廓起伏；②呼气时听到或感觉到有气体流动。

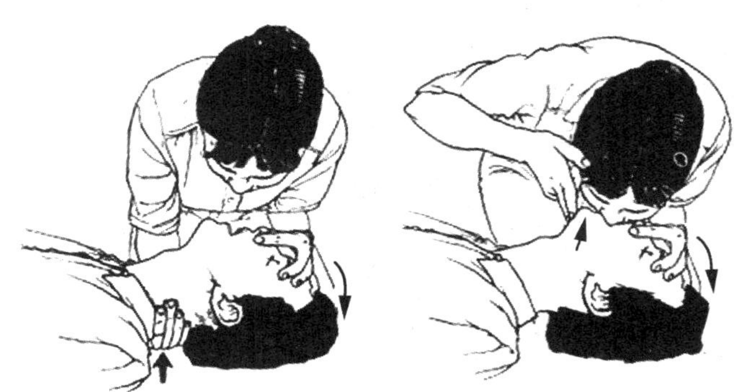

图 4－6　口对口人工呼吸法

2）口对鼻人工呼吸：对不能经口通气的病人，如有口唇不能打开、口腔严重损伤、口不能完全被封住等，可应用口对鼻人工呼吸。具体方法是：使病人头后仰，一只手按压前额另只手上抬下颌并把嘴合住。复苏深吸一口气，用口封住病人鼻子向鼻腔吹气，然后将口从鼻上移开，让气体被动呼出。

3）口对隔离器材人工呼吸法：有条件时，复苏者可以在口对口(鼻)人工呼吸时使用隔离器材，如无菌纱布及其他布料或使用带吹管的口咽通气管，应能避免吹气时和病人的口或鼻直接接触。而理想的是使用隔离面罩，它有一个单向活瓣，可使呼气不进入复苏者的口腔，较好地避免口对口直接接触的疾病传播。

人工呼吸支持的不良反应有胃胀气和通气困难。过大的通气和过快的通气速度可能通过提高咽喉部的压力使食管开放，气体进入胃内，导致胃胀气，甚至可引起胃内容物的反流。而不恰当的头和下颌位置是最常见的通气困难的原因，要注意吹气时病人的体位；当消除这些因素后，如果还有通气困难，应注意清除气道异物。

(4) D(defibrillation)——除颤　自动体外除颤(automatic external defibrillator，AED)器自20世纪80年代问世，并在发达国家开始普及，国内也逐渐开始使用。电除颤是最有效的复苏手段，如能在心搏骤停1 min内电除颤，存活率可达90%，4～6 min内电除颤存活率为50%，每延迟1 min除颤，除颤成功率降低7%～10%，心室纤颤如果不及时去除可在数分钟内转为心室静止。标准除颤必须由专业人员才能施行，而AED的最大特点是提高了电除颤的自动化程度，是专为非医务人员和初级救生员设计使用的。抢救人员只要发现病人意识丧失、无脉搏、无反应，就可按AED的电极手柄上的图示，将电极置于病人的胸壁上并开启开关，AED即可根据感知心电信号(如AED能识别出快速型室性心动过速或心室颤动)，就可以自动进行除颤。AED操作简单，使用安全，与既往采取单纯基础生命支持(BLS)所给予的ABC步骤比较，可明显提高病人的存活率。发达国家已在急救车、消防车大型公共场所配备AED，有的发达国家还把AED纳入BLS教程。有理由相信，随着我国社会主义现代化进程的加快，AED必然会在我国得到推广和普及，从而使更多的生命得到挽救。

(5) 人工呼吸和胸外心脏按压的配合

1) 单人心肺复苏：①在确定病人无意识后(通过呼唤、摇动病人)，复苏者立即摆好复苏体位，开放气道。如果病人无意识且无呼吸，就即刻给2次最初吹气；如通气不成功，应调整头部位置，清除存留气道内的异物；如果病人有脉搏但无意识、无呼吸，应按每5～6 s通气1次，不用胸外按压；如呼吸恢复正常，动脉搏动存在，复苏者应继续维护气道开放。如果确定病人无动脉搏动，立即开始胸外按压，以100次/分的频率，按照30∶2为一组的比例进行胸外按压和人工呼吸(图4-7)。②在完成5组胸外按压和人工呼吸操作后，复苏者应再次检查病人颈动脉搏动情况(检查时间为3～5 s)。③如仍未恢复呼吸、心跳，应重新开始胸外按压。④病人动脉搏动恢复，再检查呼吸，如果存在，严密观察呼吸和脉搏；仍无呼吸，要以10～12次/分频率继续通气，观测动脉搏动，等待后援的到来。复苏者在CPR中每隔2 min应停下来检查动脉搏动和自主呼吸的恢复情况，在呼吸心跳未恢复的情况下，不要中断CPR。

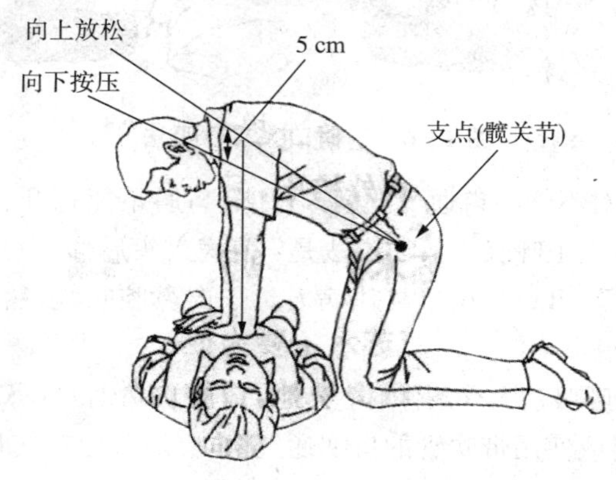

图4-7　单人复苏

2）双人心肺复苏：现场还有第二个人可以参与急救时，可以由一人先行 BLS，另一人打急救电话求救。第一人操作疲劳时，可以由第二人替换复苏，但两人交换的时间要尽可能短。在第二人开始 CPR 前，应对病人复苏情况进行评价。

双人复苏时，一人在病人的一侧完成胸外按压，另一人在病人的头部，维持气道开放，进行人工呼吸，并观察有无动脉搏动（图 4－8）。胸外按压频率≥100 次/分，胸外按压和人工呼吸比例仍为 30∶2，吹气时有 1.5 s 有胸外按压时间，呼气不受按压的影响。两人交换位置时，时间要尽可能的短，并且不要过于频繁地进行交换。

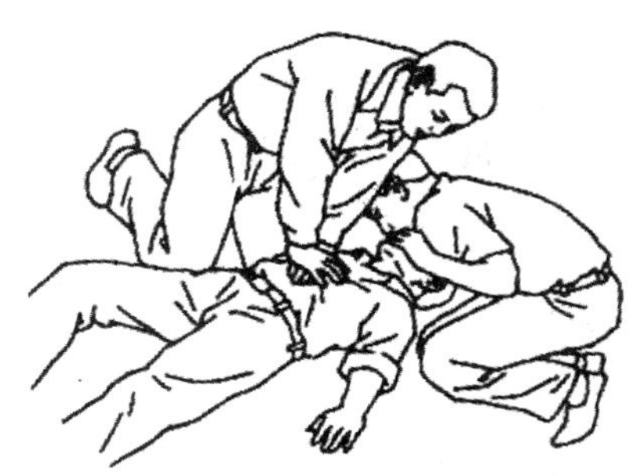

图 4－8　双人复苏

(6) 开胸心脏按压　有经验的医生在没有设备的情况下开胸进行 CPR 是安全的，而且是完全的心泵作用，血液动力学比胸外按压好。

1）适应证：胸廓已经打开、胸廓或脊柱畸形、心脏贯通伤、严重的胸部损伤、适当的 CPR 无效者。如果心脏停跳已经超过 20 min 或属于疾病晚期的病人则不属于开胸的适应证。

2）操作方法：①常规消毒，无条件则不予消毒或用普通白酒擦洗亦可；②切口取胸骨旁 2 cm 的第 4 或第 5 肋间隙，切至左腋前线，快速切开；③进胸后，直接在心包外按压心脏，频率 100 次/分；④如无效，可避开左膈神经切开心包，用手托住心脏，用拇指外的 4 指和大鱼际进行挤压或手托心脏挤向胸骨方向进行挤压；⑤切忌用拇指与其余 4 指对抠式的抓挤，以免发生心脏损伤。

(7) 紧急体外循环　有条件可以实行紧急的体外循环，对于恢复稳定的自主循环和随后的脑复苏均有利。

(8) CPR 主要并发症及预防

1）胃膨胀和误吸：通气量过大和通气流速过快容易引起。胃膨胀明显者可以引起膈肌升高，压迫肺脏，影响其容量，还可以引起胃反流导致误吸，复苏后可能会引起吸入性肺炎或急性肺损伤。预防的方法有：及时将病人的头偏向一侧，清除口腔的分泌物后再摆正头部，继续 CPR。注意，不可因胃膨胀在腹部加压，这样可以造成胃内容物反流和损伤肝脏。

2）肋骨、胸骨骨折及血气胸、肺损伤、肝脾损伤和脂肪栓塞：这些多由于按压不当或用力不当所致。预防的方法是首先要掌握方法和要领，复苏后常规做 X 线检查及加强监护，以及时了解有无此并发症，如有则给予相应的处理。但是，有时即使正确的按压也不可能完全避免这些并发症。因此，术后监护及时发现这些并发症是非常必要的。

确定复苏的有效性，需密切观察病人的情况，由通气者负责监测动脉搏动和呼吸，来评价按压的有效性和确定病人是否恢复自主呼吸和心跳。所用方法：按压时触摸动脉搏动，检查呼吸。在每隔 2 min，中断复苏 5 s 以确定是否恢复自主呼吸。BLS 有效的标志是：颈动脉搏动出现、瞳孔开始缩小、收缩压>60 mmHg、发绀开始减退。BLS 阶段终止复苏的标准是连续 CPR 30 min

无上述指标的出现。

二、高级生命支持

ALS是在BLS的基础上继续进行BLS的同时，应用辅助设备和特殊技术（如心电监护、除颤器、人工呼吸和药物等）建立与维持更有效的通气和血液循环。ACLS根据病人所处的场景不同，可以是救护车到达现场后的院前急救的继续，也可以是急救室内或ICU内一开始就采用的措施。

ACLS的自序也分为ABCD四个步骤：A(airway)的含义是进一步的气道控制，建立人工气道；B(breathing)用附属器械和特殊技术建立和维持通气；C(circulation)通气建立静脉通路输注液体和使用药物、心电监测和除颤；D(differential diagnosis)尽快明确心脏或呼吸停止病人的致病原因，以确定有特殊治疗或可逆转的病因。

(一) A(airway)——进一步的气道控制

1. 口咽通气管或鼻咽通气管

可以使舌根离开咽后壁，解除气道梗阻。将口咽通气管由舌面上方开口朝上压入后做180度反转，至于口腔中央位置，其前端开口刚好对着声门。鼻咽通气管长15 cm，管外涂润滑剂后，从鼻孔插入下行达下咽部（图4-9、图4-10）。复苏人员可以使用接管对通气管吹气，不必和病人直接接触。

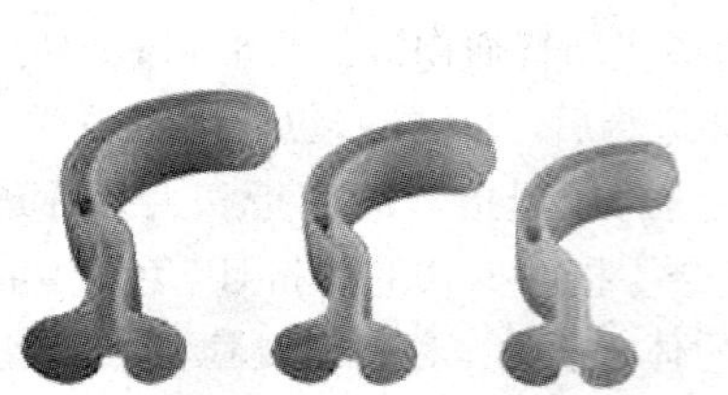

图4-9 口咽通气管

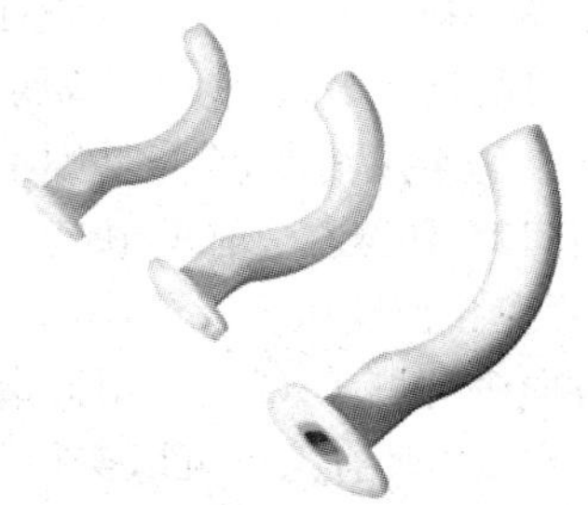

图4-10 鼻咽通气管

2. 其他开放气道的方法

气管插管、环甲膜穿刺或切开、气管切开等。

(二) B(breathing)——维持有效的通气

1. 给氧

只要具备条件，CPR时要尽快充分供氧。由于病人存在呼吸系统疾病或低心排量（导致动脉和静脉氧差增大），肺内分流和通气/灌流异常；而且低氧血症导致无氧代谢和代谢性酸中毒常常减弱了药物和除颤的治疗效果。因此，推荐在BLS和ALS中使用100%浓度的氧气，给氧的速度为8～10 L/min。但是在有慢阻肺的病人和有CO_2潴留者，应给予低流量吸氧（1～2 L/min）。

2. 通气器械

(1) 面罩　对未行气管插管者，复苏早期，面罩通气是简单、有效地建立人工通气的方法。透明的面罩以利于观察，应双手固定面罩和维持气道畅通（图4-11）。

(2) 气囊-瓣膜-面罩器具 成人气囊-瓣膜-面罩器具的优点是便于人工操作,可提供1 600 ml 潮气量。理想的气囊-瓣膜-面罩器具应该具有:①可自主充气的气囊,易清洁和消毒;②1 个单向瓣膜,最低氧流量为 15 L/min;③有标准的 15 mm/22 mm 接口;④可以迅速由氧气入口供给高浓度氧;⑤在常规条件下和极端气温下能满意使用;⑥适于成人和儿童应用。

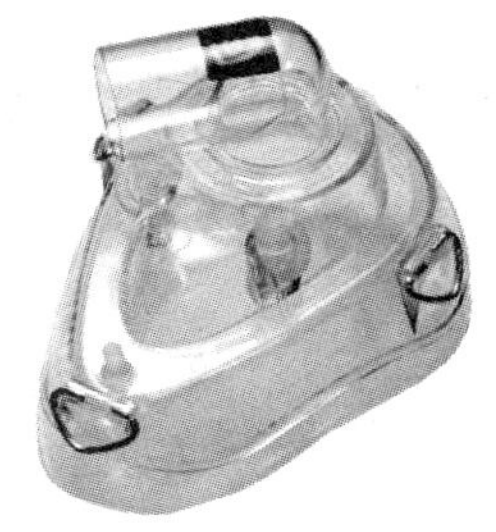

图 4-11 通气面罩

(3) 呼吸机 如果要持续人工通气,应使用呼吸机进行机械辅助通气,通气方式根据病人呼吸障碍的情况而定,有肺水肿征兆时,可使用呼气末正压通气(PEEP)。

(4) 吸引器 便携式和安装好的吸引器在复苏时是必需的设备。便携式吸引器具有供气和吸引咽部分泌物和液体的功能,它要能与大孔径、可弯曲、尖端中等硬度的吸引管子连接。另外硬质的咽部吸引器和各类型号无菌弯曲气管导管也要备齐。收集瓶、吸引管,在管理气道时要能够迅速取到,以备不时之需。吸引器设计要容易清洗和消毒。

(三) C(circulation)——维护心功能及建立静脉通路

1. 心电监测与电除颤

发生心源性心跳骤停的病人中,包括了心脏停搏、心室纤颤、心动过速和无脉性的电活动(心电-机械分离)。因此,必须尽早心电监测,以便于给予正确的处理。据统计,发生心跳骤停的病人中 80%为心室纤颤。

(1) 电击除颤 心室纤颤自行转复者很少,必须进行电击除颤。直流电治疗心律失常是终止心室纤颤和重要复苏手段。当室颤发生 1.5 min 内给予一次电击复律成功较多,如果室颤超过 4 min,心肌内的 ATP 消耗殆尽,再给予单纯电击效果不好,往往需要配合药物治疗才能奏效。目前推荐除颤能量为:第 1 次 200 J,第 2 次 200~300 J,第 3 次 360 J。如果一次除颤成功后,再次出现室颤就要以上述除颤的能量和顺序再次进行除颤;如果无效,则再增加能量;如果 3 次除颤无效,要继续 CPR,同时建立静脉通路,使用肾上腺素等药物,然后再行除颤。对室速的电转复需从心电图形态特点和心率快慢情况来定,复律的能量为100 J;多形性室速,复律的能量为200 J,如果无效,下一次要增加能量。电击除颤与药物配合的程序见图 4-12。

(2) 心前区拳击 心前区拳击时可产生 5~10 J 的能量,可使室性心支过速转为窦性心律,少数心室纤颤也可被心前区叩击所终止。方法是在胸壁上方 25~30 cm 处握拳拳击心前区胸壁,可拳击 1~2 次,无效时,继续进行 CPR。本方法适用于医院内的复苏,作为发现病人心跳停止而手边无除颤器时的应急措施。院外的现场复苏不要使用,因其只能终止少数室颤,而且还有可能恶化室速为室颤、心跳停止或心电-机械分离的危险。

2. 建立静脉通路

迅速建立 2 条以上的静脉通路,既可以补充血容量,又可以进行药物治疗。在心跳停止的情况下,周围静脉穿刺不易成功,可以果断地做深静脉置管,能够保证输液通畅。

3. 药物治疗

心跳骤停复苏时使用药物的目的:①增加心肌血灌流量(MBF)、脑血流量(CBF)和提高脑灌注压(CPP)、心肌灌注压(MPP)；②提高室颤阈值和心肌张力，为电击除颤创造条件；③减轻酸血症，使其他心血管药物起作用。

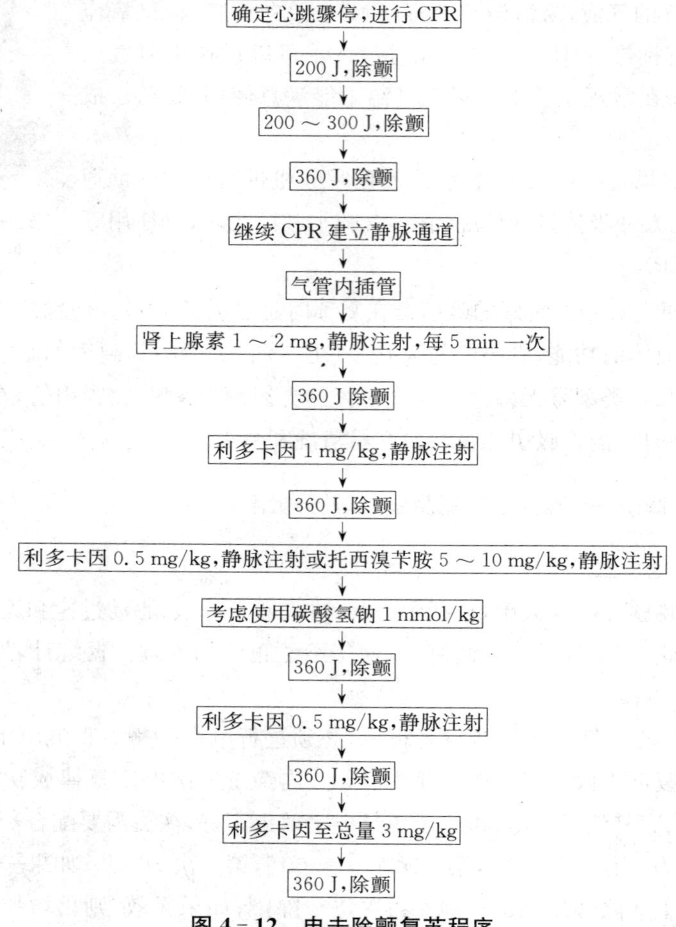

图 4－12　电击除颤复苏程序

(1) 给药途径

1) 静脉给药：静脉给药安全可靠，作为首选的给药途径，应该经上腔静脉系统给药，复苏时静脉穿刺困难，可以采用中心静脉插管的方法；如果周围静脉给药，应该在注完药后，再用 20 ml 生理盐水注入，以便把药物冲入中心静脉，有利于发挥药物的作用。

2) 气管内给药：对已经做气管插管的病人，可以采用气管内给药。常用的复苏药物都可以在气管内被吸收，药物发挥作用的时间近似于静脉给药。气管内给药要稀释后方可注入，注药导管要超过气管插管前端的开口。注药后立即给予正压通气，以便于药物扩散到两侧的支气管系统。

3) 心室内给药：为传统的复苏给药方法，不良反应较多，如注药需中断 CPR，有造成气胸、血胸心包积血、心肌或冠状动脉撕裂等危险，目前已不作为首选；但是在其他措施无效或在基层医疗单位可以选择使用；方法是取 10 cm 长的穿刺针，抽取药液后在胸骨左侧第 4 肋间，距离胸骨 1.5～2 cm 处垂直进针，刺入心室有落空感，回抽注射活塞见血后再将药物注入。

(2) 复苏常用药物　详见表 4－1。

表 4－1　复苏常用药物

药物	作　用	用　法
肾上腺素	具有 α、β 受体的双重作用，稳定心脏的电活动（使细颤波转为粗颤波），加快心律失常的自主心率	1 mg 静脉推注，每隔 3～5 min 重复应用；无效时可采取：①间隙注药：每 3～5 min 静脉推注 2～5 mg；②级进增量：静脉推注 1 mg→2 mg→3 mg，每次间隔 3 min；③大剂量法：3～5 min 内静脉注射 0.1 mg/kg
利多卡因	抑制心肌异位起搏点，提高室颤阈，降低心肌应激性，为治疗室性心律失常的首选药物。具有抗交感神经作用，减慢心率，降低房室传导速度，用于难治性室性心动过速和心室颤动	1～1.5 mg/kg，静脉推注，3～5 min 重复至最大负荷量 3 mg/kg。①3 次电击除颤和使用肾上腺素后，如无效可用 300 mg 静脉注射；②对 VT、VF 在用利多卡因无效后，先以 150 mg 于 10 min 内注射，继之以 1 mg/min 的速度用 6 h
溴苄胺	用于顽固性室颤、顽固性无脉性室速或血液动力学不稳定性室速，在除颤和利多卡因无效后使用	5 mg/kg 静脉推注，5 min 重复 10 mg/kg
阿托品	降低心迷走神经的张力，提高窦房结的兴奋性促进房室传导，加快心率，用于心搏停顿或严重的心动过缓	1 mg 静脉注射，每 3～5 min 重复至总量 0.04 mg/kg
碳酸氢钠	应用的前提是病人有良好的通气，适用于循环停止前已有酸中毒、高钾血症和循环停止超过 10 min，血 pH 值>7.2 者	1 mmol/kg（5%碳酸氢钠 1.66 ml/kg），以后每隔 10 min 加不多于初量的 1/2，应及时根据血气情况确定适当的剂量

（四）D(differential diagnosis)——明确病因和鉴别

高级生命支持（ALS）阶段，应该在抢救的同时，尽快地明确导致呼吸心跳骤停的病因，尽早给予确定性的治疗，如心肌梗死的溶栓治疗。

三、延续生命支持

延续生命支持（prolonged life support，PLS）的目标：①维持心、肺、肾等重要器官的功能，防治多器官功能衰竭和缺氧性脑损害；②转运病人从医院急诊科进住 ICU 或冠心病监护病房（CCU）；③进一步确定发病原因并进行对症治疗；④开始计划抗心律失常的治疗，以防止再次发生心跳骤停。

（一）维持重要生命器官的功能

1. 呼吸系统

随着自主循环的恢复，病人表现不同程度的呼吸功能不全，多数仍需机械通气支持。此时要对复苏后的病人全身情况进行评估：①有无不恰当的气管内插管，通过 X 线确定气管插管的位置，不当时及时予以调整；②合理运用机械通气来管理这一阶段病人的呼吸系统，选用适当的通气模式保证有效通气；③合并心功能不全者，给予强心剂；④使用无创的血氧饱和度仪连续监测动脉血气来调整呼吸。必要时插入动脉导管以利于反复抽取血检查和测压；⑤拔除气管插管前要对肺功能进行评价，足够的呼吸力量和良好的呼吸功能表明可以拔管。

2. 循环系统

循环功能稳定是一切复苏措施之所以能奏效的先决条件，复苏后必须对循环功能进行严密监测。评估内容包括：①完全的临床检查、各种重要的检验指标以及尿量等都要进行复查；②心电图要进行前后对比；用药的前后效果也要进行对比；③血流动力学基本稳定时，有效循环血量和心室功能都应该被评价，即使是不严重的低血压也应避免，因为它对大脑功能恢复不利；④无创血压监测对低心排量和血管收缩的病人可能不准确；因此，动脉内血压监测对这些病人是可以考虑的(对危急的病人，通常要进行有创的血流动力学监测)；⑤对肺循环的血流动力学监测应该使用肺动脉漂浮导管，它还能用热稀释法来测量心排量；如果心排量和肺动脉楔压均低，为了达到最佳的心排量，肺动脉楔压应维持在 18～20 mmHg，要比正常时高；如果低血压存在，则可用增强心肌收缩力药(多巴酚丁胺)、升压药(多巴胺、去甲肾上腺素)、血管扩张药(硝普钠、硝酸甘油)等治疗。

3. 泌尿系统

要监测每小时尿量，入量与出量要平衡(出量包括：尿液、腹泻呕吐物、引流液和其他不显性丢失)。对少尿的病人，可用肺动脉楔压、心输出量(CO)及尿的相对密度、电解质等检查，帮助区别是属于肾性或肾前性少尿。甘露醇、速尿及利尿试验也有助于少尿的鉴别，而且还可以保持尿量；小剂量多巴胺 0.5～2 μg/(kg・min)对保护肾功能是有效的，在扩容的基础上及早应用。治疗中注意不要用对肾有毒性的药物和慎用经肾排泄的药物(必须用时，可以保持尿量；小剂量或延长给药时间的方法)；当肾功能恶化，血清尿素氮(BUN)、肌酐(Cr)升高及血清升高时，就要考虑透析治疗。

4. 消化系统

如果肠鸣音消失，就及早进行胃肠减压。因为应激性溃疡和消化道出血的发生率很高，可在复苏后常规预防性的应用抗酸药，如 H_2 受体阻滞剂或硫糖铝等。

(二) 脑的复苏与保护

一个健康的脑功能是心肺复苏的最终目的，所有的努力都是为了提供大脑足够的氧供应。

当病人自主循环功能恢复、脑组织再灌注后，脑的缺血性改变并没有停止而是继续发展，可相继发生脑水肿及持续低灌状态。其结果使脑细胞继续缺血缺氧，进而变性坏死，称为脑再灌注损伤。因此，积极有效地防治脑水肿和颅内压增高，应有可能减轻或避免脑组织的再灌注损伤，保护脑细胞成活。

脑复苏的主要措施有以下几点：

1. 积极的 CPR

略。

2. 低温疗法

低温是复苏综合治疗的重要组成部分。低温可使脑细胞的氧需量降低，从而对维持脑氧供需平衡起到保护作用。体温每降低 1℃可使代谢下降 5%～6%。

(1) 适应证　心跳停止时间较久或病人出现体温升高趋势或有肌紧张及痉挛表现等。心跳停止未超过 3～4 min，或病人已软瘫状态，不是低温的适应证。

(2) 降温的方法　脑组织是降温的重点，要求中心体温降至 32～33℃的亚低温状态。降温的方法：①头部冰帽降温：将头部置于装有碎冰块冰水的冰帽中，要注意对耳朵的保护，避免冰伤;头部降温的同时,在颈侧、腋窝、腹股沟和腘窝等大血管经过部位用冰袋冷敷,可以加强效果;没有冰帽时,用双层的塑料袋装冰水,可以达到相同的效果。②腹腔灌洗降温:为较新的降温方法,在无菌条件下腹腔穿刺置管后,将4℃的生理盐水灌入腹腔,并通过三通接头不断地灌入和排出灌洗液,可以较快地将体温降至理想水平。③其他:尚有降温毯、静脉输注低温液体等方法。

(3) 降温的监控　低温疗法要加强对低温的监控,由于病人的体表温度已经很低,所以体表体温并不代表中心体温,更不能说明颅内的温度,而中心体温则较接近颅内温度,常用的测温方法有:①深部鼻腔温度,接近脑内温度,但容易受吸入空气的影响,注意消除影响的外界因素;②直肠温度,低月龄婴儿不用,因可造成直肠穿孔;小儿应插入肛门内2～3 cm,成人应超过肛门6 cm;插入过浅易受降温或保温装置的影响;③食管温度,应使电极位于食管下1/3处,此处接近左心室后方,测得温度近似中心体温,如果探温电极位置过高,则会受呼吸的影响;④鼓膜的温度,鼓膜有丰富的血流循环,可以反映脑温,鼓膜测温技术并不复杂,已在临床开始推广,而且也没有特别的不适,病人可以接受;主要的缺点是可能导致外耳道的损伤出血,甚至鼓膜穿孔;⑤皮肤的温度,普通的体表皮肤测温不适用,本法是指采用零点热流法测中心体温,通过固定于皮肤的传感器,测得皮下深部组织的温度,此种测定较准确。

(4) 低温疗法的护理

1) 低温应尽早开始,一般在心跳停止1 h内降温效果最好,2 h降温则效果即受影响,在实施CPR的同时就要开始降温。

2) 保持有效降温,及时添加冰块,保持冰水温度。

3) 及时处理肌颤,低温可以引起寒战反应,增加机体代谢的氧耗量,要及时给予处理。方法:①给予人工冬眠,既可以辅助降温,又有控制肌颤的作用;②巴比妥类药物,具有保护和控制抽搐等多重作用;③地西泮等药,亦可酌情应用。

4) 复温:①复温的指征包括听觉恢复、四肢有协调性动作就可开始复温;②复温的方法是逐渐撤离降温设备,使体温逐步恢复至37℃,不可以复温过快,切忌出现体温反跳。

5) 低温疗法并发症的监护　低温治疗期间,如果温度过低可以出现心动过缓或心律失常、低血糖等反应。治疗期间要加强监护,发现问题,及时报告医生处理。

3. 药物的应用

(1) 钙通道拮抗剂　能解除缺血后的血管痉挛,改善脑血流功能,清除氧自由基,防止血小板凝集的血液黏滞度增加,改善微循环。常用的药物有尼莫地平、利多氟嗪和维拉帕米(异搏定)等。

(2) 自由基清除剂　脑缺血缺氧导致的再灌注损伤与自由基的大量释放有关,故应用自由基清除剂已成为脑复苏的重要措施。常用的有:超氧化物歧化酶(SOD)、过氧化氢酶、Vit-E、去铁胺、21-胺类固醇(U74006F)等。

(3) 莨菪类药物　具有抗自由基效应和改善微循环的作用,常用药物有山莨菪碱(654-2)、东莨菪碱等。

(4) 脱水剂　常用的有渗透性的脱水剂和利尿剂,代表药有20%甘露醇和呋塞米(速尿)。另外,血浆和人体清蛋白,能提高血浆胶体渗透压,作用温和持久有利于保持血容量。

脱水剂应在循环稳定时应用,以避免脑的灌注压进一步降低。甘露醇的用量为0.5～1.0 g/kg,15～20 min内快速滴注,每6～8 h 1次;呋塞米常和甘露醇交替应用以增强疗效,常用剂量为每次 20～40 mg(效果不好时，可以倍量递增)；含蛋白的胶体溶液酌情每日输 500 ml 左右。

脱水治疗期间护理上要注意：①掌握好脱水时机，一般在复苏 12 h 后即可使用脱水治疗；对于颅脑损伤而心跳骤停复苏的病人，在循环稳定后，也应及早使用脱水剂。②观察液体的出入量，脱水并不限制液体的入量，以免影响对原发病的治疗。第 1 天脱水剂的入量在 500～1 000 ml，以后在循环稳定的情况下达到轻度的负平衡，出量略大于入量。③脱水期间还要注意对病人酸碱平衡、电解质和肾功能的监测。

(5) 糖皮质激素的应用　糖皮质激素具有减轻毛细血管和血-脑脊液屏障的通透性、稳定溶酶体膜防止细胞自溶和阻止细胞膜释放花生四烯酸、增加 ATP 合成和抑制自由基的作用。常用的药物有：地塞米松 1 mg/kg 或甲基泼尼松龙 5 mg/kg，每 6 h 一次维持；2～3 d 后停药或逐渐减量。

(6) 其他　包括早期的高压氧舱治疗和使用促进脑代谢、脑苏醒的药物，如甲氯芬酯(氯酯醒)、胞磷胆碱、ATP 等。

4. 脑复苏的预后

脑复苏的预后与以下的因素有关：①心跳停止时间越短，复苏越易成功；②反复心跳停止的病人，存活率低；③心跳停止前病人的全身情况差、存在明显的电解质紊乱，均增加复苏的难度。

四、心肺脑复苏的结局

(一) 结局

心肺脑复苏的病人经积极抢救可有 4 个结局：①完全恢复，不遗留任何后遗症；②部分恢复，遗留某系统的后遗症；③去大脑皮层综合征，病人处于不苏醒的生存状态；④脑死亡。

(二) 脑死亡的诊断

WHO 脑死亡标准：①对环境的全部反应消失；②反射及肌张力全部消失；③自主呼吸消失；④离开人工通气，PaO_2 大幅下降；⑤在最好的技术条件下，甚至刺激大脑时，也只能记录出绝对的线性脑电图。

(三) 脑死亡和安乐死的问题

我国关于脑死亡的诊断仍在学术层面上，故临床工作中要谨慎对待，即使脑死亡已经明确，是否放弃抢救，应该征求家属的意见，并履行相应的手续后方可放弃。对脑死亡实施安乐死是违法的，被动安乐死虽然在实际中存在，但应在家属同意和履行相应的手续后方可以撤除主动的治疗。

第三节　脑复苏病人的护理

昏迷是脑功能严重障碍的状态，是病情危重的表现。因此，对昏迷病人往往需要进行特别的护理。护理质量的好坏，将直接影响病人的预后。所以，护理人员不但要有精湛的护理知识和技术，而且要有高度的热情和责任感。

护理昏迷病人的主要任务：①严密观察病情变化，给予护理上处理，并报告和提请医生注意及治疗；②积极采取和创造各种有效的护理与治疗条件，促进病人早日清醒和恢复功能；③预防各种并发症，以利于康复。下面综合介绍有关昏迷临床护理的一系列问题。

一、病情观察

（一）脑功能的观察

1. 意识状态

过去习惯上将昏迷分为轻（浅）、中、深及过度昏迷四级。此分级法缺少记量指标，故经验不足、观察不细就易带主观性。现多用格拉斯哥昏迷记分法（GCS，详见表 11－1），它具有简便、准确、快速的优点，但对假性昏迷的评定不适应。综合实践经验，对有否昏迷的判别与观察主要从 3 个方面入手。

（1）睁眼反应　昏迷时对强烈疼痛刺激或反复大声呼唤均不能使病人睁开眼睛。

（2）语言反应　昏迷时对大声呼唤已不能应答，但在强烈疼痛刺激时可有呻吟反应。

（3）运动功能　昏迷时大都表现随意运动丧失，给予强烈疼痛刺激可出现异常的运动或完全无反应。至于昏迷的程度可结合病人的咳嗽反射、吞咽反射、角膜反射等进行综合判断。例如，轻度昏迷时上述反射常存在，中度昏迷时常减弱，深度昏迷时完全消失。应当强调的是，急诊室或监护病房的护士要充分熟悉和掌握好拉斯哥昏迷记分法系列标准，在记录时最好避免使用“浅昏迷”或“深昏迷”等术语，而应描述意识状态的客观表现。

2. 瞳孔状态

观察瞳孔的状态包括瞳孔的大小、形状及对光反射。正常瞳孔的直径多为 2.5～5.0 mm。观察时必须在正前方进行，使光照亮度在两眼均匀一致，并结合对光反射作出判断。记录时应按左右以毫米（mm）表示。双侧瞳孔大小不等时，应仔细判明何侧属缩小（＜2.5 mm），或何侧属扩大（＞5.0 mm）。一侧瞳孔扩大，对光反射消失提示钩回疝形成。双侧瞳孔扩大、对光反射消失多是昏迷濒死之象，或亦可为钩回疝的表现。双侧瞳孔缩小时，应使用放大镜以判别其对光反射是否存在，如对光反射存在是脑中心疝的表现，对光反射消失是脑桥病损的征候。瞳孔忽大忽小，对光反射时好时差是早期天幕疝的表现，不应忽视。

3. 眼球运动

应观察双侧眼球有否运动或偏向凝视。眼头反射和前庭反射的检查一般多由医师进行，但监护病房的护士也应掌握。

4. 呼吸型式

昏迷病人由于呼吸中枢受累，常有呼吸节律、频率和幅度的改变。主要应观察有无潮式呼吸、中枢神经元性过度换气、长吸式呼吸、失调性呼吸等异常呼吸的存在。

5. 运动功能

主要是观察病人的自发性异常运动或对疼痛刺激后引出的肢体运动反应，并注意有否自发性去皮质强直或去大脑强直，以及疼痛刺激（压指甲）后有无肢体屈曲或逃避、伸展或完全无反应。

以上几项指标，一般为每 1～2 h 观察 1 次，直至意识改善后可改为 4～6 h 观察记录 1 次。

（二）生命体征的观察

昏迷病人随时都可发生生命体征的急剧变化，必须昼夜守护在床边或综合监护仪旁，定时观察和记录血压、脉搏、呼吸、体温的变化。在昏迷期间，血压、脉搏、呼吸一般应每隔 1～2 h 测查 1 次，病情稳定后可改为每 4～6 h 一次。血压过高、急速下降、不稳或不升；呼吸过快、不规则、微弱或骤停，脉搏细弱或不能触及；体温过高或不升等情况，均示生命体征不稳定，预后可能不良，应紧急采取相应的措施，并及时报告医生以便及时处理。

二、呼吸道护理

昏迷病人的呼吸道护理最为重要，其实质是保持气道的通畅，以减轻和防止气道不畅或阻塞所引起的窒息和呼吸障碍等并发症，改善脑缺氧。

（一）原气道的护理

保持原气道通畅主要包括头部位置及上部气道和下部气道的管理，窒息往往是昏迷病人致死的常见原因之一。通常引起缺氧窒息的原因有头部位置不当、咽和气管分泌物堵塞、舌后缩及各种原因引起的呼吸麻痹等。因此，必须保持气道通畅。有效的方法是立即松解病人的衣领，去掉枕头，托颈或托下颌，将病人头部充分后仰(图 4-13)。

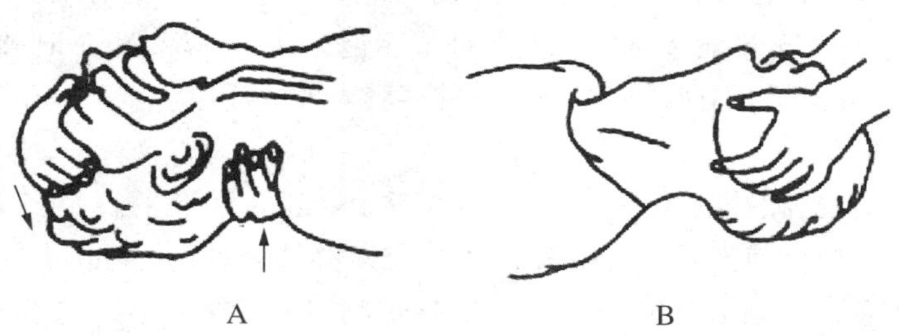

图 4-13　通畅气道手法示意

注　A：托颈法；B：托下颌法。

这种简单的手法能使上气道更为通畅，也可解除舌后缩等因素造成的上气道梗阻，使气道开放。为了有利于分泌物的排出，应将病人脸部偏向一侧，可置病人于侧卧位。必要时用棉签将口腔和鼻腔内分泌物除去。浅昏迷者可刺激咽喉部，以便将上部气道的分泌物呕出。舌后缩经改变头部位置仍不能解除气道阻塞者应使用张口器，并用钳子将舌拉出并保持于伸位。如果下部气道被痰、血液或呕吐物堵塞，则应使用吸引器吸出(如无吸引器，可用皮管接 50 ml 的针筒抽吸)，值得注意的是，吸分泌物要彻底，吸引管尽可能置得深些，边退边吸。动作要轻，以免损伤气管黏膜。并应详细记录吸出物的性质和数量，为预防坠积性肺炎的发生，应定时翻身和轻拍背(每 2～4 h 一次)，以利排痰。吸氧时应根据昏迷的不同病因决定吸入氧量，一般以 1～5 L/min 为宜。鼻导管应深插到鼻咽腔，并每 24 h 更换 1 次，以免分泌物阻塞。

（二）人工气道的护理

如果病人已行气管切开，为避免切开后一系列问题的发生，必须有专人进行特殊护理。具体护理内容包括以下几点：

1）观察有无创口渗血、皮下气肿、气管套管缚带的松紧及气管内气囊过紧、过松现象。

2）套管外敷料应每日更换，使敷料保持无血无脓、干燥。套管外口应覆盖双层生理盐水浸润的纱布，以操持吸入空气的湿度，并防止灰尘及异物吸入。

3）要随时吸出气管内和口鼻腔内的分泌物，并严格注意无菌操作，一般应先吸尽气管内分泌物，再吸口鼻腔内分泌物，轻轻地将吸痰管插入气管深部(但不宜过深)，边退边吸，这样可避免反复吸引而导致气管黏膜出血的危险。吸痰管以10～12号为宜，吸痰时间不应过长，非一次性吸痰管用过1次以后应冲洗干净，煮沸消毒后才能再用。

4）吸痰后应密切观察呼吸情况，如有呼吸困难，应将气管内导管拔出，检查有无痰液及异物阻塞，气管内导管应4～6 h清洗煮沸消毒1次。

5）每次吸痰后或每半小时应滴入抗生素溶液以防感染，常用庆大霉素4万U溶于100 ml生理盐水中，每次滴入5～6滴，或根据痰涂片、培养及药敏结果选用抗生素，若分泌物黏稠不易吸出，可向气管内滴入0.025%的α-糜蛋白酶或4%～5%苏打水。

6）如病人有躁动，应适当约束其上肢，以防止病人自行拔管。

7）病情好转后需拔管时宜先试行堵管1～2 d，如呼吸及排痰功能良好，则可拔管，拔管后创口不必缝合，用蝶形胶布将创口缘拉拢，数天后自行愈合。

(三) 机械呼吸的护理

1）连接呼吸器后应测1次潮气量，病情变化时要再测，并要经常观察胸廓活动度和对比两肺呼吸音。

2）经常观察呼吸器管道有无漏气，防止呼吸器接头与气管导管脱开。

3）如是使用定容呼吸器，应注意压力变化情况，压力过高多有痰堵塞，压力过低表示有漏气。

4）注意观察湿化瓶耗水量，并每日更换1次湿化水。

5）注意吸气螺丝管内有无积水，并及时排除。

6）消除呼吸道分泌物持续时间不宜超过5 min。

(四) 高频通气的护理

1）选用2～3 mm氧导管经鼻插入，浓度以达声门前为宜。

2）氧气瓶内氧气压力不应低于50 kg/cm^2，以免影响通气机压力。

3）及时清除气道分泌物，必要时可同时进行雾化吸入。

4）经常检查高频呼吸机是否通畅，有无脱落、漏气。

三、排泄道护理

护理目的是保持尿道和肠道的通畅，防止感染。不论尿潴留或尿失禁，均应常规留置导尿管，并每隔4 h予以放尿1次。放出的尿量要做记录，并应观察尿的性状，定期送常规检查和培养。若病人6 h无尿，应报告医生处理。

为预防尿路感染，应采取下列措施：①导尿管每周更换1次；②每日清洁尿道口1～2次，女性者每日用1∶5 000高锰酸钾液冲洗外阴1～2次；③每日冲洗膀胱1～2次，每次50～200 ml，并保留20 min后放出，冲洗液可使用1∶5 000呋喃西林或3%硼酸水。膀胱冲洗瓶应消毒密封以防感染。

尿失禁者，男病人可用阴茎套接皮管作假性导尿，但应注意固定在阴茎上的胶布切勿过紧，以免妨碍血液循环。阴茎套要保持清洁，并定期更换。女病人可用气囊导尿管，以防止脱落。

便秘 3 d 以上的病人，为促进其排便，可服用缓泻剂如石蜡油等，如不见效可用开塞露或灌肠。大便失禁者，应预防肛门周围皮肤糜烂和感染，每次排便后宜用温水擦洗干净，垫上尿布并勤更换，以保持局部皮肤清洁干燥。如果发现肛周皮肤已潮红或糜烂，应洗涤擦干后再局部涂置氧化锌软膏或新氢松软膏。

四、口腔护理

昏迷病人吞咽反射减弱或消失，口鼻腔分泌物积聚，加之张口呼吸痰液易结痂，可引起口腔的真菌或细菌感染。因此，必须用多贝尔液、生理盐水或35双氧水棉球清洗口腔，每日 1～2 次。如果有活动假牙应暂时取下，以免误入呼吸道或消化道。为避免口腔及呼吸道黏膜干燥，可用两层湿纱布盖于口鼻部，以湿润吸入的空气。如口腔黏膜溃破糜烂，可涂以龙胆紫或金霉素软膏，口唇干燥者可涂以甘油或石蜡油，口腔真菌感染时可涂制霉菌素甘油合剂或制霉菌素油膏。

五、眼睛护理

患结膜干燥、角膜炎、角膜溃疡和结膜炎时，每日应以生理盐水或 1% 硼酸水洗眼 1 次，然后涂以四环素软膏或硼酸软膏，用鱼肝油纱布遮盖或用眼罩保护。长期闭眼的昏迷病人，应每日滴抗生素眼药水以保护眼睛，并用凡士林纱布覆盖或戴防护眼镜。

六、皮肤护理和压疮处理

(一) 皮肤护理

昏迷病人长期卧床，一些承受压力较大的部位（如股骨大粗隆、骶尾部等）易发生血液循环障碍导致皮肤的坏死溃烂，形成压疮。预防压疮的措施有：①必须每 2～3 h 帮助病人翻身 1 次，搬动病人要抬离床面，不可将病人拖拉，以免擦伤皮肤，翻身后用微湿热毛巾或 50% 酒精按摩易受压部位的皮肤；②保持被褥、床单、衣着清洁和干燥，浸湿时应予以更换；③用气圈、棉圈垫衬于易发生压疮的部位，如股骨粗隆、骶尾、肩胛等部位；④不可使用过热的热水袋，以防烫伤。

(二) 压疮的处理

1. 早期压疮

为局部皮肤红肿，必须加强翻身，局部用棉圈垫起以减少继续受压。并用 50% 酒精或红花酒精（红花、赤芍各 15 g 浸泡于 50% 酒精 500 ml 中）按摩红肿部位，待干后再涂滑石粉以保护皮肤。

2. 二期压疮

可见水泡形成或皮肤破损，局部应涂擦 2% 龙胆紫，保持伤口干燥，覆盖无菌纱布。形成水泡者，应在无菌操作下用注射器抽出泡内渗液，再按上法处理。

3. 三期压疮

为溃疡形成，并常伴有疮面感染。此时应每日清洗疮面及换药 1～2 次，同时应防止大小便污染疮面。清洗可用生理盐水、硼酸水或高锰酸钾溶液，然后用磺胺嘧啶银纱条或涂以硼酸软膏的纱布覆盖。如肉芽组织生长不良者，可敷生肌散以促进肉芽组织生长。疮面分泌物过多，可用漂白粉硼酸液或生理盐水湿敷。合并感染时应将疮面分泌物送细菌培养及药敏试验，以利选用敏感的抗生素纱条外敷。如果溃疡组织坏死发黑，将其剪去并作局部清创后用药，创面过大时，可考虑植皮或皮瓣整形手术。

七、营养维持的护理

营养维持的方式有管饲法和静脉法两种。加强昏迷病人的营养护理，对保证营养的供给，防止并发症发生和改善预后将起极为重要的作用。

（一）管饲营养的护理

1）配制营养液应注意无菌操作，配制后应在 24 h 内使用。如果有剩余，应放在 4℃ 冰箱内保存。

2）每次灌注或滴饲前，应先经鼻胃管或硅胶管快速注入空气 10 ml，同时在上腹部听诊，证实导管确在胃内，才可以适中速度将流食饲入。流食应避免过冷过热。

3）管饲流食完毕后，应灌注 10 ml 温开水冲洗管道，以保证胃管通畅。

4）鼻饲管应每周更换 1 次。拔管应在前 1 晚最后 1 次管饲后进行，次晨再从另一鼻腔插入为宜。如果使用滴饲，硅胶管宜每 2 周更换 1 次，以免感染发生。昏迷病人易出现胃瘫现象，即胃失蠕动。此时应安置肠管，肠管应置入十二指肠降段。昏迷应推广肠管的应用，减少胃管的使用。

5）每日应详细记录出入量，并应记录蛋白质、糖、无机盐类的饲入量。

（二）静脉营养的护理

1）使用前要仔细检查营养液的外观，特别是氨基酸、清蛋白等制品，如发现有混浊、异物或瓶内有气体喷出，均不能应用。

2）营养液应在无菌条件下配制，加入输液瓶内时应严防污染，配备后立即使用。

3）浅静脉营养时，宜从远端小静脉开始。深静脉营养时，应严格保持导管入口皮肤干燥和无菌。营养液输入速度宜缓慢，但应在 24 h 内输注完毕。

4）应注意观察有无蛋白类药品引起的变态反应。注意防止营养液外漏，皮肤切口的感染、静脉炎或静脉栓塞等并发症的发生。

5）如发现皮肤切口感染需中止输注时，拔管应由医生操作。拔管后应在局部用纱布垫压迫止血，并外用抗生素软膏，然后盖上纱布垫，并以胶布固定。

八、维持体液平衡

正常人 24 h 内液体摄入量为 2 500 ml，而 24 h 尿量为 1 500 ml。必须建立静脉通道，一般每日静脉输液量不宜超过 2 000 ml。应仔细查对医嘱所要求液体的种类、数量及速度，详细记录出入量。摄入量应包括输液量和管饲量，每日结算 1 次。据此以指导次日所需液体的补充量。遇有脑水肿、肺水肿或心力衰竭者输入量应略少于排出量，应适当控制输液速度。当每小时尿量少于 25 ml，或多于 500 ml 时，均为异常，应及时报告医生，以便作出处理。

九、肢体的护理

为预防肢体畸形、挛缩及肌肉萎缩，促进其功能恢复，应注意保持瘫痪肢体于功能位置，避免处于过度外展、内收、内旋，屈曲等姿势。尤其应防止足下垂，可用护足架或枕头支撑足底。每日帮助病人按摩肢体1～2次，并作四肢关节被动运动，以促进血液循环，防止关节强直，维持肌肉的收缩功能及关节的正常生理功能。

十、后续工作

根据病情发展估计可能会发生何种紧急情况，应准备好脑室穿刺针、环甲膜穿刺针、气管插管器具、人工呼吸器、高频通气机及急救药物和用品等，以免病情变化出现意外时延误抢救时机。

思考题

1. 心肺脑复苏的程序如何？
2. 基本生命支持的步骤和要求是什么？
3. 高级生命支持的步骤和护理要点是什么？
4. 延续生命支持的内容有哪些？
5. 脑复苏后护理的内容有哪些？
6. 脑复苏病人的护理要点有哪些？

（刘兴勇　吴海康）

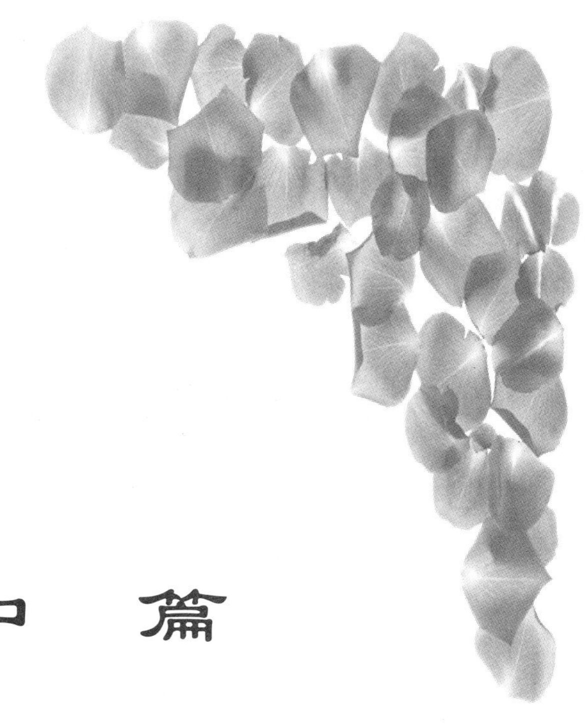

中　篇

急性中毒与意外伤害

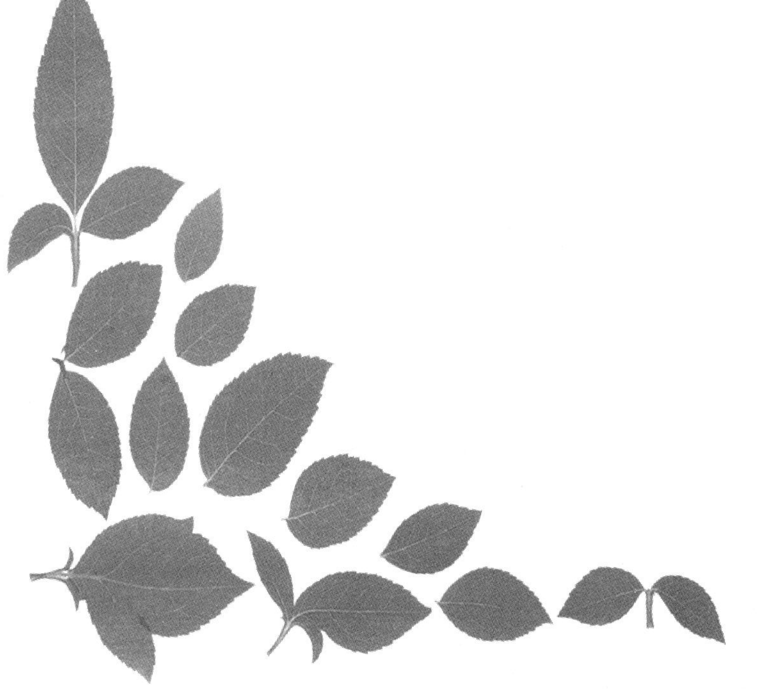

第五章

急性中毒病人的监护

学习目标

掌握 急性中毒病人的救治原则。

掌握 有机磷农药中毒、一氧化碳中毒、急性中枢抑制药中毒、酒精中毒病人的护理评估和急救护理措施。

熟悉 急性中毒病人的护理评估以及有机磷农药中毒、一氧化碳中毒、急性中枢抑制药中毒、酒精中毒的护理诊断和护理目标。

了解 急性中毒的病因、体内过程和中毒机制;有机磷杀虫药中毒、一氧化碳中毒、急性中枢抑制药中毒、酒精中毒的中毒机制。

第一节 救治与监护原则

某些物质接触人体或进入人体后,损害机体的组织和器官,破坏神经及体液的调节功能,使正常生理功能发生严重障碍,引起一系列症状、体征即为中毒。能引起中毒的外来物质称为毒物。根据来源及用途可将毒物分为:工业性毒物、药物、农药及有毒动植物。大量或毒性较剧的毒物突然进入人体,迅速引起症状甚至危及生命称为急性中毒;长时间接触小量毒物可引起慢性中毒;亚急性中毒介于急性、慢性中毒之间。

一、概述

(一) 病因

1. 职业性中毒

在生产过程中,某些原料、辅料、中间产物或成品有毒,如不注意安全防护措施,与毒物密切接触可发生中毒。在保管、使用、运输过程中,未遵守安全防护制度也可发生。

2. 生活性中毒

多见于自服、误服或误食被毒物污染的水源、食物、瓜果蔬菜及毒杀的家禽、家畜等。

（二）毒物的体内过程

毒物主要经消化道、呼吸道、皮肤黏膜 3 条途径进入人体。

1. 经消化道吸收

生活性中毒，毒物大多经口摄入，由胃肠道吸收，也可经口腔黏膜吸收。如有机磷农药杀虫药、乙醇、河豚、安眠药等。

2. 经呼吸道吸收

气态、烟雾态和气溶胶态的物质大多经呼吸道进入人体，是毒物进入人体最方便、最迅速，也是毒性作用发挥最快的一种途径，如一氧化碳、硫化氢、砷化氢等。

3. 经皮肤黏膜吸收

一般情况下，经皮肤吸收毒物很少也很慢。当局部皮肤有损伤或处于高温、高湿环境下吸收增加，某些毒物如脂溶性毒物、腐蚀性毒物可经皮肤吸收。

毒物吸收入血后分布于全身，主要在肝脏通过氧化、还原、水解、结合等反应进行代谢。多数毒物经代谢后毒性降低，但也有少数毒物经代谢后毒性反而增强，如对硫磷。毒物可从呼吸道、消化道及皮肤排出，其中以肾脏排出途径最为重要。

（三）中毒机制

由于毒物种类不同、作用不一，中毒机制主要有以下几种形式：

1. 抑制酶的活力

有机磷农药可抑制胆碱酯酶，氧化物通过抑制细胞色素氧化酶，重金属则抑制含巯基酶等，均可破坏细胞内酶的功能而引起中毒。

2. 缺氧

刺激性气体可引起肺炎或肺水肿，妨碍气体交换而引起缺氧。窒息性气体如一氧化碳、硫化氢、氰化物等可阻碍氧的吸收、转运或利用。过量的巴比妥类药物可直接抑制呼吸中枢。

3. 干扰细胞膜及细胞器的生理功能

四氯化碳在体内经代谢产生自由基，作用于肝细胞膜中的不饱和脂肪酸，导致线粒体、内质网变性，肝细胞死亡。

4. 局部刺激、腐蚀作用

强酸、强碱可吸收组织中的水分，并与蛋白质或脂肪结合，使细胞变性、坏死。

5. 竞争受体

阿托品阻断毒蕈碱受体等。

6. 麻醉作用

有机溶剂（如苯类）和吸入性麻醉剂（如乙醚）可与脑细胞膜上的脂类结合，干扰氧和葡萄糖进入细胞而抑制脑功能。

二、护理评估

通过询问与护理体检，判断中毒的原因、毒物种类、中毒途径以及中毒的表现和程度。

（一）健康史

重点询问职业史和毒物接触情况，职业史包括工种、工作环境条件、防护措施及接触毒物的种类、时间以及工作中是否发生过类似情况等。生活性中毒如怀疑有服毒可能的，应仔细了解病人的生活情况、精神状态、健康状况及服用何种毒物、毒物剂量及服药时间，服毒前后是否进食、饮酒；怀疑食物中毒时，应调查同餐进食者有无同样症状发生，并注意搜集剩余食物、呕吐物或胃内容物送检。

（二）身体状况

各种中毒的症状和体征取决于毒物的毒理作用、进入机体的途径、剂量和机体的反应性。

1. 皮肤黏膜表现

强酸、强碱等腐蚀剂可引起皮肤灼伤，如硫酸灼伤呈黑色、硝酸呈黄色、过氧乙酸呈无色等。亚硝酸盐、氰化物中毒可引起皮肤发绀。一氧化碳中毒则皮肤为樱桃红色。

2. 眼部表现

瞳孔扩大见于阿托品、毒蕈、曼陀罗中毒；瞳孔缩小见于有机磷农药、吗啡等中毒；甲醇中毒、苯丙胺中毒可引起视力障碍。

3. 神经系统表现

有机磷杀虫药中毒可引起中毒性脑病，一氧化碳中毒可引起意识障碍、抽搐、精神症状等。铅、砷中毒可致中毒性周围神经病。

4. 呼吸系统表现

各种刺激性及腐蚀性气体可直接引起呼吸道黏膜严重刺激症状。根据呼吸气味、呼吸频率及节律有助于判断中毒种类及病情程度。如有机磷杀虫药、黄磷有大蒜味，氰化物有苦杏仁味，来苏儿有苯酚味。呼吸加快见于水杨酸类、甲醇等中毒；呼吸减慢见于安眠药、吗啡中毒；肺水肿见于刺激性气体、有机磷杀虫药、磷化锌等中毒。

5. 循环系统表现

心律失常见于阿托品、洋地黄等中毒；心脏骤停见于洋地黄、奎尼丁、河豚等中毒；奎宁、奎尼丁等可引起血管源性休克。

6. 泌尿系统表现

尿少以至无尿见于能引起肾小管坏死的毒物如四氯化碳、氨基苷类抗生素、升汞等；血红蛋白尿可见于砷化氢中毒或可引起急性溶血的药物等中毒。

7. 消化系统表现

呕吐或腹泻见于服用强酸、强碱或食物中毒等。汞蒸气、有机汞化合物等可引起口腔炎。高锰酸钾中毒呕吐物呈红或紫色；硫酸或硝酸中毒呕吐物呈黑或咖啡色，有机磷农药中毒有大蒜味。

8. 血液系统表现

溶血性贫血可见于砷化氢、苯胺等中毒；白细胞减少可见于苯、氯霉素、抗肿瘤药物等中毒；出血多见于阿司匹林、氯霉素等引起的血小板减少，或肝素、双香豆素、蛇毒所致的血液凝固障碍。

9. 发热

发热见于抗胆碱药、二硝基酚、棉酚等中毒。

判断急性中毒病人的严重程度，通常分析一下几个方面：毒物的品种和毒性大小；病人的一般情况及神志状态；有无严重的并发症，出现下列任何一种临床表现均可看作为病情危重的信号：深度昏迷、高血压或血压偏低、高热或体温过低、肺水肿、吸入性肺炎、严重心律失常、癫痫发作、少尿或无尿、进行性呼吸困难、黄疸等。

（三）实验室及其他检查

1. 毒物检测

及时留取剩余的食物、毒物、药物或其他含毒标本，如呕吐物、胃内容物、尿、粪、血标本等，进行毒物分析或测定毒物在机体内的代谢产物及中毒后机体的生化或形态学改变等，以便尽快明确诊断及中毒程度。检验标本尽量不放腐蚀剂，并尽早送检。

2. 其他检查

血液学检查、血气分析、血清电解质、血糖、肝功、心电图、X线检查等。主要用于鉴别诊断和判断病情程度。

（四）心理-社会状况

急性中毒病人因发病突然，症状严重，缺乏精神准备，担心抢救能否成功，害怕遗留后遗症，内心充满焦虑、紧张和恐惧心理。蓄意服毒者因意愿未遂而出现愤世怨人的情绪反应，对待频繁的检查和治疗采取不合作态度或有再次自杀的念头。

三、救治原则

（一）终止接触毒物

1. 吸入性中毒

立即使病人脱离中毒现场。清除呼吸道分泌物和异物，保持呼吸道通畅，给予吸氧或呼吸新鲜空气。

2. 接触性中毒

立即移离中毒现场，除去污染衣物，用大量清水反复冲洗，强酸强碱禁止用大量清水冲洗。对腐蚀性毒物要选择相应的中和剂或解毒剂冲洗。

（二）清除尚未吸收的毒物

口服中毒者应及时清除胃肠道尚未吸收的毒物。常用催吐、洗胃、导泻等方法。进行愈早愈彻底，预后愈好。

1. 催吐

神清合作的病人，只要胃内尚有毒物，都应作此处理。如出现以下情况不能催吐：昏迷、惊厥状态；服用腐蚀性毒物，催吐有引起胃穿孔的可能；原有食管、胃底静脉曲张、主动脉瘤、消化性溃疡者；年老体弱者、高血压、冠心病、休克者。机械催吐可用压舌板、筷子、手指等刺激咽弓或咽后壁，诱发呕吐。此法简单有效，易于操作。对不易吐出、吐净者，可嘱其先饮用适量温清水或盐水等，然后再促使呕吐。如此反复进行，直至吐出的液体变清为止。药物催吐可用吐根糖浆、阿扑吗啡等进行催吐。

2. 洗胃

(1) 适应证　除腐蚀性毒物中毒外所有服毒病人。水溶性毒物中毒者，洗胃最为适宜。一般在服毒后 6 h 内洗胃效果最好。超过 6 h，如有下列情况仍需洗胃：毒物量大；胃排空慢(如有机磷中毒)；毒物颗粒小，易嵌入黏膜皱襞内；酚类或有肠衣的药片；服药后进食大量牛乳或蛋清者；有机磷毒物吸收后，部分仍由胃排出等。

(2) 禁忌证　惊厥未控制者，如强行试插常可诱发惊厥；服用强腐蚀剂者；原有食管静脉曲张或有上消化道大出血病史者。

(3) 洗胃液的选择　详见表 5-1。

表 5-1　常用洗胃液的选择

洗胃液	作用机制	适应证	禁忌证
温水、生理盐水	清洗	原因未明的急性中毒	
1∶5 000 高锰酸钾	强氧化剂	多种生物碱、有机毒物、蕈类等	内吸磷、乐果、对硫磷
20 g/L 碳酸氢钠	分解	有机磷农药等	敌百虫
茶叶水、20～40 g/L 鞣酸	沉淀	重金属、生物碱等	

3. 导泻

洗胃后口服或由胃管内注入泻药，可清除肠道内毒物。常用 25%硫酸钠 30～60 ml 或 50%硫酸镁 40～80 ml 等盐类泻药，一般不用油类泻药以免促进脂溶性毒物吸收。严重脱水及口服强腐蚀性毒物的病人禁止导泻；因镁离子对中枢神经系统有抑制作用，故肾功能不全或昏迷病人不宜使用硫酸镁。

4. 灌肠

除腐蚀性毒物外，适用于口服中毒超过 6 h 以上、导泻无效者及抑制肠蠕动毒物中毒。常用温盐水、清水或 1%肥皂水连续多次灌肠。

(三) 促进已吸收毒物的排出

1. 利尿排毒

积极补液是促进毒物随尿排出的最简单措施。大剂量快速输入液体 5%葡萄糖盐水或 5%葡萄糖液为宜。可静脉注射或滴注呋塞米等利尿剂，也可用 20%甘露醇等渗透性利尿。

2. 碱化尿液

应用碳酸氢钠使尿液碱化，促使弱酸性化合物(如苯巴比妥、水杨酸)的排出。

3. 吸氧

一氧化碳中毒时，吸氧特别是高压氧治疗可促进碳氧血红蛋白解离，加速一氧化碳排出。

4. 血液净化疗法

血液净化疗法包括血液透析、血液灌流及血浆置换等方法。血液透析的指征是：属于可被透析出体外的毒物；估计中毒剂量大，预后严重；中毒后发生肾衰竭者。血液净化对镇静催眠药、抗生素、生物碱等中毒有效，特别对肾功能减退、血压低、呼吸抑制的病人更具有抢救价值。一般在中毒后 12 h 内进行效果较好。

(四) 解毒剂的应用

1. 一般解毒剂

根据毒物种类的不同，选择适当的解毒剂。常用：

(1) 保护剂　吞服腐蚀性毒物后，服用牛奶、蛋清、豆浆、米汤等，可保护胃肠黏膜。

(2) 吸附剂　活性炭是很好的吸附剂，可吸附生物碱及金属等毒物，一般用 20～30 g 加水 200 ml，由胃管注入，可吸附胃肠内毒物并加速其排出。

(3) 中和剂　吞服强酸时可采用弱碱如镁乳、氢氧化铝凝胶等中和，不可用碳酸氢钠溶液，因其遇酸可生成二氧化碳，使胃肠膨胀，有穿孔危险；吞服强碱可用弱酸如稀醋、果汁等中和。

(4) 沉淀剂　乳酸钙或葡萄糖酸钙与氟化物或草酸盐作用，可生成溶解度低、毒性小的氟化钙沉淀；生理盐水与硝酸银可生成氟化银。

(5) 溶剂　汽油、煤油等有机溶剂可用液体石蜡 150～200 ml，使其溶解而不被吸收。

(6) 氧化剂　高锰酸钾可破坏生物碱及有机物，减低阿片、硫化锌的毒性。

2. 特效解毒剂

在进行排毒的同时，应积极采用拮抗剂和特效解毒剂进行治疗，以迅速消除毒物对机体的毒性作用。大多数毒物无特效解毒剂，仅少数毒物能使用相应药物达到解毒作用。常见的特效解毒剂：

(1) 金属中毒解毒药　依地酸二钠钙主要用于治疗铅中毒；二巯丙醇可用于砷、汞、金、锑中毒。

(2) 高铁血红蛋白症解毒药　亚甲蓝小剂量可使高铁血蛋白还原为正常血红蛋白，用于治疗亚硝酸盐、苯胺、硝基苯等中毒引起的高铁血红蛋白血症。大剂量亚甲蓝效果相反，可产生高铁血红蛋白血症，适用于治疗氰化物中毒。

(3) 氰化物中毒解毒药　亚硝酸盐、硫代硫酸钠疗法。

(4) 有机磷杀虫药解毒剂　可用解磷定、氯磷定、阿托品等。

(5) 中枢神经抑制剂解毒药　纳络铜是阿片类麻醉药的解毒药，对麻醉镇痛药引起的呼吸抑制有特异的拮抗作用，对急性乙醇中毒者可促其苏醒。

(五) 对症及支持疗法

目的在于维护重要器官功能，帮助病人平稳渡过危险时期。应注意补充营养及维生素，保持内环境平衡，并有针对性地进行对症治疗。如脑水肿时尽早应用甘露醇；惊厥者使用抗惊厥药物苯巴比妥钠等。

四、护理措施

(一) 一般监护

1. 心理护理

特别注意对自服毒物自杀病人的心理护理，为其提供情感上的支持；同时做好家属的思想工作，消除病人的后顾之忧，以防再次自杀。

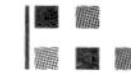

2. 保持呼吸道通畅

及时清除呼吸道分泌物，对呼吸困难、发绀者给予氧气吸入，必要时配合医生做好气管插管护理。

3. 及时建立有效的静脉通路

保持输液管道通畅，以达到快速补充血容量、利尿排毒、方便给药及纠正电解质和酸碱失衡的目的。对昏迷或躁动不安的病人，需固定输液侧肢体，避免针头滑脱或药液渗漏。

4. 饮食护理

病情许可时，尽量鼓励病人进食。急性中毒病人的饮食应以为高蛋白、高碳水化合物、高维生素的无渣饮食；腐蚀性毒物中毒者应给予乳类等流质饮食。

5. 口腔和皮肤护理

对有呕吐症状和口服中毒特别是吞服腐蚀性毒物者应注意口腔护理。观察口腔黏膜的变化，采取有效措施，防止黏膜糜烂出血。危重症卧床者需加强皮肤护理，以免局部受压过久造成压疮。

6. 留取标本

按医嘱留取相关标本进行毒物鉴定，以尽早明确诊断，减少抢救工作的盲目性。

（二）加强监护

1. 重症监护

监测脑、心、肺、肾等重要脏器功能变化，及时发现有无脏器功能损害。准确记录 24 h 出入量，定时监测电解质，依据血流动力学结果指导静脉输液，维持内环境稳定。

2. 病情观察

密切观察病人的生命体征、神志、瞳孔变化，每 15 min 测量 1 次，并记录在重症监护单上。注意观察呕吐物及排泄物的性状，必要时送检。

3. 特殊护理

（1）迅速清除毒物　将病人搬离中毒现场，接触中毒者脱去污染衣物，用大量清水冲洗体表 15～30 min。遇水能发生反应的毒物应先拭净后再用水冲洗。尤应注意毛发、指甲缝及皮肤皱褶处的清洗。禁用热水或乙醇擦洗，以免皮肤血管扩张，促进毒物吸收。如毒物污染眼睛时，立即用清水或生理盐水冲洗，冲洗时间不少于 5 min。碱性毒物用 3%的硼酸，酸性毒物用 2%碳酸氢钠溶液冲洗，然后滴入 0.25%氯霉素眼药水，再涂以红霉素眼膏，防止继发感染。

（2）洗胃病人的护理

1）向神志清醒者说明目的，争取合作，多采用口服催吐洗胃，昏迷者必须用胃管洗胃，如服大量毒物或胃管堵塞或反复插管失败而又必须迅速彻底清除毒物者，可行切开洗胃。

2）选择胃管需大口径且有一定硬度。口径太小易堵塞，管壁太软在回抽时，负压可使管壁塌陷，导致引流不畅。

3）根据毒物选择洗胃液的种类，毒物不明又急需洗胃时可选用温清水或生理盐水，待毒物明确后再选用相应的洗胃液。洗胃液的温度一般为 35～37℃。过热可引起胃黏膜下血管扩张，加速毒物的吸收；温度过低可刺激肠蠕动将毒物推向远端，病人还因水温过低出现寒战或心血管反应。

4）插胃管时动作要轻柔。胃管插好后，先抽尽胃内容物，留取少量毒物作鉴定。如无胃内容物抽出，可先注入少量清水或生理盐水，然后将抽出的液体作毒物鉴定。

5）洗胃应快进快出，先出后入，保持出入量基本相等。反复清洗，直至水清、洗出液无味为止。

6）成人每次洗胃量为300～500 ml。量少则清洗速度过慢，量多可使毒物进入肠道或引起急性胃扩张，严重者可导致胃穿孔。一般洗胃液总量为20 000～50 000 ml。

7）洗胃时将头偏向一侧，防止误吸。同时注意更换体位，促使毒物排出。

8）洗胃时注意观察洗出液的颜色、气味。如出现血性洗出液，应立即停止洗胃，并给予胃黏膜保护剂。

9）洗胃完毕，保留胃管一定时间，以利再次洗胃。有机磷中毒者，胃管应保留24 h以上，以便反复洗胃。拔除胃管时，保持管腔内有一定的负压，防止口咽部的分泌物吸入呼吸道。

4. 对症护理

注意肢体保暖，高热者可采用物理降温，尿潴留者及时给予导尿，并注意观察导尿管的护理。

5. 并发症护理

重病病人可出现并发症，如急性肾衰竭、心力衰竭、肺水肿等，应密切观察病情变化，做好相应护理。

（三）健康指导

普及防毒知识，结合不同地区实际情况进行健康教育，增强人们对有害有毒物质的防护意识。同时加强生产及使用毒物部门的管理，防止各种职业性或生活性中毒事件的发生。

第二节　急性有机磷农药中毒病人的监护

一、概述

有机磷农药是一类广谱杀虫剂，属有机磷酸酯或硫代磷酸酯类化合物，对人畜均有毒性。多呈油状或结晶状，色泽由淡黄色至棕色，有大蒜样臭味，其挥发性因品种不同而差异较大。除敌百虫外，一般难溶于水，不易溶于多种有机溶剂中，在碱性条件下易分解失效。

有机磷杀虫药因生产使用过程不当或生活性因素可导致急性中毒。可经消化道、呼吸道、皮肤黏膜吸收。吸收后迅速分布全身，以肝内浓度最高，主要在肝内代谢进行生物转化，一般氧化后毒性增强，分解产物毒性降低。如对硫磷氧化后形成对氧磷，其抑制作用增强300倍。有机磷杀虫剂中毒机制主要是在体内与胆碱酯酶结合成磷酰化胆碱酯酶，抑制了酶的活性，致使乙酶胆碱不能被酶分解，在组织中过量蓄积，从而使中枢神经系统和胆碱能神经功能紊乱，先是过度兴奋，继而转为抑制，出现一系列中毒表现。

二、护理评估

（一）健康史

职业性中毒者接触史较明确；生活性中毒者多为误服、自服或食用被农药污染的瓜果蔬菜所致。对中毒者应了解有机磷农药的种类，服毒的量和时间，注意询问陪伴人员现场有无药瓶、呕吐物有无特殊气味等，并了解病人近来的情绪、生活和工作情况。

（二）身体状况

发病的时间及严重程度可依据毒物侵入途径、剂量及品种有所不同。口服中毒后10 min至2 h内出现症状；经皮肤吸收中毒，一般在2～6 h后发病。一旦中毒症状出现，病情可迅速发展。

1. 中毒症状和体征

（1）毒蕈碱样表现（M样症状）　出现最早。主要为副交感神经过度兴奋所致的平滑肌痉挛和腺体分泌增加。可有支气管痉挛、多汗、流泪、流涎、恶心、呕吐、腹痛、腹泻，还可出现心率减慢、瞳孔缩小、视力模糊等，严重时出现肺水肿。此类症状可用阿托品对抗。

（2）烟碱样表现（N样症状）　乙酰胆碱在横纹肌神经肌肉接头处过度蓄积，使全身横纹肌发生肌纤维颤动，甚至全身肌肉产生强直性痉挛。病人常有肌束颤动、牙关紧闭、抽搐、全身紧束压迫感，严重时发生肌力减退和瘫痪，呼吸肌麻痹可引起呼吸衰竭。此类症状不能用阿托品对抗。

（3）中枢神经系统表现　脑内乙酰胆碱积聚，引起中枢神经系统功能障碍。表现为头痛、头晕、疲乏、共济失调，进而出现烦躁不安、意识模糊、谵妄、昏迷等。

上述表现中最有助于诊断的体征包括瞳孔缩小、腺体分泌物增多，肌肉震颤以及急性肺水肿等。

（4）其他表现　有机磷杀虫药中毒经急救后症状好转，可在数日到1周内突然出现再次昏迷，甚至发生心律失常、呼吸衰竭，导致突然死亡。此为中毒后“反跳”现象。与残留在皮肤、毛发和胃肠道内的毒物被重吸收，或解毒药停用过早或减量过快有关。

急性中毒后一般无后遗症，个别病人在重度中毒症状消失后2～3周可发生迟发性神经病，主要累及肢体末端，发生下肢瘫痪、四肢肌肉萎缩等神经系统表现。

少数病人在急性中毒的症状缓解后、迟发性神经病变之前，约在急性中毒后1～4 d突然死亡，称“中间型综合征”。死亡前可先有颈、上肢和呼吸肌麻痹。其原因可能与碱酯酶长时间受到抑制而影响了神经-肌肉接头处突触后的传导有关。

2. 中毒程度

根据中毒表现并结合血胆碱酯酶活力测定，急性中毒可分为3级。

（1）轻度中毒　头晕、头痛、多汗、流涎、视力模糊、瞳孔无明显缩小，血胆碱酯酶活力为50%～70%。

（2）中度中毒　有明显毒蕈碱样表现，并伴有肌纤维颤动，血胆碱酯酶降为30%～50%。

（3）重度中毒　除上述症状外，出现肺水肿、呼吸麻痹、脑水肿、昏迷等表现，血胆碱酯酶活力降至30%以下。

（三）实验室及其他检查

（1）全血胆碱酯酶(CHE)活力测定　是诊断有机磷农药中毒及其严重程度的重要指标。正常值为100%，急性中毒时，CHE降至正常人均值70%以下即有临床意义。

（2）尿中有机磷杀虫药分解产物的测定　如对硫磷在体内氧化分解成对硝基酚由尿排出；敌百虫中毒时尿中可出现三氯乙醇。通过尿液检测有助于中毒的诊断。

（四）心理-社会状况

误服误用中毒病人因突然发病易产生焦虑、紧张，并为能否产生后遗症而担忧。蓄意服毒病人往往心理素质脆弱，缺乏自我调节和自我控制能力，对待医护人员的抢救产生矛盾心理。既想解脱身心痛苦，又存在悔恨、羞耻等复杂情绪，不愿亲友同事探访。个别病人持消极态度，甚至产生再次自杀的想法。

（五）救治原则

1. 彻底清除毒物，阻止毒物的吸收

立即使病人脱离中毒现场，脱去污染衣物。用生理盐水或肥皂水彻底清洗污染的皮肤、毛发、外耳道等部位。眼部污染除敌百虫外必须用清水冲洗外，其他均可依次用2%碳酸氢钠溶液、生理盐水冲洗至少10 min，滴入1%阿托品1～2滴。口服中毒者用清水、2%碳酸氢钠溶液或1∶5 000高锰酸钾溶液（对硫磷忌用）及时、有效地洗胃，然后用硫酸钠导泻。

2. 使用特效解毒剂与拮抗剂

确诊后应立刻使用胆碱酯酶复能剂和拮抗剂。用药原则为尽早应用，联合用药，首次足量，重复使用。常用的胆碱酯酶复能剂有解磷定、氯磷定等，对解除烟碱样症状作用明显，但对毒蕈碱样症状作用较差，也不能对抗呼吸中枢的抑制。拮抗剂为阿托品，能与乙酰胆碱争夺胆碱受体，起到阻断乙酰胆碱作用，清除或减轻毒蕈碱样和中枢神经系统症状。将复能剂与阿托品合用，可取得协同效果。

3. 对症支持治疗

有机磷杀虫剂中毒主要死因为呼吸衰竭。对症治疗以维持正常的呼吸功能为重点，如保持呼吸道通畅、吸氧、应用呼吸机辅助呼吸等。肺水肿者可用阿托品，脑水肿者应用脱水剂、糖皮质激素和人工低温疗法。

三、护理诊断/合作性问题

(1) 清理呼吸道无效　与呼吸道腺体分泌物增多有关。
(2) 情境性自我贬低　与学业、事业、家庭或婚姻等受到挫折，失去生活信心有关。
(3) 有受伤的危险　与视力减退、听力下降、烦躁不安等有关。
(4) 潜在并发症　脑水肿、肺水肿、呼吸衰竭等。

四、护理措施

（一）一般监护

1) 安置病人于平卧位，头偏向一侧。意识清醒者肩下垫高，使颈部伸展，防止舌根后坠发生窒息。及时清除呼吸道分泌物，保持呼吸道通畅；呼吸困难、发绀者给予高流量吸氧。尽快建立静脉通路，以方便抢救时用药。

2) 中、重度口服中毒病人一般需要禁食1～3 d，待病情稳定、意识清醒后可服用蛋清、氢氧化铝凝胶，以保护胃黏膜，并从流质开始逐渐过渡到普食。禁食刺激性及高脂肪食物。昏迷者1～3 d后可鼻饲饮食，注意补充维生素和无机盐，供给足够的优质蛋白质。

3）做好口腔护理，每天1～2次，以消除口腔异味，使病人感到舒适和达到预防感染的目的。

4）加强与中毒病人的思想沟通，了解其发生中毒的原因，根据不同的心理反应给予耐心疏导和心理支持。如为自杀，护理人员首先应以诚恳的态度为病人提供情感上的帮助。向病人说明厌世轻生给社会、家庭及个人造成的危害，使其认识到自身价值，配合医护人员打消其再次自杀的念头，使病人出院后能以饱满的热情投入到工作、学习和生活之中。

（二）加强监护

1. 重症监测

重点监测动脉血气、全血胆碱酯酶活力变化。根据血气分析，及时给予气管插管或气管切开，实施呼吸机辅助通气，并作为治疗呼吸衰竭、纠正酸碱失衡和调节呼吸机参数的重要依据。结合全血胆碱酯酶活力变化，判断中毒病人的病情变化。

2. 病情观察

定时测量并记录生命体征、神志、瞳孔及尿量变化，尤其是呼吸变化，注意观察呼吸的频率、节律、幅度和呼吸类型等。有条件时可应用多功能床边监护仪动态监测病情变化。瞳孔缩小为有机磷农药中毒病人的特征之一，有助于准确判断病情。注意有无迟发性神经病或"中间综合征"的发生，与医生保持密切联系，防止"猝死"和病情反跳。可安排专人护理，认真详细地进行床旁交接班，确保抢救工作取得成功。

3. 用药监护

（1）应用阿托品的监护　阿托品应早期、足量、反复给药。可根据病人病情轻重及血胆碱酯酶活力降低的程度决定用量，以达到疗效而又避免过量中毒，给药应与洗胃同时进行。用药后注意观察其效果，阿托品化的临床表现为：瞳孔较前散大不再缩小、颜面潮红、口干及皮肤干燥、心率增快、肺部湿啰音减少或消失、意识障碍减轻。使用阿托品过程中，应准确地记录用药时间、剂量和效果。注意观察神经系统、皮肤情况、瞳孔大小及体温、心率的变化，以便正确判断阿托品化或阿托品中毒（表5-2）。

表5-2　阿托品化与阿托品中毒主要区别

项　目	阿托品化	阿托品中毒
神经系统	意识清楚	谵妄、幻觉、抽搐、昏迷
皮肤	颜面潮红、干燥	紫红、干燥
瞳孔	由小扩大后不再缩小	极度扩大
体温	正常或轻度升高（37～38.5℃）	高热（39℃以上）
心率	增快≤120次/分	心动过速

（2）应用胆碱酯酶复能剂的监护　胆碱酯酶复能剂可使受抑制的胆碱酯酶恢复活性，解除烟碱样作用明显，消除肌纤维颤动。但对已经形成的"老化酶"无效。与阿托品联合使用，是有机磷中毒最理想的治疗方法。两种药物合用时，阿托品剂量应减小。常用的胆碱酯酶复能剂有氯磷定和解磷定。氯磷定疗效较高，水溶性大，不良反应小，使用方便。用药时注意观察药物的不良反应，使用后有短暂的眩晕、视力模糊或复视，用量过大可引起癫痫样发作。解磷定剂量过大可有口苦、咽痛、恶心、血压升高等，注射过快可引起短暂性呼吸抑制，也可抑制正常碱酯酶活性。

解磷定药液刺激性强，漏于皮下可引起剧痛和麻木感，不宜肌内注射。

4. 对症护理

对于躁动、抽搐病人须加强安全防护措施，防止外伤和坠床等事故的发生。

5. 特殊护理

口服中毒者应反复洗胃，直到洗出的液体没有大蒜样气味为止，胆碱酯酶活力稳定在50%左右。即使中毒已超过6 h也应洗胃，有利于除去胃内残留的毒物。洗胃后用肠减压器持续减压，并注意洗胃和胃肠减压的护理（详见第一节）。

6. 并发症护理

脑水肿、肺水肿、呼吸衰竭是有机磷急性中毒病人的三大并发症。出现并发症时，应协助医生做好相应的护理。

（三）健康指导

普及预防有机磷农药中毒的有关知识，加强个人防护。生产者定期体检并测定血胆碱酯酶的活性。加强生产设备的管理，定期检修，采取有效措施防止毒物泄漏。对于服用有机磷杀虫药中毒者，针对自杀原因，争取社会支持，并为其保密。出院时告知病人在家休息1～3周，按时服药，不可单独外出，以防发生迟发性神经损害。

第三节　急性一氧化碳中毒病人的监护

一、概述

在生产和生活环境中，含碳物质燃烧不完全时可产生一氧化碳，人体在短时间内过量吸入后，均可发生急性中毒。一氧化碳中毒最常见的原因是日常生活中使用煤气时泄漏或煤炉取暖时通风不良；若生产过程中违反操作规程或发生意外事故等也可引起煤气中毒。

一氧化碳经呼吸道吸收进入血液后，迅速与红细胞内血红蛋白结合，形成稳定的碳氧血红蛋白（COHb）。碳氧血红蛋白不易解离且不能携带氧，造成组织缺氧。一氧化碳浓度过高时还可与细胞色素氧化酶中的铁结合，直接抑制细胞的内呼吸，阻碍其对氧的利用。脑组织和心肌对缺氧尤其敏感，可引起神经细胞的水肿、变性、坏死，导致脑水肿、继发性脑软化等严重病变。心肌缺氧表现为心肌损害和各类心律失常。

二、护理评估

（一）健康史

工业性一氧化碳中毒多见于意外事故，常为集体中毒。生活性中毒需详细询问病史，注意了解病人中毒时所处的环境、停留的时间及既往健康状况等。

（二）身体状况

急性中毒的病情轻重除与血液中碳氧血红蛋白含量有密切关系外，还与病人中毒前的健康情况有关。根据临床表现以及血液中碳氧血红蛋白含量，将中毒程度分为3级。

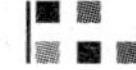

1. 轻度中毒

病人可有头痛、头晕、乏力、耳鸣、眼花、恶心、呕吐、心悸以及嗜睡、意识模糊等。血液中COHb含量为10%～20%。如能及时脱离有毒环境，吸入新鲜空气，症状可较快消失。

2. 中度中毒

除轻度中毒症状加重外，还可出现面色潮红、皮肤黏膜呈樱桃红色，神志不清、呼吸困难、脉快、多汗，甚至浅昏迷，对疼痛刺激有反应，瞳孔对光反射、角膜反射迟钝，腱反射减弱。COHb含量为30%～40%。经积极治疗后可很快清醒，一般无明显并发症和后遗症。

3. 重度中毒

病人迅速出现深昏迷，各种反射消失，可呈现去大脑皮质状态。因并发脑水肿、呼吸衰竭、肺水肿、心律失常、休克、上消化道大出血而危及生命。部分病人皮肤受压部位可出现红肿水泡。COHb含量在50%以上。抢救存活者可留有神经系统后遗症，严重者可导致中毒性精神病。一般经抢救24 h后尚未脱离昏迷状态者，多提示预后严重。

急性一氧化碳中毒病人意识障碍恢复后，经过2～60 d的"假愈期"，可出现痴呆、谵妄、去大脑皮质状态、帕金森病综合征、偏瘫、失语、继发性癫痫及周围神经炎等，称为中毒后迟发脑病，应予以注意。

(三) 实验室及其他检查

(1) 血液碳氧血红蛋白(COHb)测定　是一氧化碳急性中毒特异性诊断指标，根据定性和定量检测结果，有助于疾病诊断及其判断病情。

(2) 脑电图检查　中、重度病人可见低幅慢波增多，与缺氧性脑损害进展相平行。

(3) 心电图检查　重度中毒者可因心肌缺氧性损害出现ST段及T波改变、心律失常等。

(四) 心理-社会状况

病人因起病急、症状重而忧心忡忡、焦虑不安。由于安全防护措施不当发生中毒时，感到十分懊悔。重度中毒者清醒后，担心并发症、后遗症易产生焦虑、悲观的心理。

(五) 救治原则

迅速脱离中毒现场，立即将病人转移至通风良好处。采用面罩或鼻导管吸氧迅速纠正缺氧。严重中毒者应尽早采用高压氧治疗。防治脑水肿，促进脑细胞代谢，做好对症支持治疗。

三、护理诊断/合作性问题

(1) 气体交换受损　与血红蛋白变性失去携氧能力及细胞不能利用氧有关。

(2) 急性意识障碍　与一氧化碳中毒导致脑缺氧有关。

(3) 有皮肤完整性受损的危险　与肢体受压、皮肤缺氧性损害有关。

(4) 潜在并发症　脑水肿、肺水肿、心律失常等。

四、护理目标

缺氧状态纠正，呼吸困难缓解；意识好转，情绪安定；皮损处得到有效处理，未发生感染；无脑水肿等并发症出现。

五、护理措施

(一) 一般监护

1）立即将病人转移至通风良好处，取平卧位，松解衣服，以利吸入新鲜空气，促进一氧化碳排出，但需注意保暖。如发生心跳呼吸骤停，应立即进行心肺复苏。

2）对意识清醒者要做好心理护理，表现出高度的同情心，宽慰病人安心治疗，增强康复信心，使其积极配合治疗和功能锻炼。

3）保持呼吸道通畅，清除口、鼻、咽部的分泌物，必要时行气管切开，并进行相应的护理。可吸纯氧或含3%～5%二氧化碳的混合氧。有条件时宜早期行高压氧治疗。无高压氧舱条件者可经鼻导管给予高浓度吸氧，氧流量8～10 L/min，给氧时间一般不应超过24 h，防止氧中毒和二氧化碳潴留。以后可采用低浓度氧吸入，清醒后转为间歇给氧。

4）宜给予高热量、高维生素、易消化的流质饮食。昏迷期间采用鼻饲饮食。

5）对皮肤出现水疱与红肿的病人，应及时评估皮肤受损的部位、范围及程度。协助抬高患侧肢体。嘱其不要搔抓皮损处。内衣要柔软宽大。局部水泡可用无菌注射器抽出水疱内液体后用无菌敷料包扎，定期换药，防止感染。

(二) 加强监护

1. 重症监测

按医嘱定时或连续监测脑电图、颅内压、心电图、动脉血气与COHb变化，及时了解病情和重要脏器功能状况。

2. 病情观察

脑组织对缺氧最为敏感，病人可有不同程度的意识障碍。昏迷者须注意昏迷程度的变化，记录昏迷和清醒的时间，对判断病情、指导治疗、了解预后均有重要作用。加强病房巡视，特别对清醒后病人随时观察有无再度昏迷、偏瘫、失语等，以便尽早防治迟发性脑病。

3. 高压氧治疗的护理

高压氧疗法应早期使用，最好在中毒后4 h内进行。高压氧能迅速提高氧分压和血氧含量，纠正低氧血症及组织细胞缺氧；并可促进COHb解离，加速一氧化碳的清除，恢复血红蛋白携氧功能，还可降低脑细胞通透性，降低颅内压，防治脑水肿，促使昏迷病人苏醒，加快神经系统功能恢复。治疗过程中应注意观察高压氧疗效及不良影响，尤其注意有无氧中毒的先兆表现，如面色苍白，口唇、眼睑、前额及手部肌肉颤抖，面部出汗，心率减慢等，一旦出现上述反应，可换吸空气5～10 min。

4. 对症护理

高热者采用物理降温，如戴冰帽、体表放置冰袋等，使体温保持在32℃左右。降温过程中若出现寒战或降温疗效不佳时，可加用冬眠药物。频繁抽搐者首选地西泮10～20 mg静脉注射。

5. 并发症护理

严重中毒者脑水肿多在发病后24～48 h达高峰，病人应绝对卧床休息，床头宜抬高15°～30°。遵医嘱给予20%甘露醇125～250 ml每6～8 h快速静脉滴注，可与呋塞米及糖皮质激素合用，或配合头部物理降温，以减轻缺氧性脑损害。注意输液的量和速度，防止肺水肿的发生。严重中毒病人清醒后须密切观察2～3周，直至脑电图恢复正常为止，预防迟发性脑功能损害的发生。

（三）健康指导

急性一氧化碳中毒的预防最重要，宣传工作应于每年冬季反复进行，提高自我防护意识。居室内火炉要安装烟囱，并注意通风。工矿企业生产过程中应认真执行操作规程，注意劳动保护，定期监测环境中一氧化碳浓度。凡有可能接触一氧化碳的人如出现头晕、头痛、呕吐等症状，应立即离开所在环境，吸入新鲜空气，严重者及时就医治疗。抢救后苏醒的病人，嘱其绝对卧床休息，密切观察两周，以防神经系统后遗症的发生。出院时留有后遗症者，应鼓励其树立继续治疗的信心。如有智力丧失或低下者，应嘱家属细心照顾，教会家属对病人进行语言和肢体功能训练的方法。

第四节　急性中枢抑制药中毒病人的监护

一、概述

中枢抑制药是一类临床上广泛应用的药物。具有较强的脂溶性，易通过血脑屏障进入脑组织。小剂量可使人处于安静或嗜睡状态，称镇静药；引起类似正常睡眠状态的药物称催眠药；大剂量催眠药还可产生麻醉作用。一次应用大剂量药物可引起急性药物中毒，中枢抑制药可分为苯二氮䓬类药、巴比妥类药、抗精神失常药及其他中枢抑制药4类。

（一）苯二氮类中毒

常用药有地西泮（安定）、氟西泮（氟安定）、氯氮（利眠宁）、艾司唑仑（舒乐安定）等。此类药物主要作用于脑干网状结构和大脑边缘系统，可增强γ-氨基丁酸（GABA）能神经的抑制作用。常用剂量具有催眠和抗焦虑作用。过量中毒时产生锥体外系及抗胆碱作用，静脉注射有明显的呼吸及心血管抑制作用。

（二）巴比妥类中毒

按作用持续时间可分为长效（苯巴比妥）、中效（异戊巴比妥）、短效（司可巴比妥）和超短效（硫喷妥钠）4类。巴比妥类药物对中枢神经系统有直接抑制作用，对脑干网状结构上行激活系统及大脑皮质作用明显。较大剂量能抑制呼吸中枢、血管运动中枢以及体温调节中枢，并可造成肝、肾功能损害。

（三）抗精神失常药中毒

具有中枢神经系统抑制作用。中毒剂量可抑制觉醒功能导致昏迷，还可引起锥体外系症状、呼吸抑制、心血管系统和肝脏反应。

（四）其他

如水合氯醛、甲喹酮（安眠酮）、格鲁米特（导眠能）、甲丙氨酯（眠尔通）等，其对中枢神经系统的抑制作用与巴比妥类相似。

二、护理评估

（一）健康史

有可靠的应用镇静催眠药史。了解用药种类、剂量和药物服用时间。服药前后有否饮酒史，发病前有无情绪波动。

（二）身体状况

身体状况主要是指中枢神经系统、呼吸及心血管系统的抑制症状和体征。

1. 神经系统

轻者头晕、嗜睡、意识模糊，也可出现躁动不安、共济失调。重者有不同程度的昏迷。中毒早期瞳孔缩小、肌张力增高；晚期瞳孔散大、肌张力降低、腱反射消失。抗精神病药中毒者还可出现帕金森病等锥体外系症状。

2. 呼吸系统

轻者呼吸慢而规则；严重时呼吸浅慢、不规则，可因呼吸衰竭而死亡。

3. 心血管系统

心率增快，血压下降，呈现循环衰竭的表现。

4. 其他损害

肝脏受损可出现黄疸、肝大及肝功能异常；肾脏损伤时表现为尿量减少、蛋白尿和肾功能异常等。

有以下情况者，提示病情危重：昏迷、气道阻塞、呼吸衰竭；休克；感染、肺炎。

（三）实验室及其他检查

留取病人的胃内容物、血液、尿液等标本送检，进行药物定性或定量检查，有助于确诊。

对昏迷者应检查血糖、电解质、尿素氮、肝功能以及血气分析，以鉴别昏迷原因及判断脏器功能变化。

（四）心理-社会状况

某些病人因失眠需长期服用各类催眠药物，易产生精神依赖。病人在治疗剂量时常有不良反应发生，如轻度头晕、困倦，甚至引起多梦和情绪低落。服药自杀者因未遂意愿而产生厌世心理。

（五）救治原则

保持呼吸道通畅，持续吸氧，呼吸衰竭者应用呼吸兴奋剂，必要时作气管插管，机械辅助通气；阻止中毒药物的吸收，可以催吐、洗胃、导泻或应用活性炭；加速清除已吸收的药物，采取碱化尿液、输液利尿或行腹膜透析、血液透析；给予对症支持疗法。

三、护理诊断/合作性问题

（1）急性意识障碍　与药物过量应用抑制中枢神经系统功能有关。

(2) 低效性呼吸形态　与药物抑制呼吸中枢导致呼吸功能障碍有关。

(3) 潜在并发症　呼吸衰竭、循环衰竭等。

四、护理措施

(一) 一般监护

1. 神志清醒者首先用催吐法清除胃内容物

昏迷病人则需用胃管洗胃。早期应用1∶5 000高锰酸钾溶液或清水或淡盐水洗胃,服药量大者超过6 h仍需洗胃。洗胃后可口服或经胃管注入活性炭同时给予硫酸钠或甘露醇导泻,一般不用硫酸镁。

2. 保持呼吸道通畅

仰卧位时头偏向一侧,防止呕吐物或痰液堵塞气道。给予持续氧气吸入,氧流量为2～4 L/min。对气管插管和使用呼吸机的病人做好相应的护理。

3. 迅速建立静脉通路

通过静脉输液可稀释血液中毒物浓度,并促其排泄和补充营养。对巴比妥类药中毒者可应用5%碳酸氢钠碱化尿液,促进药物排出。尿量过多时应注意补钾。

4. 一般给予高热量、高蛋白易消化的流质饮食

昏迷时间超过3～5 d者,机体营养不易维持,可经鼻饲补充营养及水分。

5. 心理护理

自杀服毒者意识恢复后,应有针对性地做好思想解释工作,树立正确的人生观和价值观,配合医护人员尽快康复。不宜让清醒的病人单独在病房内,防止其再度自杀。同时做好家属工作,以保证各项医疗护理工作的顺利进行。

(二) 加强监护

1. 重症监护

加强脑电图、颅内压、血液气体、心电图、血电解质以及肝、肾功能监测,发现异常时立即通知医生给予有效处理。

2. 病情观察

定时测量并记录生命体征,注意观察意识状态、瞳孔大小以及对光和角膜反射情况,如出现瞳孔散大、血压下降、呼吸变浅或不规则,常提示病情恶化。记录24 h出入量。留置导尿并观察尿量、颜色及性状的变化。

3. 用药监护

(1) 遵医嘱使用中枢神经兴奋剂　常用药物:①贝美格(美解眠)是常用的中枢兴奋药,用50～100 mg加入5%～10%葡萄糖液100～200 ml中静脉滴注,滴速为3～4 ml/min,至呼吸、肌张力或反射出现时减量。②盐酸钠络酮是中枢抑制药中毒引起高度呼吸抑制时有效抢救药物,具有解除呼吸抑制、促进、苏醒等作用,剂量为0.4～0.8 mg,静脉注射。中枢兴奋药不主张常规使用,以避免过量应用增加机体耗氧量,加重中枢神经系统衰竭。

(2) 应用特效解毒剂　苯二氮类中毒者可用拮抗剂氟马西尼静脉注射,能通过竞争性抑制苯二氮类受体而阻断其对中枢神经系统的作用。用法为0.2 mg缓慢静脉注射,可重复注射。巴

比妥类药物中毒无特效解毒剂，可碱化尿液，促其排出。

4. 对症护理

昏迷、抽搐时可用脱水剂和利尿剂，以减轻脑水肿，并做好安全防护工作。肝功能损害出现黄疸者，可应用糖皮质激素及各种护肝药物。

5. 并发症护理

出现呼吸、循环衰竭者、做好相应的护理。

（三）健康指导

协助失眠者寻找原因并制定相应措施，使病人认识到中枢抑制药物易导致肝、肾功能损害，不能长期服用。失眠时应以心理和物理疗法为主，如睡前饮用热牛奶、禁饮兴奋性饮料等都有助于入睡。对因自杀服药的中毒者，应告诫家属注意观察病人精神情绪方面的异常变化，妥善保管中枢神经抑制药物，防止再次发生意外。

第五节　急性酒精中毒病人的监护

一、概述

酒精即乙醇，是无色、易燃、易挥发的液体，具有醇香气味。能与水和大多数有机溶剂混溶。乙醇用作工业溶剂。酒是含有乙醇的饮料。各类酒类饮料中均含有不同浓度的乙醇，其中白酒中乙醇的含量可达50%～60%，而啤酒中的乙醇含量仅2%～5%。急性酒精中毒是指一次饮入过量的酒精或酒类饮料所引起的，中枢神经系统先兴奋后抑制的状态。

乙醇经胃和小肠在0.5～3 h内完全吸收，分布于体内所有含水的组织和体液中。包括脑和肺气泡中。血中乙醇浓度可直接反映全身的浓度。乙醇主要经肝代谢、分解为 CO_2 和 H_2O 排出。乙醇具有脂溶性，可迅速透过大脑神经细胞膜而影响细胞功能。对中枢神经系统的作用，表现为小剂量兴奋，随剂量增加转为抑制延脑中枢引起呼吸、循环功能衰竭。乙醇还可抑制肝糖原异生而引发低血糖，减少肝对乳酸的利用，导致酸中毒。

二、护理评估

（一）健康史

有生活中一次大量摄入白酒或含乙醇的饮料史，以及有误服工业用或医用酒精等病史。

（二）身体状况

大量饮酒导致中毒可引起中枢神经系统兴奋或抑制，症状与饮酒量和血乙醇浓度及个人耐受性有关。可分为3期。

(1) 兴奋期　血乙醇浓度达到11 mmol/L(50 mg/dl)时，出现头痛、自感欣快、兴奋。血乙醇浓度达到16 mmol/L(75 mg/dl)时，表现为言语增多，情绪不稳、饶舌，易感情用事，行为粗鲁，可有攻击行为。也可能沉默、孤僻。血乙醇浓度达到22 mmol/L(100 mg/dl)时，驾车易发生车祸。

(2) 共济失调期　血乙醇浓度达到 33 mmol/L(150 mg/dl)时,病人动作不协调,步态蹒跚、动作笨拙、语无伦次,眼球震颤,视力模糊、复视,步态不稳,出现明显共济失调。血乙醇浓度达到 43 mmol/L(200 mg/dl)时,则出现恶心、呕吐、困倦。

(3) 昏迷期　血乙醇浓度升至 54 mmol/L(250 mg/dl)时,病人进入昏迷期,表现为昏睡,瞳孔散大、体温降低。血乙醇浓度超过 87 mmol/L(400 mg/dl)时,病人陷入深昏迷,心率增快,呼吸缓慢而有鼾声,血压下降,可出现呼吸、循环衰竭而危及生命。

醉酒醒后可有头痛、头晕、无力、恶心、震颤等症状。上述表现见于对酒精尚无耐受性者。如已有耐受性,症状可较轻。此外,重症病人可发生并发症,如轻度酸碱平衡紊乱、电解质紊乱、低血糖、肺炎、急性肌病等。

(三) 实验室及其他检查

(1) 血清乙醇浓度测定　急性酒精中毒时呼出气中乙醇浓度与血清乙醇浓度相当。

(2) 动脉血气分析　可有轻度代谢性酸中毒。

(3) 血清电解质测定　低血钾、低血镁和低血钙。

(四) 心理-社会状况

病人人格特征常为被动、依赖、自我中心、易生闷气、缺乏自尊心、对人疏远、有反社会倾向。有的病人常借酒消愁,不敢面对现实困难,以期缓解心理矛盾引起的焦虑。

(五) 救治原则

保持呼吸道通畅,吸氧,维持生命体征的稳定;促进酒精的代谢与排泄,降低血中酒精浓度;保暖;降低应激反应,催醒;防治并发症。

三、护理诊断/合作性问题

(1) 急性意识障碍　与酒精中毒抑制中枢神经系统功能有关。

(2) 低效性呼吸形态　与呼吸中枢抑制导致呼吸功能障碍有关。

(3) 知识缺乏　缺乏酒精对人体毒性的认识。

(4) 潜在并发症　休克。

四、护理措施

(一) 一般监护

1. 轻症病人

一般不需要治疗,可通过刺激咽喉催吐,使胃内容物呕出,减少乙醇的吸收。对兴奋躁动的病人应加强巡视,使用床栏,必要时给予适当的保护性约束,防止意外发生。除要做好病人的安全防护外,还要防止伤害他人(包括医务人员)。共济失调病人应卧床休息,避免活动以免发生外伤。

2. 保持呼吸道通畅

饮酒后病人有不同程度的恶心、呕吐、意识障碍。应取平卧位头偏向一侧,及时清除呕吐物及呼吸道分泌物，防止窒息。观察呕吐物的量和性状，分辨有无胃黏膜损伤情况。凡是喝红酒的要注重鉴别，必要时留呕吐物标本送检。合理吸氧，必要时气管插管，使用呼吸机辅助呼吸。

3. 迅速建立静脉通路

输入5%葡萄糖盐水溶液以维持循环功能。

4. 注重保暖

急性酒精中毒病人全身血管扩张，散发大量热量，尤其洗胃后会感到寒战。采取适当提高室温，加盖棉被等保暖措施，并补充能量。及时更换床单、衣服，防止受凉诱发其他疾病。

5. 心理护理

大多数病人清醒后常因饮酒入院有损面子或入院引致经济损失表现为后悔，同时又怕家人埋怨。护理人员就根据病人不同的心理情况及时和病人陪护人员进行思想交流。

（二）加强监护

1. 重症监护

加强心电图、动脉血气分析、血电解质以及血乙醇浓度监测，发现异常时立即通知医生给予有效处理。

2. 病情观察

对神志不清者要细心观察意识状态、瞳孔及生命体征的变化，并做好记录。凡是有外伤史的病人，要加强意识，瞳孔的观察，必要时行颅脑CT检查。

3. 用药监护

（1）按医嘱尽快使用纳洛酮　纳洛酮为纯阿片受体拮抗剂，主要解除β内啡肽的中枢神经系统抑制作用，消除乙醇中毒时产生的自由基，使其迅速恢复清醒状态。可应用纳洛酮0.4～0.8 mg缓慢静脉注射，有助于缩短昏迷时间，必要时重复给药，以保护大脑功能。应注意病人应用纳洛酮后清醒的时间，若超过平均清醒时间或用后昏迷程度加深，要追问病史，是否存在其他情况，并及时处理。

（2）促进乙醇氧化　可用50%葡萄糖液100 ml加入正规胰岛素20 IU静脉滴注；同时，应用维生素B_1、维生素B_6及烟酸各100 mg，肌内注射。

4. 对症护理

脑水肿者，给予脱水剂，并限制入液量。维持水、电解质、酸碱平衡，血镁低时补镁。必要时透析治疗，迅速降低血中酒精浓度。

5. 并发症护理

出现呼吸、循环衰竭者、做好相应的护理。

（三）健康指导

在病人清醒及情绪稳定后向其及家属宣传酒精及代谢产物乙醛可直接损伤肝细胞。一次过量饮酒其危害不亚于一次轻型急性肝炎，经常过量则会导致酒精性肝硬化。而且一般酗酒常在晚餐发生，导致的严重后果——酒后驾车和晚上光线的影响易造成交通事故，身心受伤甚至危及他人的生命。

 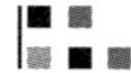

思考题

病人，女性，62 岁，1 h 前与家人吵架，服有机磷杀虫剂药约 30 ml，被家人发现时面色苍白、轻度呼吸困难、四肢轻度抽搐、恶心、呕吐。在现场，家人给予简单清除口、鼻内的污物，未进行其他抢救，急送入院。入院查体：神志不清，T 39℃，P 7 次/min，R 14 次/分，BP 100/75 mmHg，口腔内有蒜臭味，瞳孔缩小，两肺可闻及湿啰音，小便失禁，生理、病理反射未引出。入院后给予洗胃，大剂量阿托品、解磷定使用，病人意识转清，接着又出现神志不清，谵妄、躁动。

1. 你如何对病人进行急救监护？
2. 用药过程中，病人出现何种变化时，阿托品可减量？
3. 病人意识转清后又出现意识模糊，你考虑可能是什么情况？

（熊　彦　张　星）

第六章

意外灾害性疾病病人的监护

学习目标

掌握 中暑、淹溺、气管异物、毒蛇咬伤、电损伤病人的护理评估、护理措施、病因、产生机制和救治要点。

熟悉 中暑、淹溺、气管异物、毒蛇咬伤、电损伤病人的护理诊断和护理目标。

第一节 中暑病人的监护

中暑(heat illness)是因高温调节障碍、汗腺功能衰竭及水、电解质失衡所导致的急性疾病。临床上依据病情的轻重分为先兆中暑、轻度中暑和重度中暑。重度中暑包括中暑高热、中暑痉挛、中暑衰竭和日射病。

一、概述

(一) 病因

在高温、高湿、通风不良的环境中停留时间过久、劳动强度过大或剧烈运动等情况下,缺乏有效的防暑降温措施,是导致中暑的基本原因。

中暑的常见诱因:年老体弱、肥胖者、孕产妇、过度疲劳、大量饮酒、睡眠不足者;存在慢性疾病,如甲亢、糖尿病、心血管疾病、下丘脑病变;应用某些药物,如抗胆碱能神经药、巴比妥类药物等。

(二) 产生机制

正常人体温在下丘脑体温调节中枢的作用下,使产热与散热过程处于平衡状态,维持体温在37℃左右,有利于新陈代谢的正常进行。当环境温度过高,特别是在潮湿、空气流通不畅的状况下,机体不能通过辐射、传导、对流及蒸发等方式散热,造成热能在体内积聚而引起中暑。

二、护理评估

（一）健康史

重点了解发病前所处的环境，是否在高热、高湿环境中从事繁重的劳动，有无足够的防暑降温措施；是否应用相关药物；既往健康状况，有无慢性病等。

（二）身体状况

1. 先兆中暑

在高温环境下工作一定时间后，出现头昏、头痛、多汗、口渴、全身疲乏、胸闷、心悸、注意力不集中、动作不协调等症状。体温正常或略高，一般不超过 38.5℃。如及时脱离高温环境，短时间休息后症状可很快缓解。

2. 轻度中暑

除先兆中暑的症状加重外，出现面色潮红、大量出汗、脉搏快速等表现，还可有早期周围循环衰竭的症状。体温多在 38.5℃以上。经及时有效处理，可很快恢复正常。

3. 重度中暑　根据发病机制和不同表现分为 4 种类型。

(1) 中暑衰竭（热衰竭）　此型最常见。多见于老年人或孕妇等。由于出汗过多，导致失水、失钠、血液浓缩、血容量不足而出现周围循环衰竭的表现。病人先有头痛、头晕、恶心、口渴、胸闷，继而面色苍白、冷汗淋漓、脉搏细弱、血压下降，可有意识模糊或晕厥。因体内无过量热能蓄积，故常无高热。

(2) 中暑痉挛（热痉挛）　常发生在高温环境下强体力劳动后的青年人。因大量出汗仅补充水而补盐不足，造成低钠、低氯血症。临床出现短暂性、间歇性的肌肉痉挛、疼痛及四肢无力，以腓肠肌痉挛最常见。也可因腹直肌或肠道平滑肌痉挛引起急腹痛症状。体温大多正常。

(3) 中暑高热（热射病）　多发生在持续高温季节。常见于年老体弱或原有慢性疾病者。特征表现有高热、无汗和意识障碍。体温可达 40℃以上，皮肤干燥无汗、呼吸浅快、脉搏增速，可出现意识模糊、谵妄或昏迷。严重者因休克、心功能不全、肝肾功能损害等并发症而死亡。

(4) 日射病　由于在烈日下较长时间暴晒，且头部无防护时，引起脑组织充血、水肿所致，是热射病的一种特殊类型。临床表现为剧烈头痛、头晕、眼花、耳鸣、恶心、呕吐、烦躁不安，严重者发生惊厥或昏迷。

临床上几种重度中暑常可同时存在，不能截然区分。

（三）实验室及其他检查

热衰竭者因血液浓缩使血细胞比容增高；热痉挛可出现低钠、低氯血症；热射病时外周血液白细胞总数及中粒细胞增高，肾功能损害时尿常规可有不同程度的蛋白尿、管型尿等改变。

（四）心理-社会状况

病人多缺乏自我防护和保健意识，发生中暑特别是出现中枢神经系统症状时，常有烦躁、焦虑等心理变化。

（五）救治要点

先兆中暑和轻度中暑者，应使迅速撤离高热环境，尽快降低体温。重度中暑者，迅速有效地采取降温措施是抢救的关键，同时注意纠正水、电解质、酸碱失衡，积极防治休克、肾功能不全等并发症。

三、护理诊断/合作性问题

(1) 体温过高　与机体产热与散热失去平衡有关。
(2) 体液不足　与出汗过多、水和电解质补充不足有关。
(3) 潜在并发症　脑水肿、休克、肾功能不全。

四、护理措施

（一）紧急救护

1）迅速使病人脱离高温环境移至阴凉通风处，解开或脱去外衣，取平卧位安静休息。进入室内后，尽快采用空调、电扇或放置冰块等方法，使室温降至 22～25℃，提供良好的降温环境。

2）反复用冷水擦洗面部、四肢或全身，直至体温降至 38℃以下。护理中应正确执行各种降温措施，及时更换降温部位，避免同一部位长时间接触冰袋，以防冻伤。冷水擦拭或冷水浴时，需用力按摩病人四肢及躯干，促进局部血液循环，避免低温引起血管收缩和血液淤滞。

3）对于高热病人，物理降温的同时配合药物降温，可防止肌肉震颤，抑制机体分解代谢，减少产热，增强降温效果。常用氯丙嗪等冬眠药物。

（二）一般监护

1）给予高热量、高维生素、易消化的清淡流质或半流质饮食，鼓励病人多饮水。意识障碍者 24 h 未清醒者应及时给予鼻饲并建立静脉通路，保持每日液体摄入量在 3 000 ml 左右。

2）病人因唾液腺分泌减少，口腔黏膜干燥，易发生舌炎、牙龈炎，需加强口腔护理，每日用盐水或其他漱口液清洁口腔，防止黏膜溃疡和感染。

3）大量出汗者需及时更换衣服和被褥，保持皮肤清洁。卧床病人应定时翻身，按摩局部受压部位，防止压疮的发生。

4）心理护理：将病人置于安静舒适、阴凉通风的环境中，嘱其放松紧张情绪，使其能配合各项治疗和护理工作，取得满意的救治效果。

（三）加强监护

1. 重症监测

1）根据血电解质、血流动力学、血气分析结果，调整输液的种类、量和速度。

2）定时监测脑、心、肾等重要脏器功能，防止并发症的发生。

2. 病情观察

1）测量并记录病人生命体征、意识、瞳孔及尿量改变，特别注意体温的变化。降温过程中每 15～30 min 测量 1 次。根据肛温变化调整降温方式和幅度。年老体弱病人应防止因大量出汗导致血压下降，出现虚脱或休克。

2）观察皮肤黏膜弹性、周围血管充盈度及末梢血液循环情况。高热且四肢末梢厥冷、发绀者，往往提示病情严重。经治疗后体温下降，四肢末梢转暖、发绀减轻或消失，则提示治疗有效。

3. 用药监护

物理降温的同时配合药物降温，可防止肌肉震颤，抑制机体分解代谢，减少产热，增强降温效果。常用氯丙嗪 25～50 mg 稀释在 4℃ 的 5% 葡萄糖盐水 500 ml 内快速静脉滴注，于 2 h 内滴注完毕。用药过程中应监测体温、血压变化，血压下降时应减慢滴速或停药。体温降至 38℃ 以下时应停止使用冬眠药物。

4. 特殊护理

出现周围循环衰竭时，应迅速建立静脉通路，按医嘱补充 5% 葡萄糖盐水或林格氏液，在规定的时间内完成输液计划。热痉挛者宜给予盐糖饮料。日射病在降温的同时，应戴冰帽，保护脑组织，防止病情恶化。

5. 对症护理

惊厥者给予地西泮 10 mg 肌内注射，同时做好安全防护，置病人于保护床内，床边备好开口器及舌钳，避免坠床、舌咬伤等意外事故的发生。

6. 并发症护理

加强病情观察，预防并发症。病人出现脑水肿征象时，及时予以脱水剂治疗。对少尿、无尿者立即报告医生并做好透析前各项准备工作。

(四) 健康指导

注意改善劳动环境和居住条件，加强防暑降温知识的宣传，提高人们的自我保健意识。在高温、高湿的季节或环境中，注意通风、遮阴和降温，合理调整作息时间，增加休息与营养，增强机体对高热的耐受能力。高温环境下的工作人员每日需摄取含 0.3% 食盐的清凉饮料。鼓励多饮水，多吃新鲜水果、蔬菜。烈日下行走或劳动时需戴凉帽，穿宽松、透气、浅色的衣服，配备防暑药品。老年人、妊娠妇女及慢性疾病者更需注意个人防护，宜居住在有降温措施且通风良好的房间内。一旦出现中暑先兆症状，及时采取有效措施，防止中暑的发生。严重者须立即送医院救治。

第二节　淹溺病人的监护

淹溺(drowning)是指人淹没于水或其他液体中，短时间内大量液体、泥沙等堵塞呼吸道和肺泡，或过度屏气引起反射性喉头痉挛导致窒息和缺氧，最终因呼吸、心跳停止而死亡。

一、概述

(一) 病因

淹溺常见于缺乏游泳能力而意外落水者；游泳中原有疾病发作、突然发生颅脑外伤或潜水意外导致意识障碍；游泳时间过久体力不支、被异物缠绕或肢体抽搐；误入湿地、粪池、污水中；初学游泳及自杀者等。

（二）病理生理

淹溺的基本病理变化是肺通气、换气功能障碍所致的严重缺氧、二氧化碳潴留和酸中毒，从而引起严重的心、肺、脑等重要脏器功能障碍。淹溺分为干性淹溺和湿性淹溺两大类：

1. 干性淹溺

当人淹没在液体中时，可因惊慌、恐惧、骤然寒冷等强烈刺激使喉头痉挛，呼吸道完全梗阻窒息死亡或心脏反射性停搏引起死亡。干性淹溺约占淹溺者的10%。

2. 湿性淹溺

人淹没于水中后本能地引起屏气，以避免水进入呼吸道。由于缺氧不能坚持屏气而被迫深呼吸，从而使大量液体进入呼吸道和肺泡，约占淹溺者的90%。其病理生理变化与淹溺者吸入的是海水或淡水有关。

(1) 海水淹溺　海水为高渗透压液体使血管内的液体大量进入肺泡内，引起急性肺水肿。由于血管内液体进入肺泡，可出现血液浓缩、血容量降低、高钠及高氯血症。

(2) 淡水淹溺　江、河、湖泊中的淡水为低渗性液体，吸入呼吸道后迅速经肺泡周围毛细血管进入血液循环，使血容量剧增，可引起肺水肿和心力衰竭；低渗性液体还使红细胞肿胀、破裂发生溶血，引起高钾血症和高血红蛋白血症。过量游离的血红蛋白可阻塞肾小管引起急性肾衰竭。高钾血症可抑制心脏使心搏骤停。淡水进入血液循环稀释血液导致低钠、低氯血症。

二、护理评估

（一）健康史

应向知情者详细询问发生淹溺的时间、地点、水源性质，既往有无癫痫、精神病、糖尿病等慢性疾病，以提高抢救成功率。

（二）身体状况

淹溺者多数处于临床死亡状态，表现为意识丧失、呼吸停止、大动脉搏动消失。淹溺者若心搏未停止称为近乎淹溺。其病情轻重取决于淹溺持续时间、淹溺量及性质和重要脏器损害程度。

1. 呼吸系统

呼吸浅快或不规则，剧烈咳嗽、胸痛。淡水淹溺者多见咳粉红色泡沫样痰，两肺可闻及湿啰音。

2. 循环系统

脉搏细速或不能触及、心律不齐、心音低钝、血压不稳定。

3. 神经系统

烦躁不安或昏迷，可伴有抽搐、肌张力增加、牙关紧闭。恢复期可有多梦、失眠及记忆力减退等。

4. 泌尿系统

出现少尿、无尿，尿液混浊，可呈橘红色。

病人常因脑水肿、急性呼吸窘迫综合征、严重肺部感染或急性肾衰竭等严重并发症而死亡。

(三) 实验室及其他检查

(1) 血气分析 可有低氧血症、高碳酸血症和酸中毒。

(2) 胸部 X 线检查 可见肺水肿征象,继发肺部感染时胸片显示肺炎 X 线表现。

(3) 心电图检查 出现不同类型的心律失常或 ST－T 改变。

(4) 血液检查 外周白细胞总数和中性粒细胞增多,红细胞和血红蛋白因血液被浓缩或稀释而有所不同。海水淹溺者血钠、血氯增高;淡水淹溺者血钾增高,血钠、血氯降低。

(5) 尿液检查 可有蛋白尿、管型尿,发生溶血时出现血红蛋白尿。

(四) 心理-社会状况

意外淹溺者因受到强烈刺激,被救后感到极度恐惧。出现急性肺水肿的病人常由于严重的呼吸困难而烦躁不安。自杀淹溺者往往表现为情绪不稳定或极度抑郁。

(五) 救治要点

迅速将病人救离水面;清除体内积水和异物;进行有效的心肺复苏,重点维持呼吸功能和循环功能,纠正水、电解质及酸碱平衡紊乱;给予对症治疗;防治肺水肿、脑水肿和肺部感染等并发症。

三、护理诊断/合作性问题

(1) 清理呼吸道无效 与呼吸道内存留液体或异物有关。

(2) 创伤后反应 与淹溺者受到过度惊吓有关。

(3) 窒息的危险 与喉头痉挛、呼吸道堵塞有关。

(4) 潜在并发症 肺水肿、肺部感染、脑水肿。

四、护理目标

病人呼吸平衡;能以最佳心理状态配合治疗和护理;降低窒息的发生率;减少并发症的发生。

五、护理措施

(一) 紧急救护

1. 保持呼吸道通畅

救起溺水者后先清除口、鼻中的污泥和杂草。有义齿者应取下,并将舌头拉出,牙关紧闭者应设法撬开,松解领口和紧裹的内衣、胸罩、腰带,确保呼吸道通畅。

2. 迅速倒出淹溺者呼吸道及胃内积水

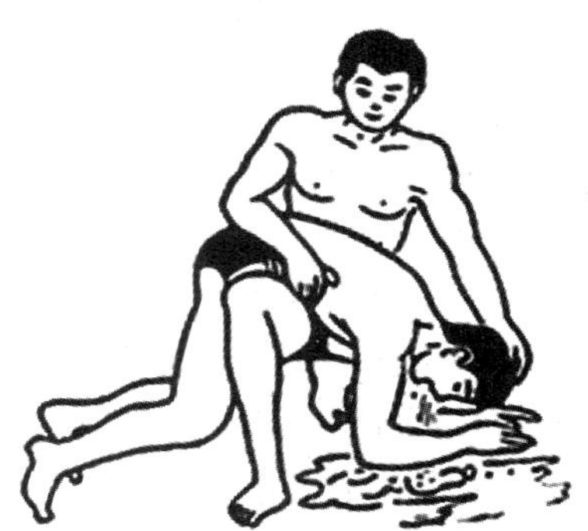

图 6－1 淹溺倒水法

救护者将淹溺者腹部横放于自己屈膝的大腿上,使其头部下垂,并用手按压背部,从而倒出呼吸道和胃内的积水;或双手抱起淹溺者的腰腹部,使其背部向上,头胸部下垂,上下抖动,以倒出积水(图 6－1);还可以用自己的双手抱起淹溺者双腿,将其腹部放在救护者肩上并使头胸下垂,然后不停抖动肩部,也可倒出体内积水。需要注意的是倒水时间不宜过长，以免延误心肺复苏。

3．心肺复苏

对呼吸、心跳停止者，快速倒水后应立即进行现场心肺复苏(参阅第四章)。

（二）一般监护

1）在保持呼吸道通畅的基础上，予以高流量氧气吸入，必要时行气管插管或气管切开机械通气，使萎陷的肺泡得以扩张，迅速纠正低氧血症。遵医嘱给予呼吸兴奋剂。对污水淹溺者尽早行支气管镜下灌洗。

2）及时建立有效静脉通路，可结合 CVP、BP 及尿量指导补液，避免加重肺水肿。淡水淹溺者要限制输液量，应用利尿剂和脱水剂；当血清钠低于 100 mmol/L 时，可静脉滴注 3%氯化钠溶液、输全血或红细胞，纠正血液稀释和红细胞溶解。海水淹溺者易发生血容量减少和血液浓缩，宜静脉输入血浆、右旋糖酐，以达到稀释血液、增加血容量的目的，不应使用盐水。

3）注意保暖：对呼吸、心搏恢复者，可作肢体向心性按摩，以促进血液循环。清醒者给予热饮料。

4）心理护理：向病人解释淹溺可能出现的并发症及相应的治疗、护理措施，争取病人最大限度的配合。对淹溺自杀者，应有高度的责任感，耐心做好劝说和疏导工作，使病人对今后的生活充满信心。

（三）加强监护

1．重症监测

持续心电监护，以便随时消除室颤或其他类型的心律失常。监测血液气体、血清电解质及重要脏器功能改变，特别注意监测血钾、血钠、血氯浓度，维持内环境稳定。

2．病情观察

密切观察生命体征、意识、瞳孔及皮肤变化，注意分泌物、呕吐物和排泄物的量、性状及颜色。留置导尿，准确记录尿量，了解有无少尿、无尿或血红蛋白尿，警惕肾衰竭的发生。

3．对症护理

对抽搐者须防止舌咬伤和坠伤，并按医嘱给予地西泮、苯巴比妥等药物治疗。

4．特殊护理

实施气管切开，机械辅助呼吸(间断正压呼吸或呼吸末正压呼吸)的病人，应严格执行气管切开的护理和呼吸机的护理。

5．并发症护理

突发性肺水肿是淹溺病人院内救治中常见的死亡原因。宜加压吸氧，及时消除泡沫痰。遵照医嘱使用强心剂、利尿剂等药物，以减轻肺水肿。应用大剂量皮质激素、脱水剂、促进脑细胞代谢药物和低温疗法防治脑水肿。淹溺者常因污水、泥沙涌入呼吸道，加之机体抵抗力降低，易继发肺部感染。需注意定时翻身拍背，协助排痰，应用抗生素，防治肺部感染的发生。

（四）健康指导

护理人员应向淹溺病人解释救护的措施和目的，使其能积极主动地配合。对于自杀者应尊重病人的隐私权，引导其正确地对待人生、事业、家庭。教育病人遇事保持适度的心理反应，善于摆脱重大事件的困扰，不断提高社会适应能力。

第三节　气管支气管异物的救护

气管、支气管异物(foreign bodies in the trachea and bronchi)多发生于5岁以下的儿童，轻者致肺部损害，重者可因窒息死亡。异物可分为内源性和外源性2种，前者系指呼吸道内的伪膜、干痂、血凝块、干酪样物等，后者为由口内误入气管、支气管的一切异物，有植物性、动物性、矿物性和化学合成品等。临床上多见外源性异物。

一、概述

(一) 病因

1) 儿童因臼齿未萌出，咀嚼功能不完善，不能将花生、瓜子、豆类等硬物嚼碎；喜将小型物品或玩具放入口中玩耍；喉的反射功能不健全。当嬉笑、哭闹、追逐、跌倒、做游戏、受惊吓或打骂时，口中的食物或异物很容易吸入气道，是最常见的气管异物的病因。

2) 异物本身如西瓜子、花生米、豆类、塑料笔帽及小橡皮盖等表面光滑、体小质轻，具备吸入气道的条件；用力吸食滑润的食物(果冻、海螺)也可误入气道。

3) 成人在工作中，习惯口含物品(针、钉及纽扣等)作业者，尤其是仰头作业时，遇有外来刺激或突然说话，即可不慎将异物吸入气道。

4) 全麻或昏迷、酒醉等病人，因吞咽功能不全，如护理不当，也可误将异物(呕吐物)吸入气管、支气管。

5) 鼻腔异物钳取不当，咽、喉滴药或治疗牙疾时牙齿(活动的假牙)或注射针头的偶然脱落，也可落入气道。

异物停留的部位与异物的性质、形状及气管、支气管解剖因素等有密切的关系。尖锐或不规则的异物易嵌顿于声门下区；轻而光滑的异物随呼吸气流上下活动。右侧支气管异物发病率高于左侧。

(二) 病理

某些植物性异物含游离脂肪酸，可刺激呼吸道黏膜发生急性弥漫性炎症反应，并伴有发热等全身症状，称为植物性支气管炎。异物存留于支气管内时还可引起阻塞性肺气肿或肺不张。病程若持续过久，远端肺叶因引流不畅，可并发支气管肺炎或肺脓肿。

二、护理评估

(一) 健康史

应向病人或知情者详细询问气管、支气管异物为何物及其形状，发生的时间、地点，了解病人的职业、生活习惯、有无义齿等，为尽快取出气管、支气管异物，提高抢救成功率创造条件。

(二) 身体状况

身体状况可分为4期：①异物进入期，异物经喉进入气管时，立即引起剧烈的呛咳、闭气，面色潮红；如异物嵌顿于声门，可致窒息。②安静期，异物进入气管或支气管后即停留于其内，可无症状或只有轻微咳嗽、轻度呼吸困难及喘鸣。③刺激与炎症期，异物刺激呼吸道黏膜诱发炎症反应，可引起咳嗽痰多等症状。④并发症期，有支气管炎、肺炎和肺脓肿等，临床表现为发热、咳嗽、咳脓痰、呼吸困难等。

异物停留于气管或支气管内的表现特点：①气管异物，气流经异物阻塞处可产生喘鸣音。气管内活动性异物，可引起阵发性咳嗽，并在咳嗽及呼吸末期异物随气流向上撞击声门时产生拍击声，置听诊器于颈部气管前即可听到此声，且在此处可触到撞击感。②支气管异物，异物进入支气管后，咳嗽减轻，但若为植物性异物，支气管炎症多明显，常有发热、咳嗽、多痰、喘鸣等症状。呼吸困难程度与异物阻塞的部位及大小有关，两侧支气管均有异物时，呼吸困难多较严重。胸部叩诊时患侧呈过清音或浊音，肺部听诊时患侧呼吸音减弱或消失。

早期确认气道异物对成功处置十分关键。异物可以部分或全部梗阻气道，不全阻塞时病人可有气体交换正常与不正常两种情况：①不全阻塞而有意识的病人，可以用力咳嗽，只要气体交换好，应鼓励病人自己呼吸和咳嗽。如异物持续不能排除，要紧急去医院在内镜直视下取出异物。当气体交换不好时表现呼吸变弱，无咳嗽反应，吸气时鼻翼扇动，呼吸困难加重，并出现发绀，应当按完全呼吸道梗阻来处置。②完全气道梗阻时，病人不能讲话、不能呼吸和咳嗽。表现为一手扳住颈部，另一只手握其腕部，这通常是一个气道阻塞的手示信号(图6－2)。由于无气体交换导致缺氧，病人很快出现意识丧失，如不及时处置，就会导致死亡。

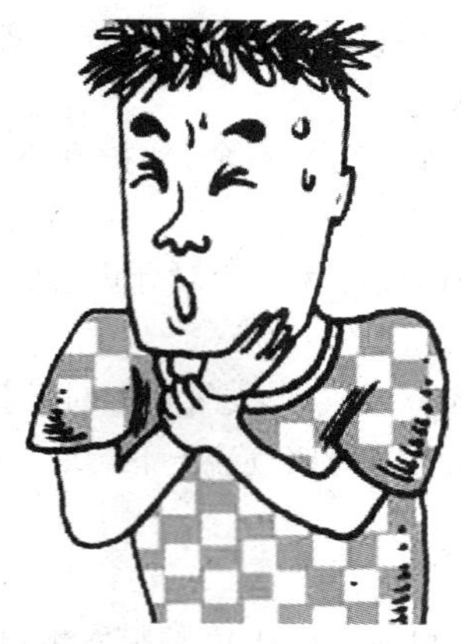

图6－2　气道阻塞的手势信号

（三）实验室及其他检查

根据病人异物吸入史或可疑病史，结合典型症状、胸部听诊，辅以X线检查(胸透或拍片)，显示金属等不透光异物，而对透光异物则可根据其阻塞程度不同而产生肺气肿或肺不张等间接征象推断异物的有无及位置；支气管镜检查是确诊气管、支气管异物最可靠的方法，同时可取出异物。

（四）救治要点

应及时诊断，尽早经喉镜或支气管镜取出异物，以保持呼吸道通畅，防止窒息及其他并发症的发生。对支气管镜下难以取出的异物，可行开胸手术、气管切开取出。

三、护理诊断/合作性问题

(1) 有窒息的危险 异物阻塞气管、支气管所致。

(2) 有感染的危险 异物停留过久，刺激气道黏膜，或阻塞其远端肺叶的引流而继发感染。

(3) 恐惧 担心异物不能取出危及生命。

(4) 知识缺乏 缺乏对气管、支气管异物的预防知识。

四、护理目标

异物取出；病人呼吸平衡；降低窒息的发生率；减少并发症的发生。

五、护理措施

(一) 紧急救护

1. 气道梗阻的处理

(1) 海氏法(腹部冲击法) 通过在肋膈下腹部冲击，抬高膈肌，使力量作用于胸腔产生人为的气压，排出气道异物。单次冲击有可能排除异物，也可能需多次重复冲击才能排除气道异物。考虑此技术有可能损伤胸腹腔脏器，因此手不要直接接触胸骨或下肋缘，应在肋下与脐间的中线上，但也有可能致胃内容物反流。①立位、坐位海氏法：复苏者站在病人的身后，双手环绕病人腰部，步骤如下：一手握拳，放在病人上腹部正中胸骨下端与脐间(相当于中脘穴)，另一手握住拳头压紧腹部，用猛力向上冲击。冲击应重复和连续，直到异物被排除或病人意识恢复。每一次冲击要有所调整，以利于排除异物梗阻(图6-3)。②卧位海氏：病人处于仰卧位，复苏者骑跨在病人大腿上，手掌对准病人腹部肋脐间中线处，另只手放在掌上快速向上用力向腹部冲击。复苏者太矮小不能环抱病人时，可用这种方法。复苏者可以利用自己身体的重量行冲击法(图6-4)。③自行海氏法：自行处置完全气道梗阻，一手握拳，拇指向腹部，放于肋脐之间，另只手握住拳头，向里向上快速用力压腹部膈肌。如不成功，上腹部可用硬的物体表面行冲击，如椅子背、桌子角、走廊扶手等。可能需要数次冲击才能有效。

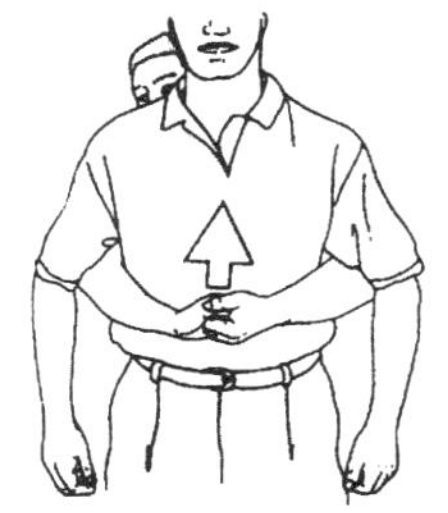

图6-3 海氏腹部冲击法排出气道异物

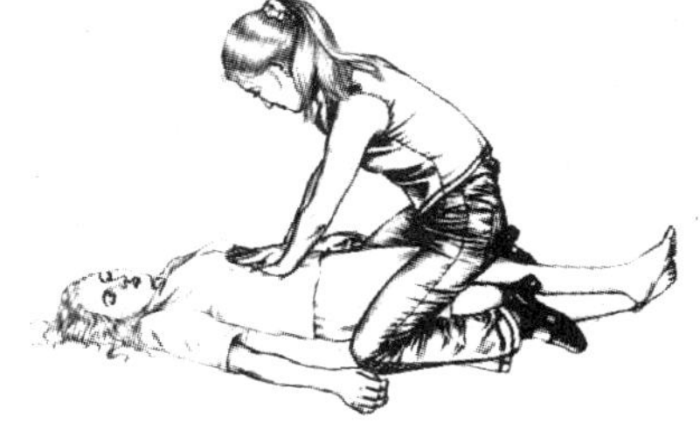

图6-4 卧位海氏法排出气道异物

(2) 站、坐位胸部冲击法 此法用于晚期孕妇，或明显肥胖病人，复苏者站在病人身后，双臂正好在病人腋窝下，环绕病人胸部把手握拳放在病人的胸骨中央，尽量避免压肋骨缘。另一只手握紧腕部猛力向后冲击，直到把异物排出。

(3) 手指清除 此法用于意识丧失的病人。病人面朝上，复苏者用拇指和其他手指握住舌和下颌骨(舌-颚抬举法)，可以牵引舌避开咽喉部，而异物就在该处，可在一定程度上减轻梗阻；再伸入另一手示指沿面颊、咽喉深至舌根部，手指以钩状清除异物或把异物移到口腔内清除。有时有必要用示指把异物在咽喉部推向对侧，才能把异物去除。必须注意，不要把异物推向深处而进入气管内。

2. 病人意识丧失后操作程序

如果病人有昏厥，并怀疑气道异物，复苏者要分开病人口腔，用手清除异物；如果病人意识丧失，证实无气道异物，要先人工通气；如果调整头部位置仍有通气困难，要用"海氏法"冲击 5 次；打开病人口腔用手指法清除异物；进行人工通气；海氏法、手指清除、人工通气可以反复进行；必要时，这个程序要不断重复和继续。

(二) 一般救护

1) 嘱病人安静、卧床，密切观察其呼吸情况，准备好氧气、气管切开包等急救物品。遵医嘱立即给予吸氧，预防窒息。

2) 配合医生做好内窥镜(直接喉镜或支气管镜)术前的各项准备工作：①术前禁食；②遵医嘱术前用药；③向病人及家属详尽介绍手术的必要性、可能发生的并发症和注意事项等，取得病人及家属的理解，并签署手术同意书。

3) 术后密切观察病情，遵医嘱酌情使用抗生素和糖皮质激素，以控制感染和防止喉头水肿的发生。术后半流质饮食。

4) 注意观察有无感染的早期征象，如体温升高、咳嗽、多痰等。遵医嘱及时给予抗生素和糖皮质类药物，以及其他的相应治疗等。

5) 重视全麻及昏迷病人的护理，防止呕吐物吸入下呼吸道，活动的义齿应取下；鼻腔异物钳取物、咽喉滴药或治疗牙疾时，应注意正确操作，检查器械有无松脱、有无义齿及松动的牙齿，以防偶然脱落而掉入气道。

(三) 健康指导

气管、支气管异物是完全可以预防的，应加强宣传教育工作，向人们讲解预防知识。

1) 教育小孩不要将玩具含于口中玩耍，若发现后应婉言劝说，让其自觉吐出，切忌恐吓或用手指强行挖取，以免引起哭闹而误吸入气道。

2) 奉劝家长及保育人员管理好小孩的食物及玩具，避免给 3～5 岁以下婴幼儿吃花生、瓜子、豆类等带硬壳的食物。

3) 小孩进食时不可哭闹、嬉笑、追逐、打骂或恐吓。

4) 成人要纠正口中含物(针、钉及纽扣等)作业的不良习惯。

第四节 毒蛇咬伤

分布在我国的毒蛇约有 50 多种，其蛇毒有剧毒、能致人死亡的约有 10 多种。据国内资料，眼镜王蛇的毒性最强，其他如金环蛇、银环蛇、五步蛇、蝰蛇、蝮蛇、竹叶青、烙铁头(龟壳花蛇)、海蛇等都有剧毒。蝮蛇在我国分布甚广，致伤者占毒蛇咬伤的多数。夏季在林间、山地和草地，常有蛇类活动，野外工作者常可能被毒蛇咬伤。因此必须采取预防措施，并学会急救方法。

一、概述

毒蛇的唇腭有腺体分泌毒液从蛇牙的导管或纵沟进入伤口，继而经淋巴道吸收，有的可直接进入血管，导致中毒。蛇毒由蛋白质、多肽类组成，按其主要毒理作用可分为神经毒、血液毒和混合毒 3 类。

1. 神经毒

主要作用于神经系统，麻痹延髓和呼吸中枢，可使呼吸抑制和停止；作用于脊髓神经，可致四肢麻木或瘫痪；作用于内脏神经，可使胃肠麻痹；作用于心脏可致心律失常、甚至心功能衰竭。

2. 血液毒

血液毒包括心脏毒、血管毒、凝血毒、蛋白水解酶、磷脂酶 A 等，且可引起广泛的组织损害、出血溶血等。

3. 混合毒

兼有神经毒和血液毒性作用。

无毒的蛇类也可咬人，但不造成严重后果。遇见蛇类或被蛇咬伤后，均需区别是否毒蛇。毒蛇与无毒蛇的区别见表 6－1。然而受毒蛇咬伤后往往不能认识是否有毒，因此，在现场急救蛇咬伤时，均宜按毒蛇咬伤处理(表 6－1)。

表 6－1　毒蛇与无毒蛇的区别

部　位	毒　　蛇	无　毒　蛇
头部	大多呈三角形，少数呈椭圆形	大多呈椭圆形，少数呈三角形
毒牙	多有一对较大的毒牙，有时可有数对较大的毒牙	仅有锯齿状细牙
蛇身	多数斑纹鲜艳，比无毒蛇粗短	多数斑纹不鲜艳，一般较细长
从肛门到尾部动态	突然变细，尾短钝或呈侧扁形，静息时常蟠团，多数蜒行比较缓慢	逐渐变细，尾长而尖，静息时不蟠团，蜒行比较敏捷

二、护理评估

(一) 健康史

应向病人或知情者详细询问毒蛇形状，发生的时间、地点、咬伤的部位，了解病人的职业、生活习惯等，推测出毒蛇的种类，为提高抢救成功率创造条件。

(二) 身体状况

其病情取决于蛇的种类、蛇毒的吸收量及吸收速度、病人的年龄和身体强弱等因素。

1. 神经毒中毒

神经毒中毒可由金环蛇、银环蛇和海蛇咬伤所引起。伤处红肿不明显，疼痛轻，出血少，往往只有麻木感。若蛇毒吸收较快，局部的麻木范围迅速扩大，短时间内出现全身症状。病人有头昏、嗜睡、眼睑下垂和视物模糊，声音嘶哑和言语不清，吞咽困难，共济失调等表现。严重时有肢体瘫痪、昏迷、血压下降、呼吸麻痹，乃至呼吸、心跳停止。

2. 血液毒中毒

血液毒中毒可由五步蛇、竹叶青和蝰蛇咬伤所引起。伤处发生肿胀，剧痛犹如刀割，出血不易自止。且皮肤由暗红变灰白，可发生水疱和坏死。全身可有畏寒发热、烦躁不安等。继而可出现广泛性出血，表现为皮肤黏膜下出血、呕血、咯血、便血、血尿以及多处内出血等；并可能呈现黄疸和贫血。后期可发生心、肾功能衰竭，表现为心律失常、血压下降、少尿或无尿等，可导致死亡。

3. 混合毒中毒

混合毒中毒可由眼镜蛇或蝮蛇咬伤所致。其表现包括上述神经毒和血液毒两者的症状。死亡多因神经毒损害所致。

诊断可根据当地的蛇类分布、咬伤后伤处的牙痕以及局部和全身的症状，在未出现明显症状以前，牙痕是一个可靠的诊断依据。无毒蛇咬伤有浅而细的牙痕，而毒蛇咬伤有较深而粗的毒牙痕。

(三) 救治要点

伤后病人应保持镇静，勿惊慌奔跑。肢体制动，可减少毒素吸收和扩散。尽早的清创和排毒，使用有效的解蛇毒药物及抗蛇毒血清。

三、护理诊断/合作性问题

(1) 恐惧　担心危及生命。

(2) 知识缺乏　缺乏对毒蛇咬伤的预防知识。

(3) 潜在的并发症　休克、肢体瘫痪、昏迷等，与蛇毒的种类有关。

四、护理目标

病人精神稳定；能以最佳心理状态配合治疗和护理；减少并发症的发生。

五、护理措施

(一) 紧急救护

伤后病人应保持镇静，勿惊慌奔跑。肢体制动，可减少毒素吸收和扩散。立即在肢体伤处的近心端环扎止血带或代用物。松紧以阻断淋巴和静脉回流为度。每隔 20 min 放松阻断 1 min。直到清创和服用蛇药 3～4 h 后，才能解除结扎。

清创和排毒：先用清水、冷开水、肥皂水或冷盐水反复冲洗伤口，再用 3%双氧水或 1∶5 000 高锰酸钾以及 0.1%新洁尔灭冲洗。毒蛇咬伤处，需用小刀以牙痕为中心作“+”“++”“×”形切开，切口不必过深，同时，用手由伤肢上部向下部，由四周向伤口中心挤压 10～20 min，促使毒液排出。有口腔黏膜破损或有龋齿者勿用口吸吮，以免中毒。

(二) 一般救护

解蛇毒药物咬伤后及早应用。

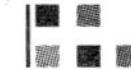

1. 中成药

中成药如季德胜蛇药，首次 20 片，以后每小时 10 片，至中毒症状控制 1～2 d 后为止。同时外敷此药，将季德胜蛇药制成糊状，敷于伤口周围和肿胀处。国内研制的解蛇毒药较多，如广州蛇药散、湛江蛇药散、神州蛇药解毒片、上海蛇药、新会蛇药酒等，均有相当疗效。

2. 抗蛇毒血清

有单价和多价 2 种。如能确定毒蛇种类及毒素性质，可用单价血清，否则需用多价血清。用前先做过敏试验，用后注意血清病反应。一安瓿为一个剂量，作皮下或肌内注射；视病情轻重再以一个剂量肌注或静注，或每 4～6 h 一次，总量不超过 5 个剂量。

3. 其他方法

1）以 0.25%普鲁卡因加地塞米松 5 mg 或氢化可的松 100 mg 作伤处近侧肢体环封。

2）胰蛋白酶局部注射。胰蛋白酶是一种强力蛋白水解酶，能迅速破坏蛇毒蛋白质。用 2 000 U 加入 0.25%普鲁卡因 20～50 ml，在伤口周围作局部浸润，并在伤口近侧作环状封闭。根据病情可在 12～24 h 重复注射。用药前先肌注异丙嗪 25 mg。

4. 支持疗法

在蛇咬伤后的起初阶段病情较为严重，应鼓励多饮水；不能进食者给予静脉补液，以利尿促使毒素排出，同时纠正水、电解质及酸碱平衡的紊乱，贫血明显时酌情输血。有休克症状者需施行抗休克治疗。呼吸微弱时给予呼吸兴奋剂和氧气吸入，呼吸肌麻痹时需用呼吸器（机）辅助通气。伤口深者应注射破伤风抗毒素 1 500～3 000 U；伤口并发感染者，应用抗生素。治疗蛇毒中毒时不应用度冷丁、氯丙嗪、巴比妥类等，以免中枢受抑制。

（三）健康指导

注意改善劳动环境和居住条件，加强毒蛇咬伤知识的宣传，提高人们的自我保健意识。夏季在林间、山地和草地，常有蛇类活动，野外工作者应穿戴好防护衣服、鞋袜和手套，配备解蛇毒药品。一旦发生毒蛇咬伤，应及时采取有效措施，严重者须立即送医院救治。

第五节　电　损　伤

一定量的电流或电能量（静电）通过人体引起组织不同程度损伤或器官功能障碍，甚至发生死亡，称为电损伤，俗称触电。通常包括日常的触电事故及雷雨闪电时的电击伤。

一、概述

（一）病因

电损伤的常见原因是人体直接接触电源，或在高压电场下，电流或静电电荷穿过空气或其他介质电击人体。电击常发生于安全用电知识不足或违反用电操作常规者；高温、高湿场所，腐蚀性化学车间，雷雨季节等易使电器漏电，暴风雪、地震、火灾使电线断裂或雷击均可导致人体意外触电。

(二) 发病机制

人体是一种良好的导电体，触电时，即成为电路的一部分。电流通过入口迅速向体内邻近组织扩散导电，电流可致细胞内外离子平衡失调，并产生电流、电渗、电热等反应，从而导致组织器官损害。电损伤的程度与触电的电压高低、电流强度、电流种类、触电部位、电流路径、通电时间和所处环境的气象条件有密切关系。低电压和高电压都可使器官的生理电节律周期发生障碍。低频交流电危害较大，尤其是低频每分钟 50～60 Hz 的家用交流电易落在心脏易激期引起心室纤颤。交流电可引起肌肉持续痉挛，能“牵引住”接触者，使其脱离电源困难，延长接触时间，故交流电的危害性较直流电大。接触 100 mA 电流即可引起神经传导阻滞或部分麻痹，如累及脑干，呼吸可迅速停止。电能可转化为热能，使局部组织温度升高，引起电烧伤。

电损伤时电流的直接作用和热力作用使局部组织水肿、变性、坏死。血管损伤、血栓形成、血液循环障碍，加重局部损伤。因此，不能单从体表皮肤损伤的范围来估计损伤的范围和严重程度。

二、护理评估

(一) 健康史

应向病人或知情者详细询问触电发生的时间、地点、部位（入口、出口），电损伤时的电压（高压、低压）、电流、种类（交流、直流、静电、雷击等），了解病人的职业、生活习惯等，为提高抢救成功率创造条件。

(二) 身体状况

1. 全身表现

触电后轻者可出现面色苍白、惊恐、呆滞、头痛、头晕、胸闷、心悸、四肢软弱、全身无力，或出现痛性肌肉收缩。较重者出现休克、抽搐或昏迷。严重者立即发生神志丧失、呼吸心跳骤停，如不及时复苏则发生死亡。幸存者可有定向力丧失和癫痫样发作。

2. 局部表现

电流通过人体可引起电烧伤。常见于电流进出部位，烧伤部位组织炭化或坏死成洞，其烧伤深度可达肌肉、骨骼及内脏。高压电流损伤时，常发生前臂腔隙综合征，表现为脉搏减弱、感觉和痛觉消失。由于触电后大肌群强直性收缩可发生关节脱位甚至骨折。

3. 并发症和后遗症

电击后可发生严重室性心律失常、神经源性肺水肿、气胸、胃肠功能紊乱发并出血、肠穿孔、胆囊局部坏死、胰腺局灶性坏死、肝脏损害、急性肾功能衰竭、弥漫性血管内凝血、烧伤处继发感染。大约半数电击者有单侧或双侧鼓膜破裂，电击后数天到数月可出现迟发性的神经精神障碍，如中枢性偏瘫、失语、慢性脊髓炎、多发性神经炎、顽固性头痛、遗忘、性格改变、精神错乱等。视力障碍：单侧或双侧白内障。妇女月经失调。孕妇电击后常发生流产或死胎。

(三) 实验室及其他检查

1. 血、尿、生化检查

电损伤后 2～6 h，血清 CK、CK－MB、AST、ALT、ADH 的活性增高，24～48 h 达高峰，以后

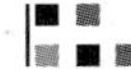

逐渐下降至正常。尿中见血红蛋白尿和肌球蛋白尿。少数病人发生急性肾功能衰竭和高钾血症。

2. 心电图检查

部分病例的心肌和传导系统损害。心电图上可出现多种改变，如心动过速或心动过缓、早搏、房颤、室颤、心脏停搏、ST 段和 T 波改变，缺血或类似心肌梗死的波形等。

3. 动脉血气分析

表现为低氧血症和代谢性酸中毒。

（四）救治要点

救护者应保持镇静，立即切断电源。现场进行紧急救护，如有心跳呼吸骤停，立即行心肺复苏的同时送医院。

三、护理诊断/合作性问题

(1) 恐惧　担心危及生命。

(2) 知识缺乏　缺乏电损伤的预防知识。

(3) 潜在的并发症　电烧伤、心跳、呼吸骤停。

四、护理目标

病人神情镇定；能以最佳心理状态配合治疗和护理；降低死亡率；减少并发症的发生。

五、护理措施

（一）紧急救护

1. 迅速脱离电源

发现触电时，现场人员不可惊慌，设法尽快切断电源，或应用绝缘物使病人与电源断离，迅速脱离电源是减轻伤害，救护触电者的关键。救护人员在救治触电者时，要注意保护自己，触电者未脱离电源前，不可直接接触伤者。抢救地点尽量远离带电设备，防止再次触电。

2. 心肺复苏

对心跳呼吸骤停者立即进行心肺复苏。对所有触电者，应连续进行 48～72 h 心电监护，及时发觉心律失常和高钾血症，并做相应的治疗。

（二）一般救护

心肺复苏后，应密切观察各重要脏器的功能状况，进行及时、有效的处理。

1. 心肺复苏后，应注意脑缺氧、脑水肿的防治

给予吸氧，有条件可行高压氧舱治疗；早期使用亚低温疗法，降低脑的氧耗量，同时应用甘露醇脱水、肾上腺皮质激素、能量合剂等。对血压下降者，应用血管活性药物，如间羟胺（阿拉明）、多巴胺等。

2. 急性肾功能衰竭的防治

应用林格氏液补充循环血容量，维持尿量在 100 ml/h 以上，并注意碱化尿液。已发生急性

肾功能衰竭时，治疗见相关章节。

3. 局部处理

创面局部用碘伏消毒，加盖无菌敷料包扎，已坏死组织，待其界限清楚后，进行坏死组织清创术及其相应的外科治疗。预防应用破伤风抗毒素，继发感染者应用抗生素治疗。

（三）健康指导

加强安全用电知识教育，定期检查维修电器设备，遵守用电规定，不能乱拉接电线，不能在通电的电线上晒衣物，不能接触断落的电线；雷雨天不要站在高墙上、树木下、电线杆旁或天线附近。一旦发生触电，应及时采取有效措施现场急救，并立即送医院救治。

思考题

1. 重度中暑有几种类型，各有何特点，如何救护？
2. 淡水淹溺如何紧急救护？
3. 气道梗阻如何紧急救护（海氏手法）？
4. 毒蛇咬伤如何现场紧急救护？
5. 触电如何进行现场紧急救护？

（周　涛　窦英茹）

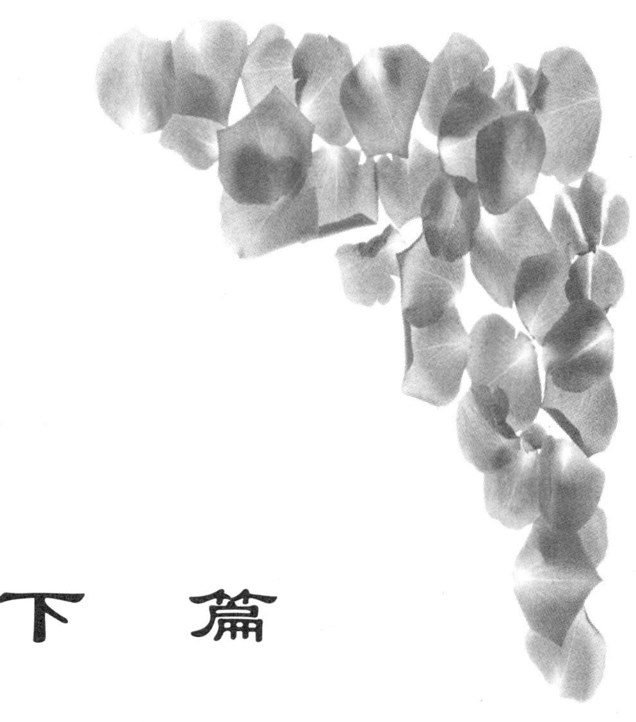

下　篇

重症监护

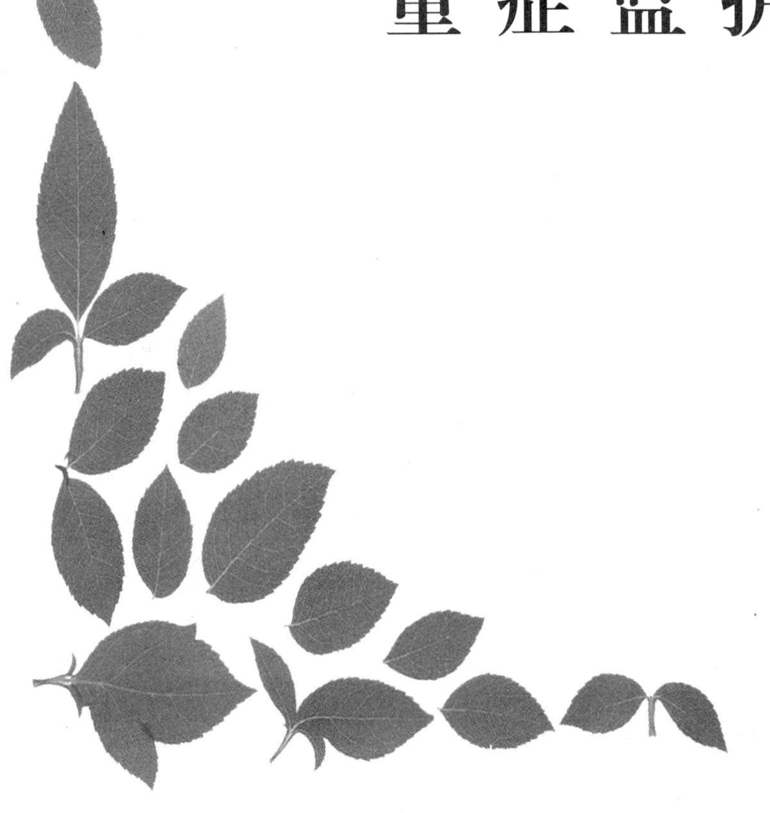

第七章

循环功能的监测

学习目标

掌握 循环功能及心电监测的方法及仪器的使用;心率测量的临床意义,影响血压的因素。

熟悉 正常心电图及常见心电图的意义和特点。

了解 常见血流动力学监测参数和临床意义。

第一节 血流动力学监测

一、概念

血流动力学监测是目前抢救危重病人的重要监护措施之一。有很多危重病人,尤其是急性心肌梗死、心力衰竭、休克以及心脏手术等心血管疾病的病人,都会出现心血管功能的改变,对于这些病人,传统的观察方法和指标已不能及时而精确地判断心血管病理生理改变,以满足早期诊断和有效治疗的临床需要。血流动力学监测通过测定反映心血管病理生理变化的各种参数,为早期诊断提供可靠依据,用于指导治疗和判断预后。血流动力学监测可以分为无创监测和有创监测,无创监测是指经皮肤或粘膜等途径间接取得有关心血管功能的各项参数,如无创血压监测、心电图等。有创监测是指经体表插入导管或监测探头到心脏或血管腔内,利用监测仪或监测装置测定各项生理参数,如漂浮导管等。近年来,尽管人们正付出努力使监测技术向无创方向发展,并已研制出以阻抗法为原理的无创循环监测仪,但这项技术目前尚不够成熟。因此,要权衡利弊酌情选用。

二、监测参数及临床意义

(一) 心率

正常成人安静心率(heart rate, HR)应在60～100次/分,此值随着年龄的增长而变化,小儿心率较快,老年人心率较慢。

1. 临床意义

(1) 判断心排血量　心率对心排血量影响很大,心排血量等于每搏排血量与心率的乘积,在一定的范围内，随着心率的增加心排出量会增加，但当心率太快（>160 次/分）时，由于心室舒张缩短，心室充盈不足，每搏排血量减少，心排血量减少；心率减慢（<50 次/分）时，由于心搏次数减少而使心排血量减少。

(2) 计算休克指数　休克指数是判断休克的一个重要指标，休克指数＝HR/SBP。血容量正常时，两者之比应等于 0.5；休克指数等于 1 时，提示失血量占血容量的 20%～30%；休克指数大于 1 时，提示失血量占血容量的 30%～50%。

(3) 估计心肌耗氧　心肌耗氧与心率的关系密切。心率快慢与心肌耗氧多少呈正相关，心率与收缩压的乘积反映了心肌耗氧情况，正常值应小于 1.2 万，若大于 1.2 万提示心肌耗氧增加。

（二）动脉血压

动脉血压即血压，指血管内的血液对于单位面积血管壁的侧压力，是基本的心血管监测的项目。

1. 正常值及意义

收缩压 90～140 mmHg，主要由心肌收缩力和心排出量决定，结合中心静脉压可判断心肌收缩力、心排出量及血容量情况；舒张压 60～90 mmHg，为心舒末期动脉压的最低值，主要反映动脉管壁弹性及有效血容量的多少，脉压即收缩压与舒张压的差，正常值为 30～40 mmHg，低于 20 mmHg，提示有休克征象，平均动脉压为一个心动周期中动脉血压的平均值，受收缩压和舒张压双重影响，平均动脉压＝舒张压＋1/3 脉压＝（2 舒张压＋动脉压）×1/3，正常值为 60～100 mmHg，平均动脉压与心排出量和体循环血管阻力有关，是反映脏器组织灌注的良好指标之一。

2. 影响动脉血压的因素

有心排出量、循环血容量、周围血管阻力、血管壁的弹性和血浆黏度等五方面。血压能够反映心室后负荷、心肌耗氧及周围血管阻力，虽然血压能反映循环功能，但不是唯一指标，因为组织灌注取决于血压和周围血管阻力两个因素。若血管收缩、阻力增高，血压虽高而组织血流却减少，故判断循环功能不能单纯追求较高的血压，应结合多项指标，综合分析。

动脉血压是维持各组织、器官血流灌注的基本条件。分为有创和无创血压监测，可采用间断和连续监测方法。

3. 无创血压监测

根据袖带充气方式的不同，可分为手动测压法和自动测压法，前者包括搏动显示法、触诊法和听诊法，其中以听诊法最为常用；后者分为自动间期和自动连续监测。自动间断测压法通常称为自动无创性测压法，是 ICU、麻醉手术中应用最广泛的血压监测方法，是 20 世纪 80 年代以来心血管监测史上的一项重大发展。无创性间断监测血压方法的优点包括：无创伤、简便、易操作、无不良反应、无并发症和适应证广，缺点是对于血流动力学不稳定的病人间接测量方法可能会低估病人的血压水平，也容易受一些机械因素的影响如体位的变化等，而造成测量结果的不准确。

4. 创伤性测量方法

将动脉导管置入动脉内，通过压力监测仪直接测量动脉内压力的方法，是 ICU 中最常见的测压方法之一，优点是可以反映每一心动周期的收缩压、舒张压和平均压，通过动脉压波形能初步判断心脏功能，其测量结果更为可靠，缺点是具有创伤性，有动脉穿刺插管的并发症，如感染、栓塞、与肝素相关的血小板减少症、局部血肿、出血、血栓形成等。故应从严掌握指征，熟悉穿刺技术和测压系统的原理和操作。

（三）心排血量

心排血量（cardiac output，CO）是指每分钟心脏排出的血液量，正常值为 4～6 L/min。其是判断左心功能、低心排综合征最直接也是最有价值的指标，也可估计病人预后，对补液、输血和心血管药物治疗有指导意义，CO 测定分为有创性和无创性两大类。目前经食管多普勒心排血量测定仪已应用临床，其操作简单、准确，可连续监测 CO 和血流动力学。

（四）心脏指数

心脏指数（cardiac index，CI）是指单位体表面积里，心脏每分钟排出的血液量。心脏指数与心排血量相比更能较客观地反映不同个体心脏功能的情况，是分析比较不同个体心脏功能时常用的评定指标，正常值为 2.5～3.5 L/(min · m^2)，该参数不能直接测得。应先测定出心排血量，然后除不同个体的体表面积，才能等到。

以上是通过介入性手段所测得的常见血流动力学监测参数，也是临床常用参数。除此以外，还可通过进一步计算得到其他监测参数（表 7-1）。

（五）中心静脉压

中心静脉压（central venous pressure，CVP）是指血液流经右心房及上下腔静脉胸腔段时产生的压力。正常值为 5～12 cmH_2O，是反映右心功能、血容量状态和周围血管张力的常用指标。中心静脉压适用于各类大中手术，尤其是心血管、颅脑和胸部大而复杂的手术；各类型的休克、脱水、失血和血容量不足、右心功能不全、大量静脉输液、输血。

1. 临床意义

1）中心静脉压的测量可作为输液的控制指标，CVP＜5 cmH_2O，血压降低，尿量减少，提示血容量不足，应迅速补充血容量。若 CVP＜5 cmH_2O，血压升高（尤其是舒张压升高明显），提示周围血管收缩，可能是体内儿茶酚胺分泌较多，可给予补充液体、扩管和镇静处理。

2）CVP＞20 cmH_2O，血压升高，尿量增多，提示血容量过剩，应减慢输液速度或暂停输液，给予利尿等相应措施。

3）中心静脉压的测量有助于休克的鉴别诊断。

2. 并发症及防治

（1）感染　中心静脉压置管感染率为 2%～10%，因此操作者和护理者必须进行彻底的洗手，穿戴无菌隔离衣帽，严格遵守无菌技术，加强护理。

（2）心律失常　导管插入过深时，其顶端会进入右房或右室，对心肌造成机械性刺激而诱发心律失常。为减少心律失常的发生，在操作过程的同时应监测血管内心电图，当 p 波出现时，表明导管尖端已进入右心房，应后撤 3～5 cm，保证导管处于合适位置。

（3）出血和血肿　颈内静脉穿刺时，穿刺点或进针方向偏向内侧时，易穿破颈内静脉，进针太深可能穿破椎静脉和锁骨下动脉，在颈部可形成血肿，肝素化后或凝血机制不好的病人更易发生。病人常表现为突然发作的呼吸困难，X 线胸片出现新的胸腔积液。因此，穿刺前应熟悉局部解剖，掌握穿刺要点，一旦误穿入动脉，应做局部压迫，对肝素化的病人，更应延长局部压迫时间。

(4) 空气栓塞　在临床上不易确诊，但却可以引起生命危险。导管没有连接好或导管撤离后造成空气进入是主要原因。当病人活动后突然发生不明原因的低氧血症或心血管系统衰竭应考虑到空气栓塞的可能。治疗的方法是让病人左侧卧位，用导管将气泡从右室吸出。

(六) 肺动脉压

肺动脉压(pulmonary arterial pressure，PAP)是指血液对单位面积肺动脉血管壁的侧压力。正常人肺动脉收缩压为18～30 mmHg，舒张压为6～12 mmHg，平均压为10～18 mmHg。PAP是反映肺循环血量和肺循环阻力的直接指标。若无肺血管梗塞情况，肺动脉舒张末压与肺毛细血管楔压相近似，可以反映左心室功能。PAP降低常见于右室流出道狭窄、低血容量休克及心功能衰竭等情况。PAP增高常见于各种原因引起的肺动脉高压和左心功能衰竭。

(七) 肺毛细血管楔压

肺毛细血管楔压(pulmonary capillary wedge pressure，PCWP)是指当充气的漂浮导管进入肺毛细血管并嵌塞阻断肺动脉血流时所测得的肺毛细血管压力。正常值为12～18 mmHg。PCWP也是反映肺循环流量和肺循环阻力的直接指标。在无二尖瓣狭窄和血管梗阻的情况下，PCWP与左心房平均压和左心室舒张末压(LV－EDP)近似，相差1～2 mmHg。故PCWP是反映左心功能较有价值的指标。当PCWP明显升高时，常提示有肺循环阻力增加或肺淤血和左心功能不全，应予以高度重视。值得注意的是影响PCWP的因素较多，其中胸内压是直接影响因素之一。因此，为减少误差，在正压通气的病人应于呼气末或在自主呼吸的病人应于吸气末测量PCWP。如果正在实施呼气末正压通气(PEEP)的话，那么还应对PCWP加以修正；修正PCWP＝[实测PCWP—PEEP(cmH_2O)]×0.75/2从而保证测值的准确性(表7－1)。

表7－1　血流动力学监测参数及正常值

监测参数	正常值
右房压(CVP)	4～12 cmH_2O(0.39～0.18 kPa)
左室压(PV)S/D	25/2 mmHg(3.33～0.27 kPa)
肺动脉收缩压(PAS)	18～30 mmHg(2.4～4.0 kPa)
肺动脉舒张压(PAD)	6～12 mmHg(0.8～1.6 kPa)
平均肺动脉压	10～18 mmHg(1.3～2.4 kPa)
肺毛细血管楔压(PCWP)	12～18 mmHg(1.6～2.4 kPa)
心排血量(CO)	4～6 L/min
每搏输出量(SV)＝HR/CO・1 000	60～70 ml
心脏指数(CI)	2.5～3.5 L/(min・m^2)
体循环血管阻力(SVR)＝80×(BP－CVP)	800～1 200 dynes(s・cm^2)

三、监测方法

(一) 中心静脉压监测术

1. 中心静脉插管

作中心静脉压测定，首先要进行中心静脉插管。插管的部位常选用锁骨下静脉、颈内静脉、股静脉以及外周静脉。前三者是在危急情况下较易穿刺成功的几条大静脉。但是锁骨下静脉穿刺易造成空气栓塞和气胸，颈内静脉插管不易固定，很难与气管插管同时进行，股静脉插管单位离会阴较近，易被感染。因此，无论选用哪种静脉都有其利弊，应根据病人的具体情况及操作者对血管解剖位置的熟悉程度和穿刺成功率的高低以及插管后是否便于固定和护理为原则，选择最佳穿刺部位。下面以锁骨下静脉插管为例，简单介绍插管方法。

1）选择进针点，锁骨下穿刺点是常用的进针点之一。锁骨与第 1 肋骨之间形成一夹角，该角位于锁骨中线下方，该角外 1～2 cm 处为穿刺点。

2）用常规方法消毒皮肤并铺上孔巾。

3）戴手套将套管针与装有肝素盐水的注射器连接好。

4）针头与额状面呈 30°～35°做静脉穿刺。

5）见回血停止进针，分离注射器，并用手指封闭针尾。轻轻将套管送入血管深部，退出针芯，迅速将中心静脉导管通过套管插入血管内。

6）拔出套管，并妥善固定。

2. 中心静脉压测定装置

中心静脉压测定装置主要由中心静脉导管、测压管、输液装置和三通组成(图 7－1)。首先作中心静脉插管，然后将中心静脉导管通过三通与测压管和输液器相连接。测压管上有刻度可以用来读数，输液装置的作用是用来维持导管的通畅，也可用于输液。整个测定装置要充满液体，排尽空气，并保证每一个接头衔接紧密，使之成为一个封闭良好的回路。

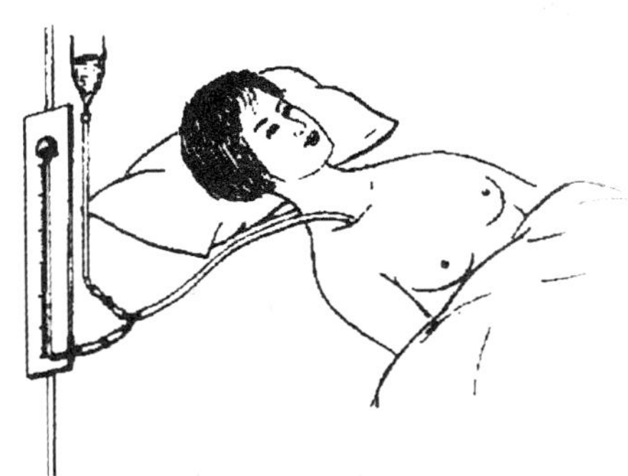

图 7－1　中心静脉压测定

3. 测定方法

1）病人取仰卧位，使测压管上的“0”刻度位于病人右侧腋前线第 4 肋间水平面上。

2）用注射器通过“三通②”向测压管注入适量无菌生理盐水，使测压管内水柱液面高于预计的静脉压，然后关闭注射器端口。

3）通过“三通①”关闭输液通道，使静脉导管与测压管相通。此时，测压管内液面回落，直至液平面稳定时，观察液面在测压管上的刻度数，即为中心静脉压的值。

4）通过“三通①”关闭测压管，使静脉导管与输液管相通，以维持导管通畅。

4. 注意事项

1）由于胸内压和腹内压均可以影响 CVP 值，所以当病人出现咳嗽、呃逆、憋气、烦躁、抽搐、大小便和吸痰之后不应立即测量，可间歇 10 min 之后再测量。另外对使用 PEEP 的病人，在测量时最好暂时中断 PEEP。

2）若测压管内混有气泡，会影响读数，影响测量结果的准确性。因此，在测定前，要检查测压管内有无气泡，并排除干净。

3）在监测过程中要保持导管通畅，严格无菌操作。

（二）有创动脉血压监测术

1. 概述

将动脉导管插入动脉，直接测定动脉血压的方法为有创动脉血压监测术。该方法是借用压力传感器，将血管内之液体静力压转变成电信号，并输入监护仪。经过监护仪的加工处理后，将压力曲线和数字显示在示波器上，随时为我们提供病人动脉血压的变化情况。这种测量法较袖带测量法更直接和准确。尤其在低血压状态和休克的情况下选用更有意义。此外，还可通过动脉内插管直接抽取血液作动脉和血气分析。

2. 动脉插管

1）插管最常选用的动脉：桡动脉、尺动脉、足背动脉和股动脉，其中桡动脉解剖部位表浅，便于穿刺和固定，并有良好的侧支循环，是首选插管动脉。插管前应先做 Ahen 试验以证实其侧支循环是否良好。但休克时常使这项试验变得难以观察，在这种情况下可用多普勒探查。在桡动脉不宜使用时可选用足背动脉进行。股动脉是全身最大的表浅动脉，在周围动脉搏动消失时，是惟一能触及、可行的插管动脉。

2）嘱病人平卧，选择桡动脉穿刺时，病人手臂外展，腕背曲。

3）触摸动脉搏动，以动脉搏动最明显处为穿刺点。通常位于腕横纹上方 2 cm 处。

4）常规用碘酒、酒精消毒皮肤。

5）用适宜型号的套管穿刺针穿刺动脉。进针时针头与皮肤呈 30°～45°角。

6）见回血，继续将导管送入血管深部，同时退出针芯。

7）立即将导管与测定装置相连。

8）妥善固定导管，可用胶布固定，也可缝一针在皮肤上。

3. 测定装置

有创动脉血压测定装置由动脉插管、三通、加压输液器、压力传感器（又称换能器）和监护仪组成。接连方法见图 7－2。整个通路均用肝素盐水充满，并排尽其中空气。

4. 测量方法

（1）校正零点　步骤如下：

1）将压力传感器置于病人右心房水平面上。

2）关闭动脉导管端口，打开压力传感器上排气孔。

3）启动监护仪上校零开关，监护仪上压力曲线与读数均将回到零位，提示校零成功。

（2）校零完毕　关闭压力传感器的排气孔，打开压力传感器与动脉导管通道，监护仪上即可

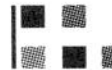

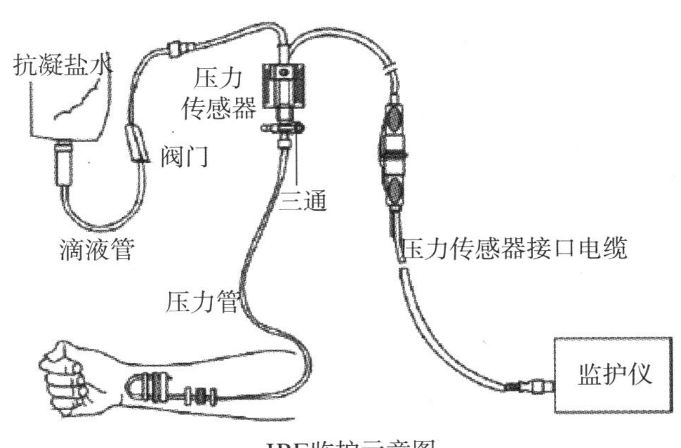

图 7-2 有创动脉血压测定装置

持续显示压力数值和压力曲线。

(3) 观察压力曲线,记录压力数值 略。

5. 注意事项

1) 为保证导管内血液不发生凝固,维持其通畅,在整个测压过程中,要保持加压气袋内的压力维持在 300 mmHg(40 kPa),以每小时 3 ml 的速度均匀滴注肝素盐水。

2) 由于压力维持传感器易受温度变化的影响而导致零位线移位。所以,每隔 4 h 要重新调整零位 1 次,尤其在出现不正常读数时,要及时调整。

3) 若通过动脉导管采血做血气分析,要及时推注少量肝素盐水,冲洗导管,以免血液凝固,堵塞导管。

(三) Swan-Ganz 漂浮导管监测术

20 世纪 60 年代后期,Swan-Ganz 漂浮导管问世,并成功地应用于危重病人的血流动力学监测。可测量 CVP、右室压、PAP、PVWP 以及心排量等多项参数,使血流动力学监测步入一个崭新时代。

1. 漂浮导管的结构

漂浮导管可根据导管的外径大小、长度以及管腔的多少,分为不同型号。按管腔的多少可分为二腔导管、三腔导管、四腔导管和多功能导管。

(1) 二腔导管 其腔有 2 个,即远端腔和气囊腔。远端腔是指从导管顶端开口处到导管尾端的远端孔注射接头有一条通道,可用来测定 PAP 和 PCWP。气囊腔是指从导管前端的气囊到导管尾端的气囊注气口有一条通道,可为气囊充气,使导管能随血液漂行。

(2) 三腔导管 有 3 个腔。除上述两腔外,又增加一个近端腔。近端腔指从距导管顶端 20~30 cm 处的近端侧孔到导管尾端的近端孔注射接头有一条通道。在导管顶端进入肺动脉后,近端侧孔正好位于病人右心房处,因此该腔可用来测定 CVP 或输液。

(3) 四腔导管 是标准的 Swan-Ganz 漂浮导管,目前使用最多。它是在三腔导管的基础上,再增加一个腔,即热敏电阻腔。用于测定血液温度,来计算心排血量。在距导管顶端 4 cm处安装一个热敏金属片,它通过一条导线与测心排血量的微机相连。该导线不能裸露在外,而是掩埋在一个通道里。使该腔成为有名无实的腔,位于热敏金属片到热敏电阻外部接头之间。

（4）多功能导管　是在距四腔导管顶端 25 cm 和 26 cm 处或在 17 cm 和 18 cm 处，各安装一个电极，分别经埋于管腔的导线引出，终止于尾端接头，利用电极监测心电图或进行心脏起搏（图 7-3）。

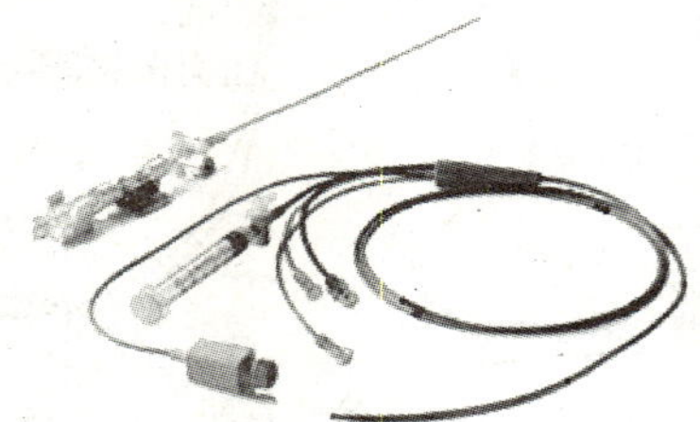

图 7-3　Swan-Ganz 漂浮导管

2. 术前准备

（1）病人准备　术前要向病人及家属说明行漂浮导管监测的目的、操作方法、潜在问题和有关的注意事项，以取得病人及家属的同意和合作。对于手术区域的皮肤，要用肥皂和温水清洗干净，然后剃去毛发。

（2）物品准备　除准备无菌的漂浮导管、穿刺针、金属引导丝、血管扩张器和导管鞘外，还要准备监护仪、压力传感器、肝素溶液、输液用药、三通、测心排血量的微机，以及抢救药品和器械，尤其在插管前一定要对漂浮导管做好认真检查和仔细准备。

（3）操作步骤

1）给气囊充气，检查气囊有无漏气，能否均匀充盈及其导线功能是否正常。

2）可将热敏电阻外部接头与心排血量测定仪连接，检查热敏电阻的性能。首先启动测定仪上的自身测试开关，若有导管故障，测定仪上会自动显示"不合格"字样，应立即更换导管。

3）用无菌生理盐水冲洗远端腔，并检查是否通畅，然后用肝素盐水分别充满 2 个腔。

4）让近端腔与静脉输液管连接，远端腔与持续冲洗器和压力传感器连接，应注意准备工作必须在无菌操作的前提下进行。

3. 插管方法和术中配合

1）常规消毒皮肤、铺巾、戴手套、局部浸润麻醉。

2）用静脉插管的方法将导管通过导管鞘缓慢送入右心房。

3）将导管送入 45 cm 左右时顶端到达右心房。一方面要给气囊充气，通常使用二氧化碳是因为其容易弥散，万一球囊破裂，不会发生肺栓塞，也可使用空气，注入量不得超过 1.25～1.5 ml，防止气囊破裂。气囊充盈后导管可随血液流动向前漂行。另一方面要开始从监护仪上观察压力曲线变化，以判断导管所在位置。

4）继续轻轻用力将导管向前推进，当导管到达右心室时，监护仪上会出现右室压力曲线。此时要注意观察病人心电图情况以及有无惊悸和不适，防止心律失常的发生。

5）当导管从右心室向肺动脉推进时，送管速度不得太快，以免导管在心室内打结。当监护仪上出现肺动脉压力曲线，说明导管顺利进入肺动脉，若迟迟不见预期波形，应考虑可能发生打结。要在放出气囊气体的情况下，缓慢退管，然后再充气重新进管。

6）当导管到达肺动脉末梢时，被嵌塞在某一个部位，监护仪上会出现肺毛细血管楔嵌压波形。此时放掉气囊气体，使导管向后退回到肺动脉，然后再充气使导管再次进入肺毛细血管嵌塞。如此反复至监护仪上肺毛细血管楔嵌压力曲线清晰可见。测定出 PCWP 的值，然后放掉气体。

7）固定妥善，并用无菌敷料覆盖穿刺部位。

4. 术后测定

(1) CVP 测定　将压力传感器置于病人右心房水平面上，使测压管与近端腔接头连接，即可测得 CVP 值，测值完毕将压力传感器重新与远端腔注射接头连接。

(2) PAP 与 PCWP 测定　在大多数时间里漂浮导管顶端位于肺动脉，只要将远端腔与压力传感器连接即可测得 PAP。若需要测定 PCWP，应给气囊充气，使导管进入肺毛细血管嵌塞，才能测出 PCWP，之后要立即放掉气体，每次充气时间不应超过 5 min，防止阻塞时间较长引起不良后果。

(3) 心排血量测定　首先将热敏电阻外部接头插入心排血量测定仪，启动仪器。然后取 0～5℃的无菌生理盐水或无菌葡萄糖溶液 5 ml，从近端腔入口快速推入右心房。推注时速度要均匀，且保证在 3 s 内完成。冷溶液注入右心房后，与血液混合，使血温迅速下降，温度明显改变的血液流经热敏电阻时被很快感知，通过心排血量测定仪测出温度时间曲线下所包含的面积，并经过计算测出心排血量。

四、护理

(一) 护理评估

1. 生命体征

做血流动力学监测的病人多为病情较危重的病人，护理人员要严密观察病人的神志、体温、脉搏、呼吸和血压的变化。

2. 潜在并发症

利用心导管为病人进行血流动力学监测，会给病人带来许多健康问题，常常会发生血栓栓塞、导管感染、出血、气体栓塞和心律失常等并发症。血栓的形成是心导管技术中最常见的并发症之一，造成的原因：①导管作为异物可引起机体的防御反应，造成血小板沉积；②导管的置入使血流受阻，加上病人活动受限，血液循环的速度明显减慢，使血小板易发生聚集；③病人血容量不足或血液黏稠度增高等。导管感染的发生率也较高，它与许多因素有关，如无菌操作不严格、机体抵抗力下降、用具的污染以及置管时间过长等。造成出血则是因为插管选用的血管管径较大，并且导管插入后要常规使用抗凝药，如果反复血管穿刺损伤了血管壁，就极易导致出血。所以护士在进行评估时应加以注意，将潜在并发症作为重点评估内容。

3. 病人及家属对监测知识了解的程度及心理反应

血流动力学监测是一项复杂的监测技术。如果病人缺乏有关方面的信息知识，将会使病人产生较大的心理压力，出现不同程度的心理反应，评估时护士要了解病人和家属对疾病以及监测技术的看法和感觉，及时判断病人的情绪状态和心理反应。

病人之间存在着个体差异，病人不同其疾病的性质、病情程度、个人需要等也不尽相同。因此，在评估的过程中护理人员一定要根据病人不同的情况全面评估病人，而不能千篇一律用一个模式去进行。

（二）护理诊断

（1）知识缺乏　缺乏有关疾病的进程和配合监测等方面的知识。

（2）焦虑/恐惧　与病人对疾病的严重程度、创伤性监测手段了解较少以及无法判断治疗结果等因素有关。

（3）其他　有血栓形成的危险；有异常阻塞的危险；有潜在出血和感染的危险；有心律失常和气体栓塞的危险。

（三）护理计划及评价

1. 知识缺乏

（1）护理目标

1）在监测的全过程中病人感到放松和安全。

2）使病人对有关监测的信息有足够了解。

（2）护理措施

1）介绍有关监测的信息，包括监测的目的、简单步骤和方法、持续的时间、术中可能出现的感觉、术中术后如何配合等，使病人了解监测的全部经过。可采用与同类病人进行交流的方式告诉病人以上监测信息。

2）在有可能的情况下，应陪同病人参观导管室或请导管室的工作人员与病人会面、交谈、使病人熟悉导管室的环境和工作人员，以减轻病人的陌生感和担心。

（3）护理评价

1）病人诉说在监测的整个过程中感到放松和安全。

2）病人对有关监测信息有足够了解，表现为焦虑程度明显减轻，术中配合较好，术后能够遵循有关的注意事项。

2. 焦虑/恐惧

（1）护理目标　病人减轻焦虑/恐惧的心理，能积极配合治疗。

（2）护理措施

1）保持环境的安静，避免不良刺激。

2）鼓励病人听一些舒缓的音乐放松情绪。

3）在整个监测的过程中要有专人护理。护理人员要多关心和安慰病人，及时询问病人的感觉和不适，给予及时照顾和护理。

4）在整个监测的过程中要有专人护理。护理人员要多关心和安慰病人，及时询问病人的感觉和不适，给予及时照顾和护理。

（3）护理评价　病人情绪平稳，积极配合治疗。

3. 有血栓形成的危险

（1）护理目标　在整个监测过程中病人不出现血栓栓塞。

（2）护理措施

1）选择管径适宜、管腔粗细一致、质地较柔软的导管作监测，以减少血栓形成的概率。

2）插管时要求技术娴熟，动作轻柔稳准，避免反复穿刺以减轻血管壁的损伤。

3）要尽量缩短导管留置的时间，最好不要超过 72 h，因为最安全的留置时间应该是 48～

72 h。时间过长血栓发生的概率将成倍增加。

4）用肝素溶液冲洗导管，以维持导管通畅和预防血栓形成，常用的方法有持续冲洗和按需间断冲洗。持续冲洗是在0.9%生理盐水500 ml中加入肝素50～100 mg(6 250～12 500 U)，然后用持续冲洗器、微量泵或输液器持续缓慢滴注。按需间断冲洗是用1%肝素盐水0.5～1 ml定时或根据需要从输液器莫非滴管中加入导管或直接经导管口注入导管的方法。尤其注意在推注时，一旦遇到阻力切不可强行注入，以免引起血栓栓塞。

5）加强置管侧肢体的护理，一方面，要帮助病人按摩肢体肌肉，活动腕或踝关节，以促进肢体血液循环，减少血栓形成。另一方面要严密观察肢体的温度、皮肤颜色、肢体的感觉，以及有无肿胀和疼痛等情况，以了解肢体供血情况，有助于及早发现栓塞的迹象，迅速加以纠正。

(3) 护理评价　病人在监测过程中没有发生血栓栓塞，这是最佳评价的结果。

4. 有潜在出血和感染的危险

(1) 护理目标　病人在监测的全过程中不发生出血和导管感染。

(2) 护理措施

1）尽量选择感染机会少的部位置管，如会阴部、焦痂及创面等处均为易感染的部位，要尽量避开。

2）置管前要认真准备皮肤，置管时要严格无菌操作，以避免置管时带入细菌。

3）保持导管入口处及周围皮肤的干燥、无菌和无血状态。做到每24 h更换敷料1次。若有污染，应随时更换，在更换敷料时要观察导管入口处及周围皮肤有无红、肿、热、痛等炎症反应，有无出血倾向，然后用碘伏消毒，用无菌敷料重新封盖伤口。

4）凡与导管相连的延长管、三通、输液器、压力传感器等所有物品均应保持无菌。对于延长管、三通、输液器等需每24 h更换1次。若发现导管少量脱出，不可随手送入血管，要经碘酒和酒精消毒后方可重新送回血管。

5）在测值的过程中要严格无菌操作，减少污染。

6）动脉置管后穿刺部位要加压包扎。必要时用1 kg沙袋压迫6～12 h。

7）增强病人的抵抗力，必要时可用抗生素治疗，做到尽早拔管。

(3) 护理评价　病人在监测过程中未发生出血和导管感染。

第二节　心电图检查

心脏的基本活动是由电活动和机械活动组成，而且在每次机械活动之前，均先有电活动。心脏的电活动是一种生物电，可经人体传导到体表，使身体各部位产生电位差。若用心电图机把体表这种变动着的电位差记录下来，可以描绘成有规律的呈周期性变化的曲线图形，称心电图。心电图检查是临床上诊断心脏疾病的一种较好的辅助诊断方法，要全面了解和重点掌握。

一、心电图检查的临床意义

(一) 及时发现和诊断心律失常及其先兆

危重病人的各种有创的监测和治疗、手术操作、酸碱失衡和电解质紊乱等均可引起心律失常，严重时可引起血流动力学改变。心电图（ECG）监测对发现心律失常、识别心律失常性质、判断药物治疗的效果均十分重要。

（二）尽早发现心肌缺血或心肌梗死

严重的缺氧、高 CO_2 血症、酸碱失衡等诸多因素，均可导致心肌缺血、心律失常的发生。心率的增快和血压的升高，可使心肌耗氧增加，引起或加重心肌缺血的发生。持续的心电监测可根据心电波形的变化尽早发现心肌缺血，及时采取相应措施进行处理，降低心肌梗死的发生率。

（三）监测和处理电解质紊乱

危重病人在治疗过程中，很容易发生电解质紊乱，低钾和低钙都可对心脏功能产生较大的影响，可诱发各种心律失常，持续的心电监测可能早期发现电解质失衡，对指导临床用药有重要意义。

（四）手术监护

对各种手术，特别是心血管手术的术前、术中、术后及各种特殊检查（心包穿刺、内镜），治疗（反搏、电击复律等）也要实施心电监护，以免发生意外。

二、监测方法

（一）心电监护系统

重症监护治疗病房内，常配备心电监护系统。心电监护系统由一台中央监测仪和4～6台床边监护仪组成，可持续地显示心电波形、心率、呼吸、有创和无创血压值、体温、血氧饱和度的功能参数的数字和图像，可设置心率、血压的高限和低限报警，以及心率和血压的24 h趋势记录图，通过心电的监测，还可以对10多种心律失常波形进行自动记录、分析、报警，有“回忆”和“冻结”功能，方便医生和护士定期分析病情变化，床边监护的心电图信号可以通过导线，电话线或遥控输入中心监测站。

（二）动态心电图监测仪

动态心电图监测仪（Holter心电图监测仪）可分为分析仪和记录仪两部分。可随身携带的小型心电图磁带记录仪，通过胸部皮肤电极描记日常活动者24 h的1～2导联的心电图波形，然后将记录磁带进行快速回归分析，把异常心电图和日常活动量、时间及出现的自觉症状相联系，便于在动态中观察心电图变化。其分析仪可应用微机进行识别。Holter监测主要用于冠心病和心律失常的诊断，也可用于监测起搏器的功能，寻找晕厥原因和应用抗心律失常药物效果，以及用于科学研究。

（三）遥控心电图监测仪

该监测仪不需导线和心电图监测仪相连，遥控半径一般为30 cm，中心台可同时监测4～6名病人，有数字储存型示波器，数字显示心率和室性早搏的次数，有心电波形，有高限和低限心率报警系统，并有心律失常自动检出、报警、分类、计数和记录等电脑装置。

三、心电产生的原理

(一) 静息电位

静息电位是指心脏细胞在安静状态下存在于膜内外两侧的电位差。由于正常情况下带电离子在细胞膜内外两侧分布均衡，尤其是细胞内钾离子浓度较细胞外高出3倍，细胞外钠离子浓度是细胞内钠离子浓度的15倍。在此情况下，势必因浓度差的存在产生钾离子向膜外流动和钠离子向膜内流动的趋势。恰逢安静状态下，细胞膜只对钾离子通透性高，而对钠离子和氯离子通透性很低，对钙离子和蛋白阴离子则完全不能通过。因此，只有钾离子外流，使细胞膜外带上正电荷，蛋白阴离子被留在细胞内，使细胞膜内带上负电荷，从而形成膜内外电位差。当钾离子外流产生的内负外正的电场力足以阻止钾离子继续外流时，细胞膜内外的电位差将稳定在某一水平。此时若进行测量，细胞膜内电位约为－90 mV。

(二) 动作电位

动作电位是指心肌细胞受刺激后在原有静息电位的基础上发生的膜内外电位变化，是心肌兴奋的标志。动作电位共有5个时期。

1. 动作电位〔0〕时相

当心肌细胞受到适宜刺激时，细胞膜对钠离子的通透性骤然升高，而对其他离子完全无通透性，此时钠离子则可借浓度梯度从浓度高的细胞外侧向浓度低的细胞内流动，使膜内电位由原来的－90 mV迅速上升到＋30 mV左右，形成膜内为正电位，膜外呈负电位的状态。这一过程又称为除极。

2. 动作电位〔1〕时相

动作电位〔1〕时相是心肌细胞在0期除极之后出现的快速而短暂的复极。此时，细胞膜对钠离子的通透性迅速降低，钠离子停止内流；并且逐渐恢复对钾离子和氯离子的通透性，出现钾离子向外流，氯离子向内流，使细胞内电位从＋30 mV很快下降到0 mV左右。

3. 动作电位〔2〕时相

由于钙离子主要存在于细胞外，细胞内浓度很低，从而形成了膜内外钙离子浓度差。因此，在〔2〕时相细胞膜对钙离子的通透增加的情况下，钙离子就会向细胞内流动。与此同时钾离子还在继续向细胞外流动，两种离子的双向流动，保持了细胞膜内外正电荷相等，使膜电位稳定在等电位状态。

4. 动作电位〔3〕时相

随着时间推移，钙离子内流停止，钾离子外流逐渐增加，使细胞内电位由0 mV很快下降到－90 mV，至此复极过程全部完成。

5. 动作电位〔4〕时相

动作电位〔4〕时相又称静息期，此期细胞膜电位始终稳定在静息电位水平。但是，细胞膜内外的离子在积极调整，把动作电位期间进入细胞内的钠离子和钙离子排出去，把外出的钾离子摄取回来，以恢复动作电位之前细胞内外离子的正常浓度差，保持细胞的再兴奋能力。

四、心电图导联

将2个电极放在人体表面2个不同的部位，并与心电图机相连，形成闭合电路，即可描记到心电图。这种放置电极的方法，称为心电图导联。目前大多数心电图工作者所采用的导联是国际通用导联体系，常用导联有以下 3 种。

（一）标准导联

标准导联是最早使用的导联，目前仍被广泛使用。包括导联Ⅰ、Ⅱ、Ⅲ。具体连接方法见图 7－4。

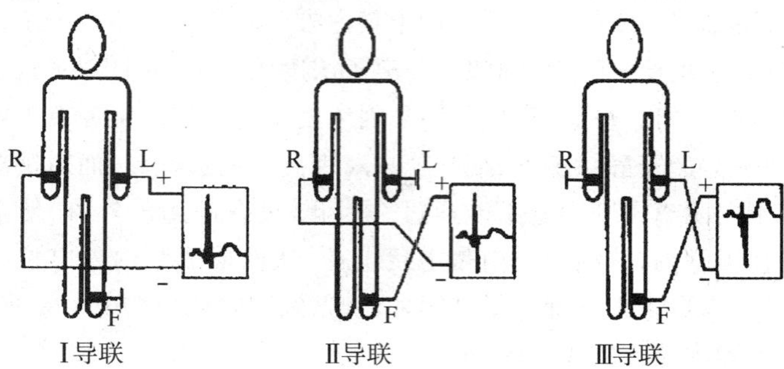

图 7－4 标准导联

1. 导联Ⅰ

左上肢接心电图机正极，右上肢接心电图机负极，用于测量左、右上肢电位差。

2. 导联Ⅱ

左上肢接心电图机正极，右上肢接心电图机负极，用于测量右上肢、左上肢电位差。

3. 导联Ⅲ

左下肢接心电图机正极，左上肢接心电图机负极，用于测量左上肢、左下肢电位差。

（二）加压单极肢体导联

1. aVR 导联

右上肢接心电图机正极，左上肢和左下肢接在一起，并与心电图机负极相接，用于探测右上肢电位变化。

2. aVL 导联

左上肢接心电图机正极，右上肢和左下肢接在一起，并与心电图机负极相接，用于探测左上肢电位变化。

3. aVF 导联

左下肢接心电图机正极，左上肢和右上肢接在一起，并与心电图机负极相接，用于探测左下肢电位变化(图 7－5)。

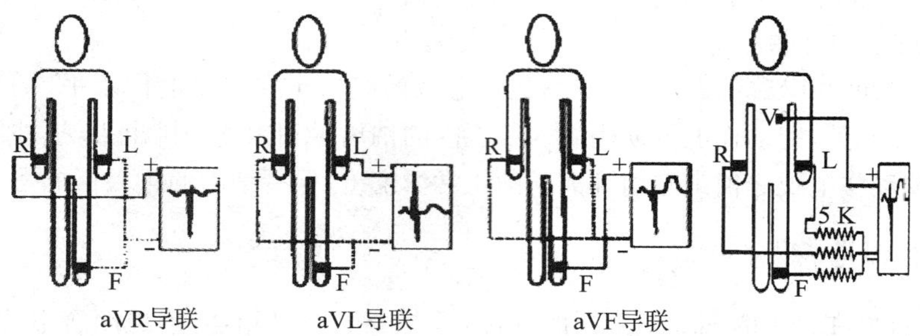

图 7－5 加压单极肢体导联

(三) 胸导联

胸导联是把探查电极直接贴放在心前胸壁上，并与心电图机的正极相接，把左、右上肢和左下肢3个肢体上的电极互相连通，综合成中心电端，再与心电图机负极相接的常用导联。探查电极有9个通用位置(图7-6)。

V_1：探查电极放在胸骨右缘第4肋间。

V_2：探查电极放在胸骨左缘第4肋间。

V_3：探查电极放在 V_2 与 V_4 边线的中点。

V_4：探查电极放在左侧锁骨中线第5肋间。

V_5：探查电极放在左侧腋前线第5肋间。

V_6：探查电极放在左侧腋中线第5肋间。

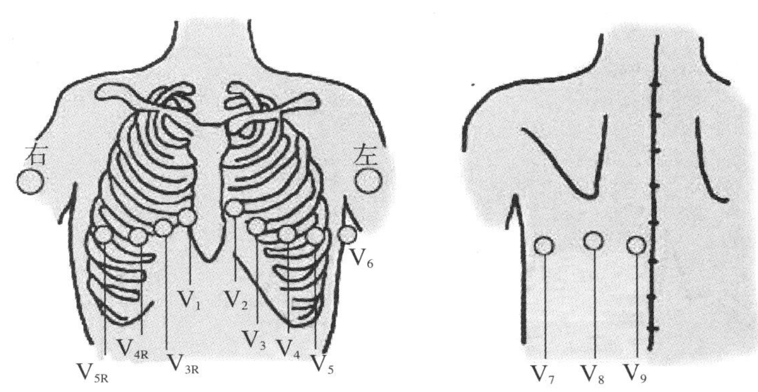

图7-6 胸导联

V_7：探查电极放在左侧腋后线第5肋间。

V_8：探查电极放在左侧肩胛下线第5肋间。

V_9：探查电极放在脊椎旁线第5肋间。

在临床实际操作中，由于心电图机的导联线路已按要求排列固定好，因此，只需要将标有红、黄、绿、黑4种颜色的电极，分别接在右上肢、左上肢、左下肢和右下肢上，即可描记出各种导联的心电图图形。

五、正常心电图

正常情况下，每一次心动周期产生的心电活动均会形成一个心电图波组。每个波组均由P波、P-R间期、QRS波、ST段、T波和Q-T间期组成。有时还会见到U波和Ta波。认识和掌握各波段的临床意义、正常值和特点，是识别异常心电图的基础。

(一) P波

P波是心电图波组中第一个波，是左右心房除极时共同产生的波。通常是圆拱形。P波时间不超过0.11 s，振幅在肢体导联上不超过0.25 mV，在胸导联上不超过0.2 mV。P波方向在Ⅱ导联上一定直立；在aVR导联上一定倒置；在其余导联上既可直立，也可倒置。有时P波的形态会呈双峰形或双向形。若呈双峰形，峰间距应小于0.04 s，属正常情况。若呈双向形，其终末电势大于−0.02 mV，也属正常情况。

（二）P－R间期

P－R间期代表自心房肌开始激动到心室肌开始激动所需要的时间。正常成人为0.12～0.20 s。P－R间期的长短与激动传导的快慢和路径有直接关系。例如，房室传导阻滞P－R间期延长，预激综合征P－R间期缩短。

（三）QRS波群

继P波之后的第一个波群称为QRS波群。

1. 命名

一般情况下QRS波群是由Q、R、S三个波中任意1～3个波组成。第一个向下的波为Q波，第一个向上的波为R波，R波之后第一个向下的波为S波。若S波之后还有一个向上的波则为R′波，R′波之后向下的波为S′波。

2. 形态

QRS波群有各种形态，常见的形态见图7－7。

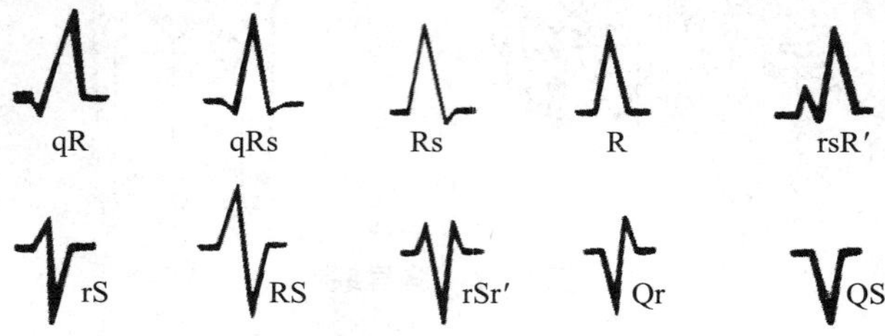

图7－7 QRS波群形态示意图

3. 时间

QRS波时间为0.06～0.10 s，其中Q波时间＜0.04 s，V_1导联上室壁激动时间（VAT_1）＜0.03 s；V_5导联上室壁激动时间（VAT_5）＜0.05 s。

4. 振幅

QRS波振幅大致见表7－2所总结。

表7－2 成人QRS振幅正常值(单位 mV)

Q波	R波	R＋S波	QRS振幅
以R波为主的导联q波＜1/4R	Ⅰ＜1.5 aVR＜0.5 aVL＜1.2 aVF＜2.0	$R_{V_1}+S_{V_5}$＜1.2 $R_{V_5}+S_{V_1}$＜4.0(男)	Ⅰ＋Ⅱ＋Ⅲ＜1.5 aVR＝aVL＋aVF＜1.5
aVR：＞Qr	V_1＜1.0 V_5＜2.5	$R_{V_5}+S_{V_1}$＜3.5(女)	

（续表）

Q波	R波	R+S波	QRS振幅
$V_1V_2V_3$ 导联无 Q 波	Ⅱ＋Ⅲ＜4.0	R/S：V_1＜1 V_5＞1 $R_Ⅰ+S_Ⅲ$＜2.5	

（四）T波

正常 T 波的形态不对称。上升支的倾斜度较下降支的倾斜度小。临床上观察 T 波形态改变对诊断很有意义。通常情况下，T 波振幅大于同导联 R 波的 1/10。在心前导联中，T 波甚至可以高达 1.2～1.5 mV，当然 V_1 导联除外，一般不超过 0.4 mV。若超过 0.4 mV 应考虑有无心室后壁心肌梗死情况。T 波在以 R 波为主的导联上，方向直立；在以 S 波为主的导联上，方向可倒置、双向或直立。

（五）ST段

ST 段与心动周期中〔2〕时相对应，故处于等电位状态。正常情况下 ST 段下移不应超过 0.05 mV；在 V_1～V_3 导联上 ST 段抬高不应超过 0.3 mV；其余导联上 ST 段抬高不超过 0.1 mV。

（六）Q－T间期

Q－T 间期代表心室肌除极和复极全部过程所需要的总时间。其长短与心率的缓速有密切关系，心率愈慢，Q－T 间期愈长，反之愈短。因此我们测量出 Q－T 间期值之后，要给予校正。用来校正的公式很多，其中 Bazett 公式：

$$Q-Tc = 实际\ Q-T\ 间期(s)/R-R\ 间期或\ P-P\ 间期(s)$$

（七）U波

U 波位于 T 波之后，在 V_3 导联上最清楚。U 波的方向一般和 T 波一致，振幅不超过同导联上 T 波的 1/2。

（八）Ta波

Ta 波代表心房复极波，隐藏在 P－R 段中。正常工作心电图中往往不易发现。

六、心电监测

心电监测是临床应用最广泛的一个监测项目，因此学习和掌握心电监测技术非常重要。

（一）监测导联

在监护过程中一般不将电极接到病人的肢体上，因为病人需长期监测，这样做限制了病人的活动。因此，通常将电极贴在病人胸部，具体做法见表 7－3 和 7－4。

三线监测导联中 $M_Ⅱ$、MCL_1 和 MCL_5，导联 P 波清楚，波幅较大，干扰小，是临床上常用的导联。缺点是要改换监测导联，必须重新连接电极。

目前临床上多用五线导联，只需一次将 5 个电极接好，就可在监护仪上任意选择所需导联，简单方便。

表 7－3　三线监测导联的连接方法

监测导联	正极	负极	地线
M_{I}	左锁骨下外 1/3 处	右锁骨下外 1/3 处	右锁骨中线 6～7 肋间
M_{II}	左锁骨中线第 6～7 肋间	右锁骨下外 1/3 处	右锁骨中线 6～7 肋间
M_{III}	左锁骨中线第 6～7 肋间	左锁骨下外 1/3 处	右锁骨中线 6～7 肋间
MCL_{1}	胸骨右缘第 4 肋间	左锁骨下外 1/3 处	右锁骨下外 1/3 处
MCL_{5}	左侧腋前线第 5 肋间	左锁骨下外 1/3 处	右锁骨下外 1/3 处

表 7－4　四线和五线监测导联的连接方法

监测导联	正极（黑色）	负极（白色）	地线（绿色）	正极（红色）	探查电极（棕色）
四线导联	左锁骨下外 1/3 处	右锁骨下外 1/3 处	右锁骨中线下方第 6～7 肋间	左锁骨中线下方第 6～7 肋间	
五线导联	左锁骨下外 1/3 处	右锁骨下外 1/3 处	右锁骨中线下方第 6～7 肋间	左锁骨中线下方第 6～7 肋间	胸骨右缘第 4 肋间

（二）监测步骤

1）用品准备。包括监护系统、监测导线、随弃式电极、酒精棉球或随弃式清洁等。

2）向病人说明监测的意义和目的，消除病人顾虑，取得病人合作。

3）嘱病人取仰卧位或半卧位。

4）先将导联连于床边监测仪上，再将床边监测仪接地线和电源，然后打开电源开关，进行调试，使监测仪进入心电监测状态。

5）选好电极安放的位置，并用酒精棉球或清洁纸清除皮肤上的油脂和污垢，以保证图像清晰。

6）将电极片与导联线连接好，紧紧贴在病人皮肤上。

7）观察心电图情况，并填写好监测记录。

（三）注意事项

1）根据各心电监测导联的特点，结合监测的目的，选择合适的心电图监测导联，对心律失常病人多选用 M_{II}、NCL_{1} 导联。对心肌梗死、冠心病病人用 MCL_{5} 导联。

2）为了保证心电监测的质量，一定要避免和消除伪差。首先，导线连接必须要正确牢固。电极放置的位置不能有错误，并保证与皮肤接触良好，以减少阻抗，防止基线漂浮，保证图像清晰。在病人咳嗽、躁动、搔抓、翻身、寒冷以及触摸电极等情况下，均会出现误差，要及时识别与处理。

3）合理设置警报的上、下限，做到既不会延误观察病人病情，也不会因频繁报警影响病人休息，造成病人恐惧。

4）贴放电极时要尽量不影响心脏听诊、安放起搏器和电除颤。

5）监测的整个过程中要注意病人保暖，防止受凉，同时要注意用电安全。

6）对于需要长期监测的病人，要定期更换电极放置的位置，避免皮肤因过久刺激而发生受损。尤其是病人出现放置部位的皮肤瘙痒、发红等不适症状要考虑有皮肤过敏，应给予积极处理。

思考题

1．名词解释

中心静脉压　　休克指数

2．中心静脉压测量的临床意义是什么？

3．血流动力学监测的内容及方法有哪些？

4．心电图检查的临床意义有哪些；正常心电图的表现是什么？

5．监护系统的组成及监护仪的类型有哪些？

（李海燕　张　星）

第八章

呼吸功能的监测

学习目标

掌握 氧疗指征和给氧方式。
掌握 影响血氧饱和度的因素。
掌握 呼吸机高压报警和低压报警的常见原因及对策。
掌握 人工气道管理原则。
了解 血气分析中 pH 值、PaO_2、HCO_3^- 的含义。
了解 呼吸机工作原理和常见并发症。

第一节　呼吸功能监测

呼吸功能的监测分为呼吸动力机制监测和气体交换的监测。

一、呼吸动力机制监测

呼吸动力机制监测包括压力、流速、容量相互关系的测定。

(一) 潮气量(V_T)

检测的目的是测定通气正常与否，机制通气时，需常规监测潮气量和呼吸频率。

1. 定义

在平静呼吸时，每次吸入或呼出的气量即为潮气量。

2. 正常值

正常值 8～10 ml/kg，平均值 400～500 ml。潮气量受年龄、性别、体表面积和代谢状态等因素影响。

3. 临床意义

由于呼吸贮备，一般平静时并不表现潮气量变化。在发热、代谢增加等疾病状态时则有变化。不同的疾患潮气量改变不同，哮喘时气道阻力增加，使得吸气增加，呼气时间延长，所以潮气量增大，频率减慢；而肺水肿、腹水、肥胖、ARDS 等情况出现浅快呼吸，潮气量减少。

(二) 肺活量

肺活量(VC)是通气贮备指标之一。

1. 定义

深吸气后做最大呼气所能呼出的气量为肺活量。

2. 正常值

约为 60 ml/kg。男性：3 400 ml 或(2 300×体表面积)；女性：2 400 ml 或(1 800×体表面积)。肺活量与体表面积、性别、年龄、胸廓结构、组织弹性、呼吸肌强度有关。

3. 临床意义

肺活量反映胸廓、肺组织的病理和呼吸肌力的变化。若肺组织损害，胸廓活动受阻，膈肌活动和肺扩张受限均导致肺活量下降，反映了限制性通气障碍，如肺活量<15 ml/kg 时，要考虑辅助通气，如床边测定肺活量>1 L 则是呼吸机脱机指标之一。

(三) 每分钟通气量

每分钟通气量(V_E)即潮气量与呼吸频率的乘积。

1. 定义

静息状态下，每分钟呼出或吸入的气体总量。

2. 正常值

男性 6 000～8 000 ml/min。女性 5 000～6 000 ml/min。使用呼吸机治疗时由于呼吸死腔(包括静态死腔和动态死腔)的存在，所以，V_E 往往高于一般情况的 20%～50%。

3. 临床意义

健康人通气功能有很大贮备。正常情况下一般不容易改变。每分钟通气量增加是气急的早期改变，通气量>10 L/min，表示通气过度；通气量<4 L/min，表示通气不足，可造成低氧血症和二氧化碳潴留。

(四) 肺泡通气量(V_A)和无效腔/潮气量比(V_D/V_T)

1. 定义

人体存在解剖死腔和生理死腔，呼吸时真正参与气体交换的通气量是肺泡通气量，又称有效通气量，因此潮气量减去死腔通气量才是有效通气量，即：

$$V_A = (V_T - V_D) \times f$$

2. 正常值

正常人解剖无效腔为 120～150 ml(2.2 ml/kg)，生理无效腔指呼吸道内不参加气体交换的部分。正常情况下，生理无效腔接近解剖无效腔，但在病理情况下，生理无效腔则出现变化。

正常人无效腔 V_D 内气体的 PCO_2 与吸入气中 PCO_2 相等，约等于零。肺泡气中 PCO_2 与动脉血 PCO_2 相等。根据 Bohr 公式：$V_D/V_T = (PaCO_2 - P_ECO_2)/PaCO_2$。

所以收集呼出气的 P_ECO_2 和动脉血 $PaCO_2$，即可计算无效气量，正常人 V_D/V_T 为0.28～0.36，随年龄增加而增加。

3. 临床意义

当 V_D/V_T>0.36 时，提示无效腔气量增加或潮气量下降，见于肺栓塞和休克肺、肺大泡、肺气肿、肺炎、心输出量降低、呼吸机所用通气压过高等。呼吸困难者，呼吸频率增加，V_D 增加，肺泡通气量减少，要提高通气效率，应增大 V_T，调节呼吸机通气压力，并改善肺血流量，适当可给血管扩张剂。V_D/V_T 增高表明是原发肺部疾病，如 $V_D/V_T>70\%$，预后不良。

（五）吸气压测定

1. 定义

吸气压（MIP）测定是利用开口器、面罩或气管插管时，连接压力计，测定呼吸肌（膈肌和其他辅助肌）收缩产生的吸气压力，亦可由此法测定最大呼气压力（MEP）。

2. 正常值

MIP 为 $-75\sim-130\ cmH_2O$，MEP 为 $200\ cmH_2O$。

3. 临床意义

最大吸气压测定通常是用于评估病人是否能撤离呼吸机，最大呼气压监测表示是否是有效咳嗽，因而对咳嗽无力和分泌物潴留病人有评价作用。

（六）峰值流速

1. 定义

峰值流速（PEF）是指用力呼气高峰的瞬间流速，可通过呼气峰速仪测定。

2. 正常值

400～600 L/min。

3. 临床意义

哮喘发作时先有 PEF 降低，然后出现症状。若 PEF 下降$>40\%$，则引起 PaO_2 降低；哮喘时 PEF$<$100 L/min 则有危险。

（七）肺顺应性测定

了解床边静态和动态呼吸顺应性是为了进行最适通气的无创性检查。

1. 定义

顺应性是测气胸、肺的弹性回缩压与肺容量变化的相互关系。

$$顺应性(C)=肺容量改变(\Delta V)/经肺压改变(\Delta P)$$

2. 正常值

正常时全胸、肺顺应性分别为 $0.1\ L/cmH_2O$ 和 $0.2\ L/cmH_2O$。床边测定公式为：

$$C_{肺}=V_T/(最大通气压-呼气末压)$$

使用呼吸机时，呼吸动作连续进行，当呼吸流速等于零时，呼吸动作暂时中止，此为动态顺应性：如将 500～1 000 ml 气体流入，停止呼气 5 s 以上，由于肺牵张反射（黑-伯反射），呼吸肌完全松弛，气流停止时，测得为静态顺应性。动态顺应性受支气管收缩、气道分泌物潴留及通气流速影响较大，目前先进的呼吸机已可以逐个进行实时顺应性分析。

3. 临床意义

肺水肿、肺炎、肺纤维化、肺泡表面活性物质减少时，动静态顺应性降低；在哮喘、支气管痉挛、分泌物潴留时，静态顺应性相对不变，仅动态曲线右移，反映气道阻力增加。

(八) 呼吸肌监测

呼吸衰竭过程中，呼吸肌疲劳是其重要因素。除通过肌电图进行监测外，还可以测定呼吸功能加以判断。

二、气体交换监测

气体交换监测是监测吸入气和呼出气 O_2 和 CO_2 的含量及非创伤性的血液气体监测技术。

(一) 经皮测定 O_2 饱和度

经皮测定 O_2 饱和度(SPO_2)目前应用广泛，但一定要注意在低灌注压时相关性可能较差，所以在重症监护病人中应用有局限。影响 SPO_2 的因素如下所述：

1. COHb 与蓝色指甲油

二者均可吸收波长为 660 nm 可见红光，对光谱的吸收能力与 HbO_2 非常相似，故当 CO 中毒和染蓝色指甲油时，可出现错误的高读数。

2. 低温与血压

SPO_2 监测是通过脉搏氧饱和度仪随着动脉搏动吸收光的量，当体温 <35℃、血压 <50 mmHg 或者应用血管收缩药使脉搏搏动减弱时，均可影响 SPO_2 的正确性。无脉搏搏动，不能测出 SPO_2。

3. SPO_2 数值

肺泡弥散功能、心脏输出量、通气与血流比例等均可影响 SPO_2 数值。

4. 其他因素

病人躁动、传感器松动、外部光源干扰、手术时电灼等因素均可影响 SPO_2 正确读数。因此，临床将不同规格和形状的传感器固定在毛细血管搏动部位(指、趾端甲床，耳垂，鼻翼，足背)以免影响结果。

(二) 呼气末二氧化碳监测

在循环和通气稳定状态下，CO_2 生成量和 CO_2 排出量相等，在危重病人监测其呼气末二氧化碳($P_{ET}CO_2$)具有重要的意义。

由于 CO_2 弥散力大，在没有明显分流的情况下，它可代表动脉 CO_2 分压，所以先测定动脉血 $PaCO_2$，建立 $P_{(ET-a)}CO_2$ 差值，然后将 $P_{ET}CO_2$ 作为监测通气是否适当的指标，使通气维持在 $PaCO_2$ 正常水平。由于 $P_{ET}CO_2$ 受 CO_2 输送影响，如通气量不变，$P_{ET}CO_2$ 发生改变，即反映肺血流状态。在连续监测中，出现 $PaCO_2$ 上升，$P_{ET}CO_2$ 下降，$P_{(ET-a)}CO_2$ 增大，则意味着可能有肺栓塞，此时每分钟 CO_2 排出最降低。

每分钟 CO_2 生成量还可表示病人的代谢和热量需求，正常时标准体重 CO_2 产生量为2.5～2.7 ml/kg，热量可用 CO_2 生成量×116 来估计，以避免体重减轻或代谢亢进。若大量使用葡萄糖，可使 CO_2 生成增加，使呼吸负荷增加，呼吸机反而不易撤离。

(三) 血液气体交换测定的其他

1. 肺泡-动脉血氧分压差($A-aDO_2$)

$A-aDO_2$ 是判断摄氧的标志，正常 10 mmHg，吸纯氧15 min后可达 35～50 mmHg。它受通气/血流比率、弥散功能及分流的影响。低氧吸入可缩小或消除分流因素；相反，当弥散功能障碍时，低氧吸入可加大 $A-aDO_2$ 值。当纯氧吸入，$A-aDO_2$ 增大，表明有分流。

2. 混合静脉血氧分压（PVO_2）

经右心导管自肺动脉抽混合静脉血测定的氧分压，混合静脉血氧分压反映组织氧合情况，正常为 40 mmHg。

$$PVO_2 = 45.6 - 0.19 \times 年龄 \pm 2.8\ mmHg$$

$PVO_2 < 30$ mmHg，表明组织严重缺氧，见于心力衰竭、心源性休克、心排血量降低、静脉回流障碍。PVO_2 增加见于周身氧代谢加速。

3. 动静脉氧分压差

动静脉氧分压差（$A-VDO_2$）降低见于重症休克，短路开放，细胞水肿，组织不能利用氧。$A-VDO_2 = 57.9 - 0.22 \times 年龄 \pm \triangle mmHg$。

第二节 血气分析和酸碱失衡

在人体新陈代谢过程中，氧与二氧化碳的吸收、排泄及输送等过程正常与否，对维持人体心肺脑肾等器官功能具有重要意义。因此，血液气体测定对于监护危重病人是一种基本的、不可缺少的检查，尤其在诊断缺氧及酸碱失衡和指导危重病人的抢救方面具有特殊的重要性。

一、氧分压和氧饱和度

氧以两种方式存在于血液中，物理溶解约占运输量的 2%；在 37℃时每 100 ml 动脉血溶解氧为 0.3 ml，吸纯氧时可增至 2%容积（浓度越高，溶解量越多，温度越高，溶解量越少）。

血红蛋白结合氧可占运输量的 98%。在严重失血和贫血的情况下，血液结合氧减少是产生损害的重要原因。

（一）氧分压

氧分压（PaO_2）表示血浆中物理溶解的氧分子产生的分子压力，它是与物理溶解于血中之氧达到平衡的气体中的氧分压。正常值范围为 80～100 mmHg。氧分压受年龄等生理因素的影响，是血氧分析的一项重要指标。

（二）血氧饱和度

血氧饱和度（SaO_2）是某一血液标本中血红蛋白实际结合氧量（氧含量）与应结合氧量（氧容量）之比。正常值范围为 96%～97%。这个指标应当是浓度之比，不直接表示为氧含量，血氧饱和度低时，血液含量可以非常低，严重贫血时，饱和度正常，血氧含量可降低。

二、酸碱度

酸碱度（pH 值）本身是指溶液内氢离子浓度的负对数。对人体血液来说它由缓冲系统来维持平衡。正常值为 7.35～7.45。pH 值<7.35 为失代偿性酸中毒，pH 值>7.45 为失代偿性碱中毒。

三、二氧化碳分压

二氧化碳分压($PaCO_2$)是指血浆中物理溶解二氧化碳所产生的压力。

正常情况下 $PaCO_2$ 为 35～45 mmHg，平均为 40 mmHg。在液体中，每单位容积游离二氧化碳的量和液体中的二氧化碳分压成正比。在 1 L 静脉血浆中，38℃时游离的 CO_2 量为 1.5 mmol/L。

二氧化碳在组织新陈代谢过程中产生，渗入组织液，很容易与细胞内外水分结合形成碳酸氢根离子，只有很小一部分二氧化碳分子保持游离状态，即溶解的二氧化碳，这部分二氧化碳在组织间隙弥散，其弥散率为氧的 20 倍，所以二氧化碳比较容易通过肺泡膜，因而肺静脉血中 PCO_2 与肺泡 PCO_2 非常接近。影响 CO_2 排除的因素是肺泡通气，若肺泡通气$<$4 L/min，肺泡通气与 PCO_2 是负相关，反之说明 $PaCO_2$ 可反映肺泡通气状况。

(一) $PaCO_2$ 增高

反映 CO_2 潴留。见于 CO_2 产生过多(如输入高能营养等)或 CO_2 排出受阻(如胸肺疾病、中枢神经系统受累、神经肌肉疾病等)，造成通气不足。

(二) $PaCO_2$ 减低

反映通气过度。可见于神经系统疾患，心肺疾患，还有疼痛、高热、贫血、CO_2 中毒、呼吸机使用不当、血氨增高、代谢性酸中毒等。若 $PaCO_2<25$ mmHg，则成为严重呼吸性碱中毒，可引起抽搐，并使氧离曲线左移加重，组织缺氧。

(三) $PaCO_2$ 的病理改变

最大范围为 10～130 mmHg。

四、碳酸氢根离子

碳酸氢根离子(HCO_3^-)与二氧化碳分压($PaCO_2$)有区别，前者反映转运 CO_2 的数量，而后者反映转运 CO_2 的能力。一般血清中 HCO_3^- 占 CO_2 总量的 19/20。

HCO_3^- 以每毫升血浆中含有 HCO_3^- 的毫摩尔，也就是实际碳酸氢盐，即 AB 表示，正常值范围为 22～27 mmol/L。如果取隔绝空气的全血标本，与 $PaCO_2$ 为 40 mmHg 的气体平衡，血红蛋白完全氧合，温度为 38℃，此时测得的碳酸氢盐为标准碳酸氢盐(SB)。

血浆 HCO_3^- 的变化反映体内游离酸的变化，它直接由 CO_2 产生，随 HCO_3^- 变化，故受呼吸和代谢两方面的影响，但标准碳酸氢盐则不受呼吸影响，其数值增减直接反映体内碳酸氢盐储备量的多少，从而表示代谢性因素。实际碳酸氢盐和标准碳酸氢盐之差反映了呼吸对酸碱平衡的影响。

五、缓冲碱

缓冲碱(BB)表示血液中起缓冲作用的全部碱量，如碳酸氢盐、血红蛋白、磷酸盐和血浆蛋白，正常值为 48～50 mmol/L。以标准条件(pH 值 7.4、$PaCO_2$ 40 mmHg)纠正的待测标本值为正常缓冲碱(NBB)。

BB反映机体对酸碱紊乱时总的缓冲能力，若BB降低而 HCO_3^- 正常则说明系 HCO_3^- 以外的碱储备不足。缓冲部分为血浆蛋白(17 mmol/L)和血红蛋白(15 g/dl 为 6.3 mmol/L)，因而在治疗时要注意补足。

六、碱剩余

碱剩余(BE)是指在 $PaCO_2$ 为 40 mmHg，温度 38℃和完全氧合条件下的全血滴定至pH值为7.4所需的滴定酸或碱的量。用酸滴定的量为碱剩余，以正值表示；用碱滴定的量为碱不足，以负值表示。正常人pH值为7.4，BE在0附近波动(±3 mmol/L)。

七、酸碱失衡

疾病如果影响到 O_2 和 CO_2 的运转，则常出现酸碱状态的紊乱，若通过体内的缓冲系统作用，pH值在正常范围则为代偿性；若超出正常范围则为酸血症(pH值<7.35)或碱血症(pH值>7.45)，也就是失代偿状态。在酸碱失衡中电解质也常常大量丢失或异常淤积，所以电解质正常与否也非常值得重视。

（一）酸碱失衡的基本类型

酸碱失衡的基本类型总结如下：

(1) 酸中毒　代偿性酸中毒、呼吸性酸中毒。

(2) 碱中毒　代偿性碱中毒、呼吸性碱中毒。

（二）常见酸碱失衡判断方法

其特点总结为表8-1。

表8-1　酸碱失衡的判定方法

pH值	$PaCO_2$	BE	结果
pH值<7.35*	↑	—	呼酸
	↑	负↑	呼酸+代酸
	—	负↑	代酸
pH值>7.45*	↓	—	呼碱
	↓	正↑	呼碱+代碱
	—	正↑	代碱
7.35<pH值<7.45**	—	—	酸碱平衡
	↑	正↑	呼酸+代碱
	↓	负↑	呼碱+代酸

注　*为失代偿阶段，**为代偿阶段。

第三节　氧　　疗

临床根据动脉血氧分压数值把缺氧分为轻度缺氧(PaO_2＜80 mmHg)、中度缺氧(PaO_2＜60 mmHg)和重度缺氧(PaO_2＜40 mmHg)。氧饱和度作为动态监测普遍用于临床判断缺氧程度,但应注意其不够敏感。

治疗缺氧症的重要手段是氧疗。正确使用氧疗使许多病人获救或改善生存质量。但用氧疗一定要明确指征,选用正确的方式,否则同样亦可造成不良影响。

一、急性缺氧时氧疗指征

1) 动脉低氧血症(PaO_2＜60 mmHg)。

2) 组织缺氧性疾病,如休克、脑水肿、严重贫血、CO 中毒等。

3) 需迅速降低肺泡和血液中氮浓度者,如空气栓塞、间质性肺水肿等。

二、慢性肺部疾病的长期氧疗指征

1) 慢性呼吸衰竭病情稳定期,仍持续低氧(PaO_2＜60 mmHg)。

2) 有或无肺动脉高压的临床、X 射线和心电图证据,或静息时肺动脉平均压≥20 mmHg,而支气管扩张剂、抗生素和利尿剂治疗无效者。

轻度低氧血症,肺动脉平均压 20～25 mmHg,活动或睡眠时低氧血症加剧,可于运动或睡眠时氧疗。

三、氧疗方式

(一) 经鼻导管/双孔鼻氧管吸氧

此方法特点是方便,一般氧流量 1.5～6 L/min,可提供吸入氧浓度(FiO_2)22%～30%,但不够准确,可引起鼻黏膜干燥和出血。此法多用于慢性低氧血症病人长期治疗。

(二) 氧气面罩供氧

1. 简单氧面罩

无储气囊和活瓣的开放式面罩,氧流量是 8～12 L/min 时,FiO_2 为 25%～45%,仅适于吸入较低浓度氧的短期治疗。

2. 部分重复呼吸面罩

配有储气袋,病人呼出气开始部分氧浓度较高(死腔气),该部分气体经开放通路装置,进入储气袋与袋内氧气混合重复吸入肺内,氧流量 8～15 L/min,提供 FiO_2 为 40%～70%。

3. 非重复呼吸面罩

有单向活瓣气囊防止呼出气重复吸入,故可提供较高吸入氧浓度,氧流量 5～15 L/min 时,FiO_2 为 70%～90%。

4. 可调式面罩

可调式面罩为一种应用普遍的半开放式面罩，可调吸入气中空气与氧的比例，因此可提供较精确而恒定的 FiO_2（21%～50%）。

5. 雾化氧面罩

能在供氧（FiO_2 为 21%～100%）同时给予雾化，避免氧疗引起的呼吸道干燥，但雾化和加温又容易引起医源性吸入感染。同时各种面罩紧压面部，局部组织缺血甚至损害，部分病人不适应。

（三）氧帐

有包绕病人头面部到全身的各种规格的氧帐，FiO_2 可调，但耗氧量大，且对其他治疗和护理操作不便。

（四）高频通气治疗

高频通气是以呼吸频率（240～6 000 次/分）和低潮气量（小于解剖死腔量）作高频通气治疗，目的是使高浓度氧快速震荡弥散入肺泡，而不致引起胸内压明显增高。

常用方式有高频射流通气（HFJV）100～200 次/分；高频正压通气（HFPPV）60～100 次/分；高频震荡通气（HFD）900～3 000 次/分。

高频通气用在常频呼吸器氧疗无效或引起血流动力障碍，以及呼吸器不能同步者，亦可用于气管食管瘘病人，支气管胸膜瘘及胸、腹部手术后病人，但强调须行动脉血气监测，防止病人 FiO_2 持续提高。

（五）无创呼吸器治疗

通过自发呼吸配合气道正压氧疗，一方面增加肺功能残气量，减少肺内分流和改善肺通气/血流比；另一方面保持自发呼吸时的吸气胸内负压，对心排出量影响较小，有利于对组织供氧。

1. 指征

自发呼吸吸入高浓度氧疗时，动脉血氧分压仍偏低者；病人清醒合作，呼吸肌力强（潮气量≥10 ml/mg），同时 $PaCO_2$ 正常或偏低者。

2. 禁忌证

昏迷、恶心、呕吐、潮气量过低和心血管功能不稳定。

3. 方法

用面罩行氧疗，同时将呼出气引入阻力器，如水封瓶或各种压力活瓣装置，使呼气时气道内压保持为 3～12 cmH_2O，即成为自发呼吸气道正压氧疗。在整个治疗过程应注意病人呼吸与循环功能，定时行血气分析，若 FiO_2≥50%，而 PaO_2≤60 mmHg，若 $PaCO_2$ 持续升高者则应改用呼吸器治疗。

（六）膜肺治疗

以不同的模式氧合器在体外进行气体交换，替代严重病损而丧失呼吸功能的病肺，为组织提供氧，暂时维持病人的生命。主要用于肺部病变属可逆性的急性严重缺氧病人，如新生儿肺透明膜病，感染性、创伤性 ARDS，经持续呼气末正压（通气 PEEP）治疗，呼气末压≥15 cmH_2O，FiO_2

为100%，而 PaO_2<45 mmHg 可考虑膜肺治疗。但对不可逆转的终末期慢性病变不能作为替代性长期治疗，严重心力衰竭，中枢神经系统病变和恶性肿瘤病人不考虑应用。

（七）高压氧治疗

若非呼吸系统疾患需增氧治疗，高压氧治疗应用广泛，但对呼吸道疾患来讲选择十分谨慎，仅用于肺部厌氧菌感染、CO中毒。

四、氧疗的注意事项

（一）选择正确的吸入氧浓度

1. 低浓度氧吸入

对合并 CO_2 潴留的低氧血症病人较为适宜，FiO_2 多在25%～35%。CO_2 潴留时病人延髓呼吸中枢受抑制，依靠缺氧对化学感受器刺激兴奋呼吸，若在此时吸入较高浓度氧，动脉血氧分压升高，则减低对化学感受器的刺激，病人通气减弱，可迅速使病情加重，而低浓度氧吸入时虽 PaO_2 增高不多，但在供氧血症病人，PaO_2<60 mmHg 是氧离曲线陡直段，PaO_2 轻度升高，SaO_2 都可明显增加，从而使组织缺氧得以纠正。

2. 对无 CO_2 潴留的严重供氧血症病人

可在短期内使用较高氧浓度（FiO_2>60%）以迅速改善缺氧，但长期高浓度吸氧可引起氧中毒，所以长期氧疗的病人总是维持适当的最低 FiO_2，通常选择 FiO_2 在40%左右。

3. 气管切开病人

在吸痰前进行纯氧（FiO_2 100%）的短期吸入配合数次深呼吸（3倍潮气量）可减少发生低氧血症，同时通过观察吸纯氧后氧饱和度的改变亦可推测肺损伤的程度及疾病的预后。通常用非重复面罩吸纯氧5～10 min。若 PaO_2≥500 mmHg，表示无明显肺内分流；若 PaO_2 为100 mmHg，提示分流约22%，若 PaO_2 为40～50 mmHg 提示分流占50%左右。

4. 用氦（80%）、氧（20%）混合气体吸入

有助于严重气道阻塞、气道狭窄的治疗。这种混合气体密度低，能迅速扩散，有助于弥散通过狭窄段气道，增加通气量而减少呼吸功。

（二）吸入气的湿化和加温

为防止气道黏膜损伤和分泌物的干结，吸入气均应加温和湿化，由于雾化水滴细小，湿化效果较好。但也要注意呼吸道内液体过多潴留和继发感染。

（三）氧中毒

长期吸入高浓度氧（FiO_2>60%，6 h以上）可引起氧中毒，病人感觉眩晕、乏力、疲倦、全身麻木、面部及肢体肌肉抽搐，胸部不适，胸骨后压痛，顽固性咳嗽，发绀，呼吸浅快，心动过速和心律失常。后期可致出血性肺水肿的临床表现和X射线征象。高浓度氧吸入早期主要是产生对气管、支气管黏膜的化学性损伤。进一步损伤肺泡Ⅰ、Ⅱ型上皮细胞，造成肺表面活性物质合成障碍，出现肺不张、肺间质和肺泡水肿，后期出现肺纤维化等病理改变。使肺功能表现为潮气量、顺应性和弥散功能均下降，而肺泡-动脉氧分压差增加，低氧血症加重。血气分析有助于发现氧

中毒。

在新生儿使用保温箱供氧时更要重视这一点，新生儿耐受高浓度氧能力较低，FiO_2 超过50%时间稍长除可导致肺损伤外，常造成新生儿视力损伤。由于视网膜毛细血管受损，导致毛细血管闭塞，引起纤维组织增生，造成不可逆性失明，即晶体后纤维增生。

第四节　呼吸机治疗

呼吸机是通过机械通气，维持呼吸道通畅、改善通气、防止二氧化碳蓄积、纠正组织缺氧、抢救呼吸衰竭的有力工具。由于呼吸机的应用范围扩展，使呼吸衰竭、心肺复苏等危重病人的预后大大改善。

呼吸机能否发挥作用，除了机器本身的性能质量外，同时也与医护人员对呼吸机的熟练掌握，正确护理有很大关系，使用不当反会造成不利后果。

一、呼吸机的治疗作用

1. 改善通气功能，维持呼吸道通畅

机械通气时气流达到足够的潮气量，从而起到提供机体必需的氧气。

2. 改善换气功能

用呼吸机采用某些特殊通气方式，如呼气末延长、呼气末正压呼吸等改变通气/血流比，减少肺内分流，提高氧分压。

3. 减少呼吸功

使用呼吸机后，减少了呼吸肌的负荷，降低氧耗量，有利于改善缺氧，同时也减轻心脏负荷。

二、呼吸机治疗的指征与禁忌证

（一）主要指征

呼吸机应用的指征包括：呼吸停止或通气不足造成的严重急性缺氧和二氧化碳蓄积；重大外科手术后和预防术后呼吸功能紊乱；人为过度通气，为降低颅内压和代偿严重的代谢性酸中毒；某些神经肌肉疾病致肺活量受限，使用机械通气，避免肺不张和分泌物潴留。

呼吸机上机标准：呼吸频率≥35 次/分；肺活量＜10～15 ml/kg；最大吸气压＞－25 cmH_2O；PaO_2＜60 mmHg（面罩给纯氧吸入时）；$PaCO_2$＞55 mmHg。

（二）禁忌证

大量咯血、肺大泡、张力性气胸（未进行有效引流时）系呼吸机应用的禁忌证；在重症肺结核易于播散时，应慎重选择；支气管胸膜瘘、支气管食管瘘宜选择高频通气。

三、呼吸机基本工作原理

机械辅助呼吸是应用人工或机械装置产生通气用做替代、控制或改变自主呼吸运动，达到增加通气量，改善换气功能，减轻体力消耗等目的。在呼吸过程中，肺泡通气的动力来自口腔开口与肺泡内压的压力差，根据加压原理，呼吸机原理可分为 3 类。

（一）定压型

呼吸机产生气流，进入呼吸道，使肺泡扩张，随后胸、肺被动扩大，呼吸道压力升高，达到预定值后，气流终止或转为负压，开始呼气，此时气道内压逐渐下降，达到另一预设值，气流再次发生开始下一次送气。

这种呼吸机以压缩气体为动力，结构简单，有同步装置，以压力为吸气与呼气的切换指数，因此当气道痉挛、咳嗽、分泌物潴留则增加吸气阻抗，压力增高，造成吸气过程终止，不能保证足够的潮气量，因而对大部分严重肺实变病人不实用，一般多用在新生儿通气或者间隙性正压呼吸治疗时使用。

（二）定容型

呼吸机预定的潮气量送入呼吸道，它保证在预定的压力范围内（有压力安全阀）潮气量不受胸、肺顺应性和气道阻力变化的影响。工作以电力为动力。性能稳定，广泛用于临床。

（三）定时型

呼吸机预定吸气和呼气时间，潮气量则由吸气流速加以控制，基本与定容式相仿，但吸气流速除了由机器工作压力决定之外，还受气流阻力（包括摩擦阻力和弹性阻力）的影响，因此气道阻力和肺顺应性对输入气量有一定影响，这类机器结构较简单。

在临床实际应用时，先进的呼吸机常带有多种功能，在容量切换的同时，也具有压力切换，这种切换方式可预先选择，也可自动切换，如西门子 300A。

四、呼吸机的常规工作方式

（一）控制呼吸

呼吸机完全控制病人的潮气量、呼吸频率和吸/呼比，多用于呼吸完全停止或极度微弱者。

（二）辅助呼吸

呼吸频率由病人控制，吸气由病人吸气动作所产生的气道内负压所触发，但输入气量则由机器预设值决定。这种方式适用于有自主呼吸但通气不足者。

（三）控制/辅助呼吸

病人逐渐恢复自主呼吸，由控制呼吸过渡到辅助呼吸时，可采用这种方式作为过渡脱机训练。

1. 压力支持呼吸

病人在自主呼吸时，由于呼吸肌无力，不能加大吸气幅度，所以呼吸浅快，呼吸功消耗增加。在压力支持呼吸模式下，预先了解需要多少吸气压力才能达到所需容量值。当流量减少到高峰流量的 25%以下时即由容量切换到压力支持。呼吸频率可以减慢，常用在撤机、哮喘发作和手术后。

2. 间隙性指令呼吸（IMV）和同步间隙性指令呼吸（SIMV）

IMV是在一定次数的自主呼吸后，按预定的参数，给予一次性指令性呼吸，但其在该呼吸机周期中，出现的时间不恒定，但SIMV则与病人的自主呼吸同步，由于它的平均通气压低，肌肉废用少，有助于处理呼吸机依赖性，多用于撤机前训练。

3. 指令式每分钟通气呼吸（MVV）

通过电脑指令设定病人每分通气量后，则自动监控病人每分通气量，如病人每分通气量达到预定值，则为自主呼吸，若累计每分通气量小于设定值（$\Sigma VT > VM$），则机器给予辅助通气。

五、呼吸机的特殊工作方式

为了改善通气功能和换气功能，呼吸机治疗有时还要采取一些特殊的模式。

（一）呼气末正压（PEEP）

PEEP是在呼气末气道开口处的压力维持高于大气压，这样可能增加功能残气量，使肺泡在呼气末不易陷闭，改善通气，提高动脉血氧分压。但由于增加了气道内压，使正常肺泡过度充气造成死腔增加，并易形成肺损害，减少心排量，因此需要权衡利弊，合理应用。临床多用于吸入氧浓度达40％～50％时，$PaO_2 < 60$ mmHg。PEEP可用于控制呼吸或辅助呼吸，但在呼吸时应用PEEP应称为呼气期气道正压。

（二）持续气道正压（CPAP）

整个自主呼吸周期中气道开口处压力均维持高于大气压，目前CPAP用于治疗那些尚能维持自主呼吸的某些弥漫性肺功能障碍病人，如治疗ARDS以增加其功能残气量，改善肺顺应性，亦用于治疗阻塞性睡眠呼吸暂停综合征病人。

（三）呼气末屏气

呼气末屏气指吸气结束时，呼气阀门暂缓开放，这时吸入气流已停止，维持肺继续扩张，有利于肺内气体均匀分布弥散。

（四）呼气延长

呼气口增加阻力，从而使呼气时间延长，而呼吸终末压力仍下降至0，与PEEP作用部位不同，PEEP防止关闭的主要部位是肺泡，呼气延长则主要是在小气管。

（五）呼气末屏气

延长呼吸时间，用于心脏手术时，使呼吸暂停于呼气阶段，有利于手术进行。

（六）吸/呼比倒置

将吸气时间延长，呼气时间缩短，使平均通气压力降低，并形成内源性呼气末正压，可用于ARDS。

六、呼吸机与病人的连接方式

(一) 面罩

面罩适用于神志清楚能合作的病人，短时应用，主要进行间隙性正压呼吸和持续性气道内正压呼吸。缺点有容易漏气，压迫太紧致不适疼痛，有时气体进入胃肠道引起腹胀，面罩死腔较大，对二氧化碳排出有一定影响。

(二) 气管插管

应用低压预成形气囊插管后，顺应性好，气管声门损伤减少，维持时间 4～6 周亦无困难，而早期梭形乳胶管高压气囊，只能维持 1 周以内。气囊如果不定时放气，气管黏膜损伤明显。气管插管以经过鼻插管较舒适，且易于维持正确位置，喉部损伤较少。

(三) 气管切开

需要长期呼吸机支持的病人需行气管切开，同样的低压气囊导管应用极大地方便了护理。但气管切开早期并发症有：出血、血肿压迫，还有甲状腺及无名动脉损伤，若切开过深。远期并发症有：气管狭窄、声门及气管损伤。

七、呼吸机治疗期间的护理

(一) 严密观察病情

呼吸机治疗的病人须专人护理，密切观察治疗反应和病情变化，并做好详细记录。除生命体征、神经精神症状外，重点观察呼吸情况，包括呼吸频率、胸廓起伏幅度、呼吸肌运动、有无呼吸困难、自主呼吸与机械呼吸的协调等。定时监测血气分析。综合病人的临床表现和通气指标判断呼吸机治疗的效果，见表 8－2。

表 8－2　机械通气效果的观察

	通气好转	通气不足
神志	稳定且逐渐好转	逐渐恶化
末梢循环	甲床红润，循环良好	有发绀现象，或面部过度潮红
血压、脉搏	稳定	波动明显
胸廓起伏	平稳起伏	不明显或呼吸困难
血气分析	正常	$PaCO_2$ ↑、PaO_2 ↓、pH 值 ↓
潮气量和分钟通气量	正常	降低
人机协调	协调	不协调或出现对抗

(二) 加强气道管理

对气管插管或气管切开病人，应加强气管护理，及时清除呼吸道分泌物。特别应做好呼吸道湿化，防止痰液干涸，保持气道通畅。

1. 人工气道的固定

(1) 气道切开置管的固定　准备两根带子，一长一短，分别系于套管的两端，将长的一根绕过病人颈后，在对侧与短的带子系牢打一死结，系带松紧度以容纳一个手指为宜。注意勿系活结，以免松开，套管自行滑脱可造成病人死亡。

(2) 经鼻气管插管的固定　剪一条长约 10 cm、宽约 3 cm 的胶布，从中间剪开 1/3。宽的一侧贴在鼻翼上，将另一端两条细长的胶布分别环绕在气管插管的外露部分。胶布应定时更换或潮湿后随即更换。

(3) 经口气管插管的固定　剪一条长 35 cm、宽 2 cm 的胶布，从一端中间剪开 32 cm，未剪开的一端固定在一侧颊部，将气管插管靠向口腔的一侧，剪开的胶布以气管插管外露部分为中心包绕后交叉固定于另一侧颊部。注意经口气管插管要放置牙垫，防止病人牙齿咬合夹闭气管插管。

2. 人工气道的湿化

正常的上呼吸道黏膜有加湿、加温、滤过和清除呼吸道内粉尘异物的功能。呼吸道必须保持湿润，维持分泌物的适当黏度，才能保持呼吸道黏液-纤毛系统生理功能和防御功能。建立人工气道后，呼吸道加温、加湿功能丧失，纤毛运动功能减弱，造成分泌物排出不畅，因此，必须进行呼吸道湿化。湿化手段有如下几种：

(1) 保证充足的液体入量　机械通气一般成人要保持液体入量为每日 2 500～3 000 ml。

(2) 加热湿化器　湿化器可使气体达到 100%湿度，湿化器温度在 31～33℃为宜。

(3) 气道内持续滴注湿化液　用 0.45%的盐水以 0.2 ml/min 的速度持续气管内滴入，这种方式对于脱机后尚未拔管病人尤为重要，24 h 可用液体 250～300 ml。

(4) 气道冲洗　吸痰前先吸纯氧 1 min，然后用 20%碳酸氢钠 2～5 ml 于病人吸气时注入气道，给以吸痰或配合胸背叩拍，使冲洗液与黏稠痰液震动后吸出，注意一次冲洗时间勿太长。

(5) 雾化吸入　雾化液可选用生理盐水或蒸馏水，可加化痰或抗菌药物注入人工气道口雾化吸入。注意药物可诱发气道痉挛。

(6) 其他　除人工气道湿化外，室温保持在 18～22℃，相对湿度 50%～70%，注意通风，保持室内空气新鲜，每日紫外线照射 2 次，每次 30 min，地面用 0.1%有机氯擦地，每日 2 次，同时应尽量减少亲友探视，防止交叉感染。

3. 吸痰

吸痰是机械通气护理最关键的一环，痰液淤积阻塞气道，直接影响通气效果，加重缺氧和二氧化碳潴留，尤其重危病人，有效的咳嗽反射，有效的吸痰就格外重要了。

1) 吸痰管一般为 14F 硅胶多孔管，气管切开长度 30 cm，气管插管者长度 40～50 cm。吸痰前常规给纯氧吸入 1～2 min，吸痰管争取深入到气管的深部，动作要轻、稳、准、快，一次吸痰时间不宜超过 15 s。危重病人和痰液较多者，吸痰与吸氧应交替进行。

2) 吸痰时应严格无菌操作，吸痰前洗手戴手套口罩，吸痰管应一次性使用，重复应用要妥善消毒。吸痰时，负压＜200 cmH_2O，吸痰管插入快捷轻柔，旋转上提吸引，务求吸痰有效且不损伤气道黏膜，防止病人气道出血。吸痰用具应 24 h 消毒一次。

3) 老年呼吸衰竭病人尤其合并冠心病、心律失常等危重病人，吸痰时应注意心电监测，如有异常，应立即停止吸痰，接通人工通气，并增加吸氧浓度。目前已有不间断通气的同时吸痰更安全的输气管转换接头。

4）为了寻找病原菌和有效的抗生素，常用集痰器来采样，吸出的痰样尽快送检。

（三）做好生活护理

帮助病人定时翻身，经常拍背，以防止因呼吸道分泌物排出不畅引起阻塞性肺不张和长时间压迫导致压疮。昏迷病人注意防治眼球干燥、污染或角膜溃疡，用凡士林纱布覆盖眼部，每日滴抗生素眼液 2～3 次。加强口腔护理，预防口腔炎症发生。

（四）心理护理

向病人说明呼吸机治疗的目的、需要配合的方法等。询问病人的感受，可用手势、点头或摇头、睁眼或闭眼等方法进行交流。经常和病人握手、说话，操作轻柔，增加病人舒适感。可做一些卡片和病人交流，增加视觉信息传递。鼓励有书写能力的病人把自己的感受和要求写出来，以供医务人员参考。长期使用呼吸机的病人可产生依赖，要教育病人加强自主呼吸的锻炼，争取早日脱机。

（五）及时处理人机对抗

呼吸机与自主呼吸不协调的危害很大，可增加呼吸功、加重循环负担和低氧血症，严重时可危及病人生命。

1. 表现

1）不能解释的气道高压报警或气道低压报警，或气道压力表指针摆动明显。

2）呼吸气 CO_2 监测，CO_2 波形可出现“箭毒”样切迹，严重时出现“冰山”样改变。

3）潮气量很不稳定，忽大忽小。

4）清醒病人可出现躁动，不耐受。

2. 常见原因

1）治疗早期病人不配合或插管过深。

2）治疗中出现病情变化，使病人需氧量增加，CO_2 产生过多，或肺的顺应性降低、气道阻力增加使呼吸功增大，或体位改变等，均可造成人机对抗。常见如咳嗽、发热、抽搐、肌肉痉挛、疼痛、烦躁、体位改变，发生气胸、肺不张、肺栓塞、支气管痉挛，心功能急性改变等。

3）病人以外的原因：最常见的是呼吸机同步性能不好，其次是同步功能的触发灵敏度装置故障或失灵；管道漏气所致的通气不足也可能使呼吸频率增加致呼吸拮抗。

3. 处理

呼吸机与自主呼吸协调的方法主要从以下几个方面着手：首先脱开呼吸机（气道高压的病人慎用），并用简易呼吸器辅助呼吸，一方面检查呼吸机问题，另一方面感受病人的气道阻力。其次，若是病人的问题，可用物理检查、气道湿化吸痰、胸部 X 线检查等鉴别是否有全身异常，如发热、气道阻塞、气胸等。第三，必要时更换气道导管或套管。最后，呼吸机与自主呼吸不协调的原因去除后仍不协调或短时间内无法去除时，可采用药物处理，以减少呼吸机对抗所致的危害。药物作用的目的是抑制自主呼吸，常用镇静药与肌肉松弛剂。但应注意药物的不良反应如抑制排痰、低血压、膈肌上抬等。

（六）呼吸机的监测

在机械通气时要密切观察呼吸机的正常运转和各项参数。注意呼吸机的报警，如有报警应立即查明原因，给予及时排除，否则会危及病人的安全。如故障不能排除，应考虑更换呼吸机，如条件受限，病人无自主呼吸，应使用简易人工呼吸器维持通气和给氧，保证病人的安全。

1. 检查机械故障的一般规则

1）按智能报警系统提示的问题进行检查。

2）无报警故障，先查电源，注意稳压器有无保护和故障。

3）查气源，观察中心供氧压力或氧气瓶压力，同时要注意空气压缩机电源是否接妥。

4）观察呼吸机面板各项参数有无变化，并分析变化原因。

5）查看各连接部分是否妥当，注意插管转换接头，套管与机械部分连接是否有漏气。管道有无扭曲、打折等。

6）管道与集水器要及时清理，勿让呼吸机管道中冷凝水倒灌入气道或进入机箱。

2. 检查气管气囊是否有故障

（1）听　气道有无漏气声。

（2）看　口、鼻有无气体漏出。

（3）试　气囊放气与充气量是否一致。

（4）查　插管位置有无改变导致漏气。

（5）气管插管　体外气囊张力是否适当。

3. 气道压力的观察

（1）吸气峰压增高的原因　①病人气管痉挛；②呼吸道分泌物增多，痰液黏稠；③气道异物或气囊偏心堵塞气道；④通气管路折叠挤压致气道不畅；⑤通气管路中冷凝水流入气道，导致呛咳；⑥人工设置气道压力上限太低。

（2）吸气压力降低的原因　①各部位管道连接不紧密；②湿化瓶盖未拧紧；③气囊漏气或充气不足；④潮气量设置太低。

4. 氧浓度监测

原则上吸入氧浓度应根据病人的病情和血气结果来调节，一般轻、中度低氧血症给予的氧浓度不超过40%，浓度大于50%时间不能太长，以免发生氧中毒，在吸痰和测试病人时，可以短时间（1～2 min）给予纯氧吸入（100% O_2）。必须明白，增加血氧饱和度的方法不单是靠增加吸氧浓度，还包括增加每分通气量和呼气末压力调节等。

5. 通气量监测

人工机械通气的主要功能是维持有效的通气量。潮气量根据病人病情、年龄、体重不同，一般按10 ml/kg计算。通气量＝潮气量×呼吸频率，但要注意病人实际吸入气量。要重视下列问题并及时处理：①通气管道连接不紧密，湿化气罐未紧密导致漏气；②气管插管气囊漏气而达不到规定通气量；③气源不足压力下降致通气量下降；④病人烦躁、呛咳或自主呼吸与呼吸机不同步，发生人机对抗，使通气量不足；⑤在辅助呼吸时，病人自主呼吸缓慢微弱，不能有效地触发呼吸导致通气量不足。

6. 呼吸机的保养及消毒

1）呼吸停止使用后必须进行彻底的清理和消毒方可用于其他病人。

2）持续机械通气时应定期更换通气管路。

3）按规定定期更换或消毒呼吸机中空气细菌过滤器、传感器和气体滤过管道等。

4）设备维护应在备用期建档，专人检查，随时开机使用。

八、机械通气的常见并发症及处理

(一) 导管堵塞

气管插管或套管完全或部分被堵塞,多由于气管分泌物干燥结痂、导管套囊脱落引起。管腔完全堵塞时病人突然出现窒息,甚至死亡。护理工作中应加强呼吸道湿化、吸痰及套管内管的消毒,保持呼吸道通畅。一旦发现气囊脱落,应立即拔管,更换导管。

(二) 脱管

常发生在气管切开的病人,原因有系带固定不紧,病人剧烈咳嗽、躁动不安或呼吸机管道牵拉过紧病人翻身时拉脱等。应密切观察病人的呼吸状态,如呼吸机低压报警、病人突然能发出声音或有窒息征象,应紧急处理,如果重新置管有困难,可行紧急气管插管。

(三) 气管损伤

由于套囊压力大,压迫气管内壁引起局部黏膜缺血坏死,严重者可穿透气管壁甚至侵蚀大血管引起致命性大出血。应注意定时(一般 2 h)气囊放气,最好选用大容量低压气囊。

(四) 通气不足与通气过度

为预防通气不足,应注意观察病情,特别是肺部呼吸音和血气结果。通气过度可导致呼吸性碱中毒。急性呼吸衰竭或心脏手术后病人为迅速偿还氧债,机械通气早期可使病人过度通气,但时间不宜过长。慢性呼吸衰竭病人开始应用呼吸机时通气量不宜过大,应使 $PaCO_2$ 逐渐下降。

(五) 肺气压伤

由于气道压力过大引起,可引起间质性肺气肿、纵隔气肿、气胸及动静脉空气栓塞等。应避免过高的气道压力,尽量降低气道峰压。发生气胸应行胸腔闭式引流。

(六) 呼吸道感染

致病菌多为革兰阴性杆菌,以绿脓杆菌为主。吸入气体未适当湿化,痰液黏稠,纤毛运动功能减弱,咳嗽反射减弱,未能及时吸痰,更换体位,无菌操作不严格,过分雾化致液体潴留,抗生素导致耐药菌株或菌群失调,真菌感染等造成肺内感染机会增多。应严格无菌操作及进行环境、器械的消毒,必要时应针对性使用抗生素。

(七) 肺不张

因气管插管过深致一侧气管或痰块阻塞支气管所致。应注意调节气管插管位置,并加强呼吸道的管理。

(八) 氧中毒

长期使用呼吸机,可能产生氧中毒这样严重的并发症,表现为肺顺应性下降,在吸纯氧情况下 PaO_2 不断下降,$PaCO_2$ 不断增加。为防止氧中毒,应严格控制吸氧浓度,一般不应超过

50%～60%，潮气量不要太大，高浓度吸氧时，尤其注意时间不要太长。

九、呼吸机的撤离

使用呼吸机的目的是为了改善通气和换气功能，使衰竭的呼吸肌功能得到恢复。上机情况好转以后就要考虑撤机，事实上，上机是一难，撤机也是一难。

（一）撤机最低标准

撤机最低标准包括临床状况稳定或改善：①FiO_2＜45%或 PEEP≤5 cmH_2O 时，PaO_2＞55 mmHg；②最大呼气后，最大吸气负压≤－20 cmH_2O；③肺活量≥10 ml/kg；④每分通气量≤10 L时，PaO_2≤45 mmHg。

（二）方法

根据不同病情选用适当的撤机方法。

1. 直接撤机

直接撤机适用于原心肺功能好，支持时间短的病人；病人自主呼吸良好，且不耐受气管插管，直接撤离呼吸机，让其自主呼吸。测量潮气量＞5 ml/kg，R＞10 次/分，MV＞0.1 L/kg，咳嗽反射恢复，可拔除气管导管。必要时经面罩或鼻导管吸氧。

2. 呼吸机过度

呼吸机过度可用 SIMV、PSV、MMV、VS 等模式过渡。

3. 间断撤机

如射流给氧、“T”型管给氧等，注意监测 SPO_2，逐渐延长脱机时间，宜在白天进行。

（三）撤机困难的原因及处理

对撤机困难的病人，需要做较长时间的观察、摸索和调试。大部分病人最终可能获得成功，部分病人需要长期呼吸机治疗。

1. 原因

主要为原发病因未得到解除、呼吸肌疲劳和衰弱、心理障碍等。

2. 处理

1）尽早、尽快控制和去除原发病因。

2）采用特殊呼吸模式与功能，尽早锻炼呼吸肌力量，预防呼吸肌疲劳与衰竭。

3）加强营养支持治疗，增加呼吸肌力量。

4）帮助病人树立信心，克服心理障碍。

5）原有慢性呼吸功能不全者，尽早做腹式呼吸，增强和改善呼吸功能。

（四）撤机后监护

密切观察病人的呼吸情况，一旦出现以下变化，应立即行二次插管机械辅助通气：

1）烦躁不安、发绀、呼吸频率明显加快，出现“三凹”征、鼻翼煽动等呼吸困难表现。

2）心脏手术后病人出现低心排量。

3）拔管后喉头水肿或痉挛导致通气困难。

4）心率增快或减慢，血压下降或突然出现心律失常。

5）$PaO_2 \leqslant 8$ kPa（60 mmHg），$PaCO_2 \geqslant 6.7$ kPa（50 mmHg）。撤机后，病人由于长时间的气管内刺激，常有咳嗽、痰液黏稠，应加强呼吸道湿化，鼓励病人咳嗽。疑有喉头水肿者可适当用地塞米松喷喉或静脉滴注。

（五）拔管前后的护理

1. 对气管插管的病人

病人症状改善后在拔管前应进行咳嗽训练，让病人屏气，自主将痰咳出管口以外，为拔管做准备。

2. 拔管前后

给予地塞米松 5～10 mg，充分吸痰，清理口腔分泌物，松开气囊，再充分吸引气道分泌物，嘱病人深呼吸，呼气时将气管排出。然后吸氧，必要时口鼻吸痰。观察有无声嘶，呼吸是否通畅，能否咳痰，有无呼吸困难及喉头哮鸣等。必要时可重新插管。

3. 对气管切开者

在决定拔管时，先更换为金属或无气囊导管，数天后更换为更小号导管，更换小号导管无不适可试行堵管（暂不拔管）。堵管后病人呼吸费力，不能经口排痰，经吸氧湿化，吸痰无效时，证明病人尚不能拔管，则应解除堵管。若堵管 24 h 无不适，病人可经口排痰，则可拔除导管。拔管时，先清洁皮肤创口，气管内充分吸痰，拔管后再吸引窦道分泌物，以蝶形胶布将创面拉拢固定，再以无菌纱布覆盖，嘱病人咳嗽时压迫伤口，每日换药一次，直到愈合。

思考题

1. 影响 SPO_2 的因素及处理方法？
2. 慢性呼吸衰竭的病人为什么不宜高浓度吸氧？
3. 什么是代谢性酸中毒？
4. 气管插管后护理工作应注意什么问题？
5. 如何给使用机械通气的病人吸痰和做口腔护理？
6. 某病人动脉血气分析报告为：pH 值 7.24，$PaCO_2$ 60 mmHg，SaO_2 68%，HCO_3^- 14 mmol/L，BE −10 mmol/L，该病人血气分析说明什么？
7. 一机械通气病人突然机器高压报警，病人心率加快，呼吸窘迫伴出汗，应当如何处置？
8. 使用呼吸机时高压报警的常见原因及处理方法？

（吴海康　刘兴勇）

第九章

消化功能的监测

学习目标

掌握 肝功能监测的项目及临床意义。
了解 肝活组织检查的适应证。

第一节 肝功能监测

肝脏是人体内最大的器官，质量为1 200～1 500 g，具有双重血供。肝脏是体内糖、蛋白质、脂肪、维生素合成代谢的重要器官，通过各种复杂的酶促反应而运转。肝脏是合成清蛋白和某些凝血因子的惟一场所，肝脏又是人体内主要解毒器官，是药物、多种激素、血红蛋白代谢产物和血氨分解去毒、灭活和排泄的场所。肝脏摄取、结合、转动、分泌、排泄胆红素，任何一环的障碍均引起黄疸。由于肝脏是体内最大的单核-吞噬细胞系统，因此也是体内免疫系统重要组成部分。一旦肝细胞坏死，肝脏储备功能下降或由于酶的缺乏均可引起疾病，对肝脏功能监测不仅可以协助诊断、判断预后，同时也是监控病情和早期发现并发症的重要手段。

一、生化监测

(一) 酶学检查

1. 转氨酶

血清丙氨酸转移酶(ALT)和门冬氨酸氨基转移酶(AST)是最早反映肝细胞受损的灵敏指标，初期明显升高提示肝细胞损害严重，可达正常值的数十倍。当发生严重大量肝细胞坏死时，由于合成转氨酶减少，可出现血中ALT和AST升高不显著而黄疸加重的现象，临床上称为疸酶分离，这种现象提示预后不良。

2. 碱性磷酸酶

碱性磷酸酶(ALP)为一磷单酯酶，是催化有机单磷酸酯酶水解的非特异性酶类。ALP升高的程度与胆管梗阻的程度和持续时间的长短成正比，且常先于黄疸的出现。一般说来，ALP与GGT在血中同时升高，则ALP可能来自肝脏，若ALP升高而GGT不高，则ALP可能来自骨骼。

3. γ-谷氨酰转移酶(γ-GT)

血中的γ-GT主要来自肝脏。其临床意义与ALP相同,但敏感性较ALP高。

(二) 蛋白质检查

肝脏是合成清蛋白的唯一场所,血清清蛋白量常能反映肝细胞合成功能。在肝功能明显减退时清蛋白合成减少,此时肝功能已处于失代偿期。

(三) 凝血功能检查

在12个凝血因子中,有10个在肝脏内合成,肝脏功能障碍时,凝血因子合成下降,可引起出血倾向,凝血酶原时间(PT)是反映肝脏储备功能的重要预后指标,凝血因子Ⅰ、Ⅱ、Ⅴ、Ⅸ中任何一个缺乏都可能使PT延长。在肝功能衰竭的同时可发生DIC,而且有血小板下降,PT延长及血中纤维蛋白降低。

(四) 血清胆红素

肝脏参与胆红素代谢,肝功能受损时,血中胆红素升高,在严重肝细胞坏死时,血清中胆红素升高十至百倍以上,而且直接胆红素所占比例的明显增加和胆红素持续升高是预后不良的主要指标。

(五) 血清胆固醇

肝脏是胆固醇分解代谢的唯一部位。肝功能受损时,血中胆固醇含量下降,下降愈明显,表明肝细胞损害愈重,预后愈差。

(六) 血氨

正常人空腹静脉血氨为40～70 μg/dl,动脉血氨为静脉血氨的0.5～2倍。一般认为,测定动脉血氨比静脉血氨更有意义。慢性肝脏病尤其是门体分流性脑病病人,多有血氨增高,急性肝脏病血氨可正常或轻度升高。

(七) 电解质和血气分析

有利于及时发现电解质和酸碱平衡紊乱。肝性脑病常有呼吸性碱中毒、低氧血症、低钠血症等。

二、病毒学和免疫学监测

1. 病毒性肝炎的血清

病毒性肝炎的血清包括甲、乙、丙、丁、戊型肝炎检查。

2. 免疫学指标测定

免疫学指标测定包括免疫球蛋白、抗线粒体抗体、抗核抗体、抗平滑肌抗体、补体等。

三、仪器检查

主要是影像学检查。包括：腹部B超、CT、MRI检查，对肝脏的形态、有否脾大、有无门静脉高压及有无腹水都有帮助，从而对引起肝性脑病的病因提供有诊断意义的证据。

第二节　肝活组织检查

一、适应证

1）建立肝病的临床诊断。

2）判断全身疾病是否累及肝脏。

3）确定已知肝病的活动性、严重性或目前状况。

4）评价肝脏治疗的效果。

5）评价某些药物治疗的潜在损肝毒性。

6）帮助明确病因，如黄疸、腹水、脾大、静脉曲张或其他提示急慢性肝病征象。

7）对异常的肝功能进行评价。

8）确定有无感染、肉芽肿性、肿瘤性疾病存在。

9）确定不明原因发热的病因。

10）确定原位肝移植术后排异、肝炎或其他并发症的存在。

11）发现移植物抗宿主性疾病。

二、肝活组织检查方法

1. 经皮肝活检

可使用一秒钟穿刺吸取法，方法简便，但有凝血功能障碍及腹水者禁忌。

2. 经颈静脉肝活检

适用于有凝血功能障碍及腹水病人。

3. 超声或CT引导下活检

可避开血管更为安全。

4. 经腹肝活检

同时可肉眼观察。

5. 外科手术活检

略。

三、急性肝功能损害肝脏活检病理分型

1. Ⅰ型

以肝细胞为主，多由病毒性肝炎，药物和毒物中毒所致。

2. Ⅱ型

为肝细胞脂肪变性，见于妊娠急性脂肪肝、Reye综合征和四环素中毒等。

四、肝硬化病理分型

1）小结节性肝硬化。

2）大结节性肝硬化。

3）大小结节性肝硬化。

思考题

1. 肝功能酶学检查有哪些临床意义?
2. 肝活组织检查的方法有哪些?

（张　星　朱金兰）

第十章

肾功能监护

学习目标

掌握 常用血流净化的护理及并发症处理措施。

熟悉 尿液、肾功能检查的标本采集；血流净化常用方法的适应证、禁忌证及并发症。

了解 尿液、肾功能检查的原理，参考值及临床意义：溶解血流净化的原理、设备及方法。

第一节 肾功能监测

肾功能监测在临床上有重要的意义，各种严重疾病时，肾脏是最易受累的脏器之一。急性肾功能损害的常见原因：①肾血流灌注量不足：休克、创伤、严重脱水、心力衰竭、肾病综合征、肾动脉栓塞及肿瘤压迫等；②肾实质性损害：见于急性肾小球肾炎、肾脏感染、创伤、中毒、肾移植术后排异反应等；③尿路梗阻：如结石、肿瘤、前列腺肥大等造成双侧肾盂积液。慢性肾功能损害的常见原因：①慢性肾小球肾炎、慢性肾盂肾炎、多囊肾、糖尿病肾病、高血压肾小动脉硬化、系统性红斑狼疮性肾病、各种药物中毒；②长期各种原因所致的尿路梗阻，如结石、肿瘤、前列腺肥大、尿路狭窄等。通过肾功能监测，可判断病人的肾功能情况，动态观察肾功能的变化，寻找引起肾脏损害的危险因素，及时发现早期肾脏损害，并判断可能的病因、估计肾脏疾病的严重性及其预后，从而采取相应措施，阻止肾功能进一步恶化。

一、尿液检查

(一) 尿量

正常成人尿量为 1 000～2 000 ml/24 h。24 h 多于 2 500 ml 称多尿。24 h 尿量少于 400 ml 或每小时尿量持续少于 17 ml 称少尿。24 h 尿量少于 100 ml 或 12 h 尿量为 0 称为无尿。

1. 多尿

(1) 生理性增多　见于饮水过多、服利尿剂后或静脉输液生理盐水、葡萄糖注射液过多等。

(2) 病理性增多　见于：①内分泌疾病，如糖尿病、尿崩症；②肾脏疾病，如慢性肾盂肾炎、急性肾功能衰竭多尿期、慢性肾功能衰竭早期、肾细小动脉硬化、肾移植术后等；③精神性多尿，精神紧张常伴尿频。

2. 少尿或无尿

常见的原因：

(1) 肾前性　休克、创伤、严重脱水、心力衰竭、肾病综合征、肾动脉栓塞及肿瘤压迫等导致肾血流量不足。

(2) 肾实质性损害　见于急性肾小球肾炎、休克、感染、创伤、中毒致急性肾小管坏死、急性肾功能衰竭少尿期、慢性肾衰终末期、肾移植术后排异反应等。

(3) 肾后性　长期各种原因所致的尿路梗阻，如结石、肿瘤、尿路狭窄等。

(4) 假性少尿　尿道梗阻致膀胱尿潴留，如结石、肿瘤、前列腺增生等。急性肾损害时尿量变化迅速，需密切观察每小时的尿量变化。

(二) 蛋白尿

正常人尿液蛋白含量甚微，尿蛋白成人为 20～130 mg/24 h。其中 2/3 来自血浆蛋白，其余为来自肾和尿路的组织蛋白。若尿中蛋白含量增加，超过 150 mg/24 h 或用定性方法检查呈阳性反应，称为蛋白尿(proteinuria)。导致蛋白尿的原因有以下几种：

1. 功能性

功能性蛋白尿指因剧烈运动(或劳累)、精神紧张、受寒、食入或输入较多蛋白质等原因所致的轻度、暂时性蛋白尿；充血性心衰、高热、严重贫血时也可导致轻度蛋白尿；体位性蛋白尿又称直立性蛋白尿，见于长期站立、正常妊娠出现的蛋白尿，卧床休息后蛋白尿即消失。功能性蛋白尿蛋白定性≤(+)，定量<0.5 g/24 h 尿液。

2. 病理性蛋白尿

(1) 肾实质病变所致蛋白尿　略。

(1) 肾小球性蛋白尿　见于原发性和继发性肾小球疾病，血浆蛋白滤出量加大，以中分子或中高分子的蛋白为主，24 h 蛋白质排出量常大于 1 g。

(2) 肾小管性蛋白尿　见于感染、中毒所致的肾小管损害，肾小管回吸收功能障碍所致的蛋白尿，以低分子蛋白尿 α_2、β_2 微球蛋白为主，24 h 蛋白排出常小于 1 g。

(3) 混合性蛋白尿　见于慢性肾炎、中毒性肾病、糖尿病肾病、狼疮性肾病、肾移植术后排斥反应等。

(2) 溢出性蛋白尿　在肾功能正常情况下，由于血浆中的异常蛋白质增加，这些分子量较小的蛋白经肾小球滤出，超过了肾小管回吸收限度导致蛋白尿。如大面积肌肉损伤所致的肌红蛋白尿、急性溶血性疾病所致的血红蛋白尿。

(3) 组织性蛋白尿　泌尿系统受炎症或药物刺激所分泌的蛋白质、肾小管代谢产生的蛋白质和组织破坏分解释放入尿液的蛋白质统称组织蛋白尿。

(4) 假性蛋白尿(偶然性蛋白尿)　当下泌尿道疾病如尿道、膀胱以及阴道有脓、血、黏液等含蛋白成分混入尿中而导致蛋白定性试验阳性，称为假性蛋白尿。

(三) 尿液沉渣检查

1. Addis 尿沉渣计数

(1) 方法　留取夜间 12 h 尿液标本，如因尿液中有磷酸盐结晶析出而混浊，可加 1% 醋酸

1～2滴,使磷酸盐结晶溶解,如有尿酸盐结晶析出而混浊,可将盛尿液标本瓶浸入温水(不高于37℃)中使结晶溶解。

(2) 参考值　男性:红细胞<30×10^3/12 h,白细胞<70×10^3/h;女性:红细胞<40×10^3/h,白细胞<140×10^3/h。

(3) 临床意义　同Addis尿沉渣计数,急性肾小球肾炎红细胞排出增多,可达200×10^3/h,肾盂肾炎白细胞排出增多,可达400×10^3/h。

二、肾小球功能监测

(一) 肾小球滤过率测定

肾小球的滤过功能主要客观指标是肾小球滤过率(glomerular filtration rate,GFR),指单位时间(min)内经肾小球滤出的血浆滤液量(ml/min)。肾小球滤过率可通过测定菊粉清除率和内生肌酐清除率等方法来测定。由于菊粉清除率试验操作复杂,临床上改用较为简便的内生肌酐清除率试验,也可较准确地测得肾小球滤过率。

1. 内生肌酐清除率测定

(1) 原理　临床上常用内生肌酐清除率(endogenous creatinine clearance rate, Ccr)或血清肌酐来估价肾小球滤过率。内生肌酐为体内组织代谢所产生的肌酐。肌酐由肾小球滤出,基本不被肾小管重吸收及分泌。肾在单位时间内把若干毫升血浆中的内生肌酐全部清除出去,称为内生肌酐清除率。

(2) 方法

1) 病人连续低蛋白饮食3 d,每日蛋白质应少于40 g,并禁食肉类(无肌酐饮食),避免剧烈运动。

2) 于第4天晨8时将尿排尽丢弃,然后收集24 h尿液,并测定24 h尿量。

3) 在留尿24 h以内任何时间抽2～3 ml抗凝血与尿标本同时送检。

4) 测定尿及血浆中肌酐的浓度。

5) 应用下列公式计算出内生肌酐清除率,因个体生理功能有差异,每个人肾脏大小不同,每分钟排尿能力也有差异,因肾脏的大小与体表面积成正比,应按体表面积矫正:

内生肌酐清除率(ml/min)=尿肌酐浓度(μmol/L)×尿量(ml/min)÷血肌酐浓度(μmol/L)

实际体表面积=0.006×身高(cm)+0.0128×体重(kg)-0.152

矫正清除率=1.73 m^2×内生肌酐清除率÷受检者体表面积

(3) 参考值　80～120 ml/min。

(4) 临床意义

1) 判断肾小球损害的程度。

2) 初步估价肾功能受损程度:轻度损害,Ccr:70～51 ml/min,中度损害,Ccr:50～31 ml/min,Ccr<30 ml/min时为重度损害。

3) 可作为临床肾功能分期的参考:第1期(肾功能不全代偿期)51～80 ml/min,第2期(肾功能不全失代偿期)21～50 ml/min,第3期(肾功能衰竭期)10～20 ml/min,第4期(尿毒症期)<10 ml/min。

4）指导治疗：Ccr <30～40 ml/min 应限制蛋白质摄入；Ccr<30 ml/min 噻嗪类利尿剂常无效；10 ml/min 应进行人工透析疗法。此外，凡由肾代谢或肾脏排泄的药物也可根据 Ccr 降低的程度来调整用药剂量和间隔的时间。

5）肾移植的疗效观察指标。

（二）血肌酐的测定

1. 原理

血中肌酐(serum creatinine, Scr)浓度是反映肾小球滤过功能的常用指标。在外源性肌酐摄入量稳定的情况下，其血中的浓度取决于肾小球滤过能力。

2. 参考值

全血肌酐为 88～177 μmol/L；血清肌酐为男性 53～106 μmol/L，女性 44～97 μmol/L。

3. 临床意义

判断肾功能的损害程度　在肾小球受损的早期或轻度损害时，血中肌酐浓度可正常，当血中肌酐浓度明显增高时，常表示肾功能已严重受损。

（三）血清尿素氮测定

1. 原理

血尿素氮(blood urea nitrogen, BUN)主要是经肾小球滤过而随尿排出，因此测定血中尿素氮可以反映肾小球滤过功能。

2. 参考值

参考值为 3.2～7.1 mmol/L。

3. 临床意义

1）对尿毒症的诊断有特殊价值。其增加的程度与肾功能的损害程度成正比，故对病情的观察和预后的估计有重要意义。

2）体内蛋白质分解过盛时也可引起增高，如上消化道大出血、高热、严重创伤、甲状腺功能亢进和高蛋白饮食等，但血肌酐一般不升高。

三、肾小管功能监测

（一）尿液及血浆渗透浓度测定

1. 原理

渗透浓度是指溶液中具有渗透活性的各种溶质微粒的总浓度。尿渗量多指尿内全部溶质的微粒总数量，它可反映溶质和水的相对排泄速度。

2. 方法

用于尿量基本正常的病人。晚饭后禁水 8 h，次晨空腹 8 h 收集尿液，并采静脉血，肝素抗凝(或不加入抗凝剂)，分离血浆(或血清)。

3. 参考值

正常尿液成人为 600～1 000 mmol/L，血浆为 275～305 mmol/L。尿液渗量/血浆渗量的比值为(3～4.5)∶1。

4. 临床意义

慢性肾盂肾炎、多囊肾、阻塞性肾病等均可出现肾间质损害，累及远端肾小管，使浓缩功能下降，尿渗量减低，尿渗量/血浆渗量比值显著低下。

（二）自由水清除率测定

自由水清除率测定(clearance of free water，CH_2O)可反映肾小管浓缩稀释功能。

$$自由水清除率=尿量(ml/h)\times(1-尿渗透浓度\div血渗透浓度)$$

1. 参考值

参考值为－25～－100 ml/h。

2. 临床意义

CH_2O的正值代表肾脏的稀释功能，负值代表肾脏的浓缩功能。常可作为判断急性肾功能衰竭的早期指标。在恢复过程中，可作为追踪观察肾小管恢复情况的指标。亦可用于发现移植肾早期排异等。

第二节 血液净化

血液净化(blood purification)是采用特殊方法以清除血液中的代谢产物、异常血浆成分、过多水分、毒物或药物，并适当补充所需物质等，这种使血液得到净化的方法称作血液净化疗法。血液净化常用的方法有：①血液透析；②腹膜透析；③血液滤过；④血液灌流；⑤血浆置换等。

一、血液透析

血液透析(hemodialysis，HD)又称人工肾(artificial kidney)，是将病人血液与透析液同时引入血液透析的透析器内，使病人体内积累的小分子有害物质得到清除，补充人体需要的某些物质，调节水电解质、酸碱平衡。

（一）原理

人工肾的原理是根据半透膜隔开的两侧液体内溶质浓度梯度差产生的弥散、渗透作用，小分子物质(钾、钠、氯、钙、镁、尿素、肌酐、胍类、酚类等)能通过半透膜小孔从浓度高的一侧(血液)向浓度低的一侧(透析液)弥散，透析液中的碳酸氢根或醋酸盐等也可经透析膜弥散入血，大分子物质如血细胞、蛋白质则不能通过弥散作用；而水分相反，由溶质渗透压低的一侧向渗透压高的一侧渗透，因而清除了体内的代谢产物，调节了水、电解质的平衡。

（二）透析设备及方法

1. 血路

血路指建立一个血液通路把病人的血液由体内引出经过透析器后，再送回体内的通路。可以根据病人需要采用不同的方式建立动静脉血管通路。

(1) 临时性血管通路　直接穿刺静脉(如股静脉、颈内静脉、上肢静脉)留置各种血管导管。

主要用于抢救危重病人。

(2) 动-静脉内瘘 主要用于肾功能衰竭。但无论何种方式均要求体外血循环量达到150～200 ml/min。

2. 设备

1) 透析器目前常用的有空纤维透析器。

2) 透析供水系统目前最好的是反渗水，无离子、无有机物、无菌，用来稀释浓缩透析液。

3) 透析用导管和穿刺针等。

4) 血液透析机。

3. 透析液

有醋酸盐和碳酸氢盐两种，透析液成分根据治疗目的的不同稍有变化。

4. 全身和体外肝素化

使血液白陶土激活凝血时间延长至200～250 s。对有出血倾向病人，可用无肝素透析法。

(三) 血液透析的护理

1. 饮食护理

在透析期间制订合理的饮食计划，维持较好的营养状态，对改善病人生活质量及提高长期生存率非常重要。每天蛋白质的摄入量为1.1～1.3 g/kg，50%以上为含必需氨基酸的动物蛋白(即优质蛋白)，如瘦肉、牛奶和鸡蛋等，脂肪供能占30%～40%，其余由糖类供给，能量的供给为>125.5 kJ/(kg·d)。注意补充钙、锌、叶酸及各种维生素等。特别要限制摄水量，透析期间体重增长不宜超过2.5 kg。

2. 透析前护理

1) 根据病人情况选择合适的穿刺针、透析管道、透析器、透析液、透析方法和透析时间。

2) 护士应熟练掌握血液透析机的操作及各种穿刺置管术，检查和保持透析设备运转正常。

3) 检查和保持动静脉管道通畅，注意保持导管的清洁无菌，并观察导管有无滑脱栓塞、漏血、污染等情况的发生。

4) 透析药品的准备：包括0.9%氯化钠注射液、5%的碳酸氢钠注射液、10%的葡萄糖酸钙注射液、50%葡萄糖注射液、地塞米松注射液、肝素、碘酊、75%乙醇、急救药及透析液等。

5) 根据有无出血倾向和高凝状态，决定肝素用法和剂量。

6) 多数病人对血液透析有恐惧心理，应充分做好病人的心理护理，消除病人的恐惧和紧张心理，配合医护人员的工作。

7) 透析前排尿、测体重、脉搏、血压。

3. 透析过程中的护理

1) 危重病人每隔15～30 min，一般病人每隔30～60 min，记录体温、呼吸、心率、血压和静脉压一次。

2) 透析开始时的血流速度要从缓慢(50～100 ml/min)逐渐增快，15 min左右使血流量达到200 ml/min以上，血流量稳定后，设置好各种报警阈值。

3) 密切观察透析液温度、浓度、渗透压、负压、流量等，并定期记录。一般透析液流量为500 ml/min，温度38～40℃，负压为−6.67～−20 kPa。

4) 观察血流和透析液颜色，有无漏血、凝血、溶血、血液分层。

5）密切观察透析监护系统报警，及时排除故障。

6）密切观察透析过程病人不良反应，并分析原因，及时处理。

4. 透析后的处理

1）透析结束时要准确记录透析时间、脱水量、药品用量等，监测透析后体重、电解质、尿素氮、肌酐、血气分析。

2）注意穿刺部位的压迫止血，压迫时间要充分，以彻底止血，避免在该侧肢体作静脉穿刺及测血压。

3）密切观察病情变化，定时测量生命体征，注意有无出血、心力衰竭、低血压等，并及时处理。

（四）适应证

1. 急性肾功能衰竭

目前主张在急性肾功能衰竭的少尿阶段，给予早期预防性透析，可减少并发症，提高存活率。其应用指征：①明显的水钠潴留、充血性心衰、急性肺水肿；②高钾血症经一般治疗无好转，血清钾≥6.0 mmol/L 或心电图疑有高钾血症图形；③无尿 2 d 或少尿 4 d 以上，少尿 2 d 伴有血清钾≥5.5 mmol/L，血肌酐＞442 μmol/L，有尿毒症症状急性肺水肿者，体液潴留或中心静脉压升高；④二氧化碳结合率≤13 mmol/L；⑤血尿素氮＞21.4 mmol/L；⑥有严重感染或创伤等高分解状态，每天血尿素氮升高 6 mmol/L，每天血清钾升高 1～2 mmol/L，或碳酸氢盐降低＞2 mmol/L，或每天血肌酐升高＞176.8 μmol/L.

2. 慢性肾功能衰竭

①内生肌酐清除率 5～10 ml/min；②血肌酐≥707.2 μmol/L；③有少尿、贫血、恶心、呕吐等尿毒症症状，体液潴留、严重高血压、心力衰竭或尿毒症性心包炎；④难以控制的高磷血症，临床及 X 射线检查发现软组织钙化。

3. 急性药物或毒物中毒

略。

（五）禁忌证

血流透析的相对禁忌证：①严重的低血压、休克；②严重感染；③严重出血；④严重心脑血管疾病，心血管状态不稳定者，如脑出血、急性心肌梗死、显著性心脏扩大合并心力衰竭、心律不齐。

（六）并发症

1. 失衡综合征

失衡综合征是一种常见的并发症，通常是以透析中和透析结束后不久出现的以神经系统症状为主的综合征。尤其是首次透析并使用大面积及高效透析器、超滤过快与过多时容易发生，其发生机制是透析时血液内代谢产物迅速被清除，但脑实质、脑脊液中的肌酐、尿素及其他物质因受血-脑屏障限制，浓度下降较慢，形成血浆与脑脊液间渗透浓度差，使血流中水分进入脑组织，造成脑水肿和脑脊液压力增高。轻症者为仅有头痛、嗜睡、恶心呕吐、烦躁、肌肉跳动、视物模糊、血压升高；进一步发展，可有肌肉痉挛、扑翼样震颤、定向障碍、嗜睡；严重者出现精神失常、惊厥、昏迷、甚至死亡。防治方法：首次透析使用大面积及高效透析器时，不宜超滤过快、过多；透析过程中静脉内滴注50%葡萄糖注射液、清蛋白、20%甘露醇注射液。

2. 低血压

病人出现面色苍白、出汗、胸闷、意识改变、血压下降等。原因可能为脱水过多、过快或透析膜破裂后漏血所致低血容量；醋酸对心肌的抑制和扩张血管作用所致；心律失常、心力衰竭所致心源性休克所致；变态反应、空气栓塞所致等。防治方法：①减慢血泵转速，降低体外循环，必要时可停止透析；②停止超滤，负压调至“0”；③通过透析管流入生理盐水、林格氏液、清蛋白、血浆或全血；④对醋酸盐溶液不能耐受者改为碳酸氢盐透析液；⑤对症处理。

3. 致热原反应

病人产生发热、寒战等，主要原因是输入致热原、血液管道污染或感染。防治方法：注意严格无菌操作，作好透析管道、透析器的消毒等。发生致热原反应时可用异丙嗪、地塞米松等。

4. 其他并发症

高血压、心绞痛、心包炎、脑出血、心跳骤停、空气栓塞、感染、管道凝血、急性溶血、出血、电解质紊乱、肌肉痛性痉挛、钙代谢异常（透析性骨病）等。

二、腹膜透析

腹膜透析（peritoneal dialysis）是治疗急性和慢性肾功能衰竭、某些急性药物中毒等多种危重疾病的有效措施。其优点是操作简单、安全有效而且费用低，可在病人家中进行透析。腹膜透析与血液透析治疗效果相同，且清除大中分子毒素优于血液透析。已成为慢性肾功能衰竭病人首选的肾脏功能替代疗法。

（一）原理

腹膜是生物半渗透膜，具有良好的渗透、弥散、吸收和分泌功能，腹膜的面积大约相当于人体皮肤的面积，成人一般为2～2.2 m^2，超过肾小球毛细血管的面积，其有效透析面积为腹膜总面积的一半以上，因此可代替肾的部分排泄功能。腹膜毛细血管内皮和基底膜限制细胞和蛋白质通过，但允许电解质和一些中小分子物质通过。将透析液注入腹腔后，如血液中的中小分子物质浓度超过透析液时，就会弥散到透析液内，而透析液中浓度高的物质则进入血液内。如透析液渗透压高于血液，血液中过多的水则渗透到透析液中。因此，反复向腹腔注入和放出透析液，可排除体内多余的水分和某些毒性物质，纠正水、电解质和酸碱平衡失调，补充体内缺乏的物质。

（二）方法

1. 置管

目前常用Tenckhoff透析管。置管方法有穿刺法、手术切开法、腹腔镜法。一般在脐与耻骨连线上1/3或脐与左髂前上棘连线下1/3处插入腹腔，将其尖端置于女性子宫直肠窝或男性膀胱直肠窝内。

2. 腹透液

各药厂制造的配方略有不同，可临时用注射液配制。无钾透析液配制的方法：10%葡萄糖500 ml、0.9%氯化钠1 000 ml、5%氯化钙8 ml、5%碳酸氢钠70 ml；含钾透析液配制的方法：10%葡萄糖氯化钠500 ml、5%葡萄糖250 ml、0.9%氯化钠250 ml、5%氯化钙5 ml、5%碳酸氢钠48 ml、10%氯化钾3 ml；或10%葡萄糖500 ml、林格氏液1 000 ml、5%碳酸氢钠70 ml。

3. 透析方式

根据腹膜透析方法不同分为持续不卧床腹膜透析(CAPD)、持续循环腹膜透析(CCPD)和间歇性腹膜透析(IPD)等。

(1) CAPD　是目前常用腹膜透析方式。适用于监护下的卧床病人，也适用于可下地活动的病人。白天换腹膜透析液3次，每次留置4～5 h，每次2 000 ml，夜间腹膜透析液在体内保存9～12 h，到次日晨放出，每周6～7次。CAPD的优点是操作简便、效果肯定、费用低。不用腹膜透析机，对病人日常生活影响较小，持续透析对中分子物质清除能力强，体内环境稳定，可纠正贫血，病人自觉症状好。

(2) CCPD　应用于医院内重病人的加强透析或在家庭中做CAPD困难者。自动腹膜透析机可在一定范围内调定腹膜透析液输入量、灌液时间及排放腹膜透析液时间。根据需要，排放周期可分为30 min、60 min。此外，白天参加工作的病人，在上班前灌入腹膜透析液2 L，保留14 h，夜晚回家后再连腹膜透析机，在睡眠中自动排灌腹膜透析液3次，每次2 L。

(3) IPD　每次1 h，透析液每次2 L，每个透析8～10 h，每周4～5个透析日。优点是减少透析次数，腹膜炎发生率较低；缺点是清除效率不如前两种方法高。

(三) 腹膜透析的护理

1. 饮食护理

腹膜透析会丢失大量的氨基酸、蛋白质及其他营养成分，病人每天丢失蛋白质4～8 g，如有腹腔感染时丢失蛋白质可达20～30 g。因此，通过饮食来补充非常重要，应给予高蛋白质、高维生素、低糖、低脂肪、低磷饮食，病人的蛋白质摄入量为1.2～1.6 g/(kg·d)，其中50%以上为优质蛋白，注意补充钙、锌、铁、叶酸及各种维生素等。病人无明显高血压、水肿，可正常饮水；有明显高血压、水肿者适当限制水、盐摄入。

2. 透析前准备

1) 备齐物品，如腹膜透析管、手术切开包、穿刺插管、“O”或“Y”型接管、袋装透析液、多头腹带等，并检查腹膜透析液是否清晰。

2) 腹膜透析室内严密清洁消毒，每日室内用紫外线照2次，地面和室内用具用消毒液早、晚各消毒1次。

3) 术前排空膀胱。会阴部及下腹部常规备皮，在无菌手术室或透析室内严格无菌操作下行置管术。

4) 熟练掌握腹膜透析的操作方法，配制透析液，换管换袋，分离和连接各种管道要按无菌操作常规，透析液进入腹腔前要加热至37℃。

5) 透析前测量病人的体温、脉搏、呼吸、血压及体重，并详细记录。

3. 透析过程的护理

1) 管道护理：观察透析管周围有无渗液、出血或炎症，定期更换敷料，保持局部干燥，保持透析管通畅，管道系统接头应牢固，防止导管接头滑脱。尽可能避免使用止血钳，防止管道扭曲、折叠等。

2) 详细记录每次透析液的注入量和排出量，灌注透析液的速度不易过快，换透析液时将透析液透析袋放于地面(清洁毛巾上)，使腹腔内的渗透液在虹吸作用下流入空袋内，观察其颜色，如腹透后流出液有混浊，常提示腹膜炎的发生。

3) 每周送2～3次透出液常规检查、定期作透出液细菌、真菌培养。

4）严密观察病人生命体征的变化及有无腹痛、恶心、呕吐、呼吸困难或头晕等不良反应。

4. 腹透后护理

1）密切观察置管局部有无渗血、渗液、并及时处理。敷料要保持干燥清洁，每天换敷料一次，如有潮湿，应随时更换。

2）注意观察全身情况，测量体温、脉搏、呼吸、血压、体重及水肿有否减退并详细记录。

3）注意个人卫生，保持创口清洁。

4）注意透析管的保护。注意睡觉的姿势，勿扭曲、牵拉透析管道。

5）对病人及家属进行腹膜透析知识的培训，如病人在家中自我透析应熟练掌握腹膜透析操作技术。

（四）适应证

腹膜透析的适应证与血液透析相同，优点是设备简单、不需要体外循环、不需全身肝素化。有血液透析的禁忌证，如肾功能衰竭伴有出血、严重心力衰竭、婴幼儿和老年人伴有高血压、心血管并发症及做血液透析或其他血液净化治疗有困难者，均适合做腹膜透析。由于腹膜透析对小分子溶质的清除率较血透低，故指征应适当放宽。

1. 急性肾功能衰竭

急性肾功能衰竭死亡率高，目前多主张早期预防性透析，在未发生各种严重并发症时进行透析，可防止腹膜透析引起的充血性心衰、感染、消化道出血、电解质和酸碱平衡紊乱等并发症的发生。一般认为出现下列情况要考虑透析：①有尿毒症症状，如恶心呕吐，神经精神症状等；②有较明显的水钠潴留表现或急性肺水肿；③高血钾，血清钾≥6.5 mmol/L；④高分解代谢状态；⑤无高分解代谢状态，无尿或少尿 2 d 以上，二氧化碳结合率＜13 mmol/L，血肌酐≥442 μmol/L、尿素氮≥21.4 mmol/L；⑥急性溶血者游离血红蛋白≥800 mg/L。

2. 慢性肾功能衰竭

当慢性肾功能衰竭出现下列情况应早期透析治疗：①可逆性因素导致肾功能衰竭，如感染、心力衰竭等，加重肾脏负荷，导致肾功能急剧恶化，应早期给予腹膜透析治疗，在改善尿毒症症状的同时治疗原发病，纠正可逆因素，肾功能有可能恢复至代偿期；②不可逆性因素导致肾功能衰竭，如有下述宜做透析治疗：有少尿、高血压、肾性贫血、水肿、腹水、肾性骨病、疲倦、恶心、呕吐等症状；内生肌酐清除率＜10 ml/min，血肌酐＞580.4 μmol/L。

3. 急性药物及药物中毒

可通过腹膜透析出药物或毒物。

4. 严重的水、电解质酸碱平衡紊乱

下列情况经常规治疗短期内无效时，可选用腹膜透析治疗：①高钾血症；②严重的代谢性酸中毒；③严重高钙、高钠血症；④严重水中毒。

5. 其他

酮症酸中毒、乳酸中毒、急性弥漫性腹膜炎、急性重症胰腺炎、高胆红素血症、高尿酸血症、牛皮癣、肝性脑病、精神分裂症等。

（五）禁忌证

无绝对腹膜透析禁忌证，有下列情况不宜做腹膜透析：①腹壁感染；②广泛性肠粘连、腹腔有局限性炎症或脓肿；③严重肠胀气、肠麻痹；④妊娠；⑤各种疝气、腰椎间盘疾患等。

(六) 并发症

1. 腹膜炎

腹膜炎分细菌性、真菌性和化学性3种，其中细菌性腹膜炎最常见，临床表现为持续性腹痛、压痛、反跳痛、寒战、发热、腹部不适、透出液混浊、白细胞数>1×10^9/L、细菌培养阳性等。首先是增加腹透次数，用透析液1 000 ml连续冲洗3～5次，适量肝素加入透析管内以减少管道阻塞，并根据药敏选用抗生素加入透析液或全身应用抗生素，若经过2～4周后感染仍无法控制，应考虑拔除透析管道。

2. 腹透液外漏、腹壁皮肤和皮下隧道感染

略。

3. 透析管引流不畅或透析管阻塞

透析管引流不畅或透析管阻塞此为常见并发症，一旦发生将影响腹膜透析的正常进行。常见原因有腹膜透析管扭曲、受压、移位、腹胀、腹膜粘连、纤维蛋白或血块堵塞、大网膜阻塞等。防治方法：①变换病人的体位；②排空膀胱、轻按摩腹部；③服用导泻剂或灌肠；④腹膜透析管内注入肝素、尿激酶、透析液等可使堵塞透析管的纤维块溶解；⑤必要时可在X射线透视下调整透析管的位置或重新手术置管。

4. 疼痛及迷走神经反射

腹痛原因可能有透析液注入或排出的速度过快，透析液的湿度、酸碱度不当，渗透压过高等。防治方法：应注意调节好透析液进出速度、透析液的成分、减少灌注量，如腹痛仍不缓解，可每升透析液中加入利多卡因50 mg；如病人出现心动过缓、血压下降等迷走神经反射，可肌内注射山莨菪碱10 mg或阿托品0.5 mg。

5. 其他并发症

超滤过多引起的脱水、低血压；营养缺失综合征见于长期透析，丢失大量的蛋白质、氨基酸和维生素；慢性并发症如肠粘连、腹膜后硬化等使透析效率减退。

三、血液滤过

(一) 原理

血液滤过(hemofiltration)是模拟肾单位的滤过重吸收原理，将病人动脉(或静脉)血液引入具有良好的通透性并与肾小球滤过膜面积相当的半透膜滤过器中，当血液通过滤过膜时，血浆内的水分就被滤过，把血液内的水分和能滤过的溶质透过滤膜滤出体外，然后输入与细胞外液成分相仿的平衡液来补充必需的水分和电解质。每次滤过液量20～25 L，每次血液滤过需输入与细胞外液成分相仿的置换液18～22 L，血液滤过更符合于生理状态，免疫反应少，故可达到生理滤过的优点。血液滤过在清除中分子物质及治疗尿毒症引起的神经病变等方面均优于血液透析。血液透析滤过是将血液透析和血液滤过同时进行，血液透析主要清除血液中的小分子物质，而血液滤过主要清除血液中的中分子物质，故在单位时间内能更有效地清除血液中的中小分子物质。

(二) 装置

1. 血液滤过器

常用的有中空纤维滤过器，基本结构与透析器相仿。

2. 换液(平衡液)

常用置换液是改良林格氏乳酸钠溶液，基本成分：钠 140～150 mmol/L、钾 0～2 mmol/L、氯 104～118 mmol/L、钙 1.875～2.125 mmol/L、镁 0.5～1.0 mmol/L、乳酸钠 40～45 mmol/L(或醋酸钠 35～40 mmol/L)、葡萄糖 0～2 g/L。

3. 血液滤过机

主要由血泵、置换液泵、废液泵组成。其操作方法如肝素泵、加温装置、漏血探测器、空气探测器和各种压力监护器与透析机基本相同。

(三) 血液滤过的护理

1. 血管通路的护理

常规每日换药，保持局部干燥清洁；肝素生理盐水封管，正确的预冲技术；液体的配置和管理；血流动力学监测；报警处理。

2. 深静脉留置导管护理

导管固定妥当，防止滑脱；有无渗血；严格无菌操作，防止发生感染。

3. 健康指导

防感染；不宜剧烈活动；股静脉置管大腿不可屈曲，以免折断导管；血滤管不宜另做他用，如抽血、输液等。

其余同血液透析的护理。

(四) 方法

1. 前稀释法

将置换液在血液滤过器前输入，主要优点是经过滤柱的血液被稀释，可以延长滤柱的使用寿命，但增加了置换液的用量，降低了滤过效率。

2. 后稀释法

将置换液在血液滤过器后输入，主要优点为可滤过物质清除率高，减少了置换液使用量，但会影响滤柱的使用寿命。

(五) 分类

1. 缓慢连续超滤(SCUF)

能帮助获得液体平衡，避免了间隙性血液透析相关的血容量和电解质的迅速改变，并增加ICU中不稳定危重病人的临床稳定性。

2. 连续静-静脉血液滤过(CVVH)

采用中心静脉留置单针双腔导管建立通路，应用血泵驱动进行体外血液循环，以超滤作用清除过多水分，以对流原理清除大、中、小分子溶质。

3. 连续静-静脉血液透析滤过(CVVHDF)

采用弥散加对流的原理，不仅增加了小分子物质的清除率，还能有效清除中大分子物质，溶质清除率增加了40%。

4. 高容量血液滤过(HVHF)

超滤量维持在3～4 L/H，或超滤量大于75 L/d的血液滤过。能更好地维持败血症动物的血流动力学的稳定，清除机体中许多分子量大的毒素，如炎性介质。

5. 连续动-静脉血液滤过(CAVH)、连续动-静脉血液透析(CAVHD)、连续动-静脉血液透析滤过(CAVHDF)

利用自身动静脉压差来调节超滤率。

(六) 适应证

1）急、慢性肾功能衰竭病人采用血液透析不能控制的高血容量所致的体液过多、心力衰竭和顽固性高血压。

2）血液透析易发生低血压和失衡综合征者。

3）连续静-静脉血液滤过主要用于高容量性心功能不全、急性肺水肿、严重酸碱、电解质紊乱、血流动力学不稳，伴有多器官功能衰竭，需实施静脉高营养疗法、药物或毒物中毒、肝性脑病、肝肾综合征、感染性休克、ARDS、急性重症胰腺炎、MODS。

(七) 并发症

1. 与导管相关的并发症

穿刺部位出血、血肿、气胸、血气胸、感染。

2. 与滤器、管道相关的并发症

漏血、血栓。

3. 抗凝有关的并发症

出血、滤器凝血、血小板降低。

4. 全身并发症

血容量不足、低血压、酸碱失衡、电解质紊乱、内分泌紊乱。

四、血液灌流

血液灌流(hemoperfusion)指将病人血液引入装有固态吸附剂的灌流器中，血液流经灌流器时，体内某些外源性或内源性的毒物经灌流器内的吸附剂或其他生物材料的作用，从而清除血液中的有害物质，并将净化了的血液由静脉输回体内。临床上多用于抢救药物和毒物中毒。

(一) 原理

血液灌流是将溶解于血中的某些物质被吸附至灌流器内的吸附剂上，可清除一些与脂类或蛋白质相结合而致一般血液透析所不能清除的物质。吸附剂清除毒物的效能，主要取决于吸附剂与毒物间亲和力的大小。临床上常用的有以下吸附材料：

1. 活性炭

活性炭能吸附血液中的肌酐、尿酸、酚类、胍类及中分子物质，特别是对小分子的外源性药物和毒物清除率很高。

2. 合成树脂

吸附性能和活性炭相似。

3. 特异性吸附剂

将高度特异性的抗原、抗体或有特定物理、生物化学亲和力的物质与吸附材料制成吸附剂，可从血液中有选择地清除某种特定的物质。如用某些免疫物质制成免疫吸附剂，可以治疗免疫性疾病；加入固相化酶治疗某些酶缺乏症；亦可用于吸附血脂，治疗高脂血症者。

（二）方法

1. 血管通路

临床上常用通路有经皮股静脉、颈内静脉、锁骨下静脉穿刺置管。

2. 装置

主要由灌流器和血液透析机组成。在急救时，用血泵替代血液透析机也可作血液灌流。

（三）血液灌流的护理

与血液透析的护理基本相同。

（四）适应证

1. 急性药物和毒物中毒

对严重的镇静催眠药物中毒的治疗，应首选血液灌流。对脂溶性较高，易于与体内蛋白质及脂肪结合的药物和毒物的中毒，亦有良好的疗效。血液灌流与血液透析对某些药物或毒物的清除效果比较见表10－1。临床上血液灌流有效的常见药物和毒物有巴比妥类、甲喹酮（安眠酮）、安定、氯丙嗪、异丙嗪、司可巴比妥（速可眠）、氯氮（利眠宁）、阿米替林、丙咪嗪、苯海拉明、水合氯醛、水杨酸类、对乙酰氨基酚（扑热息痛）、非那西丁、氨甲蝶呤、氨苄西林、奎宁、异烟肼、百草枯、洋地黄类、奎尼丁、氨茶碱等；有机磷农药、毒鼠强、毒蕈、三氯乙烯、氯仿等，但应注意反跳现象，在体内分布广泛的脂溶性药物或毒物，血液灌流后该药物或毒物在血液浓度下降，病人情况好转，但组织中的毒物释放入血流，数小时后血中毒物浓度再次升高，使病情再次恶化。因此，对危重病人应严密观察。

2. 其他

用于甲状腺危象、急性肝功能衰竭、牛皮癣、狼疮性肾炎等。

（五）禁忌证

没有绝对禁忌证，但病人有出血倾向、休克、心力衰竭等应作相应治疗。

（六）并发症

1）灌流过程中发热、出血、凝血、血压下降、空气栓塞和失衡综合征等均可发生。

2）血小板下降、微粒脱落导致血管栓塞、血中有些药物浓度下降、血中甲状腺激素以及胰岛素等激素水平下降。

表 10-1 血液透析和血液灌流对某些药物和毒物的清除效果比较

药物	血液透析	血液灌流	
		中性大孔树脂	活性炭
1. 三环类抗忧郁药	0—★		★★
2. 镇静催眠药			
巴比妥类	★—★★	★★★	★★★
安眠酮	★—★	★★★	★★★
眠尔通	★★		★★★
地西泮		0	★★
水合氯醛	★★★		★★—★★★
3. 心血管用药			
普鲁卡因胺	★—★★★	★★★	
洋地黄类	★	★★—★★★	★★
4. 解热镇痛药			★★★—★★
对乙酰氨基酚	★★—★★★		★★
水杨酸类	★★★	★★—★★★	★★★
5. 抗结核药			
异烟肼	★		★★
6. 抗癌药	★		★—★★
5-FU、VCR、MTX			
6MP、CTX			
7. 有机磷农药			
甲基对硫磷	0		★★★
敌敌畏			★★★
乐果	★★		★★★
8. 有机氯农药			
滴滴涕			★★★
9. 生物毒素			
毒蕈素	★		★★
10. 其他			
乙醇	★★★		★★
百草枯		★★★	★★★
氯仿、氟烷、三氯乙烯			★★

注 血流量(QB)为 200 ml/min；(0)：表示无清除；(★)：表示 11～50 ml/min；(★★)：表示 51～100 ml/min；(★★★)：表示 101～200 ml/min；(★★★★)：表示＞200 ml/min。

五、血浆置换

(一) 原理

血浆置换(plasma exchange)是指将病人血液引入血浆交换装置如血浆分离器，把分离出的血浆去除，再将去除血浆后的血液有形成分以及所需补充的血浆蛋白、清蛋白及林格氏液等输回体内，借以清除体内自身抗体、异体抗体、可溶性免疫复合物、抗基膜抗体、血浆中其他免疫活性物质或与蛋白质结合的毒物。

（二）设备及方法

1. 血路

临床上常用通路有经皮股静脉、颈内静脉、锁骨下静脉穿刺置管。

2. 血液滤过机

血液滤过机用于膜式血浆分离法。

3. 血浆置换滤器

目前最常用的是中空纤维（或小型积层平板型）血浆分离器，用于膜式血浆分离法。

4. 血浆分离机

用于离心式血浆分离法。

5. 血浆置换方法

临床上常采用膜式血浆分离法，采用负压泵将血浆滤出。血液量＜100 ml/min，跨膜压＜100 mmHg。血浆滤出量与置换液补充时必须相等。成人每次置换量为 2～3 L，补充清蛋白 80～100 g。

（三）血浆置换的护理（膜式血浆分离法）

1. 血浆置换前护理

1）护士应掌握血浆置换机的操作及各种穿刺置管术，检查和保持设备运转正常。

2）检查和保持静脉导管通畅，严格无菌操作，防止致热原或细菌污染，观察导管有无滑脱、栓塞、漏血等情况的发生。

3）药品的准备：0.9％氯化钠注射液、10％葡萄糖酸钙注射液、5％的碳酸氢钠注射液、清蛋白注射液、地塞米松注射液、肝素、鱼精蛋白注射液、碘酊、75％乙醇、置换液及急救用药等。

4）根据有无出血倾向和高凝状态，决定肝素用法和剂量。

2. 血浆置换过程中的护理

1）严密观察病情变化，每 30 min 记录血压、脉搏、呼吸、体温 1 次。

2）观察血流量、血液颜色及有无漏血、凝血、溶血、血液分层；观察置换液温度、流量，并定期记录。

3）密切观察监护系统报警并及时排除故障。

4）密切观察病人透析过程中的不良反应，并及时处理。

3. 血浆置换后的护理

1）结束时要准确记录治疗时间、置换液用量等，根据医嘱留取标本。

2）注意穿刺部位的压迫以彻底止血。

3）密切观察病情变化，定时测量生命体征，注意有无出血、心力衰竭、低血压等，一旦出现及时处理。

（四）适应证

1）抗肾小球基底膜抗体性肾小球肾炎和免疫复合物性肾小球肾炎。

2）各种结缔组织病，如重症系统性红斑狼疮、结节性动脉周围炎和类风湿性关节炎等。
3）多发性神经根炎、重症肌无力、皮肤疾患如重症牛皮癣等。
4）自身免疫性溶血性贫血、血栓性血小板减少性紫癜和溶血性尿毒症综合征等。
5）急性药物与毒物中毒。
6）其他，如甲状腺危象、家族性高胆固醇血症、高脂血症、肾移植后排斥反应。

（五）并发症

可引起低血压、发热、出血、低钙血症、低球蛋白血症、心律失常、白细胞和血小板破坏等。

思考题

1. 正常成人 24 h 尿量是多少？何谓多尿、少尿或无尿？常见的原因有哪些？
2. 常用尿液检查、肾小球功能和肾小管功能监测有哪些项目？如何留取标本？
3. 试述常用血液净化的适应证、禁忌证及并发症。
4. 复述血液透析、腹膜透析、血浆置换护理的内容及并发症处理措施。
5. 了解不同血液净化治疗的原理。

（陈　涓　窦英茹）

第十一章

脑功能的监测

学习目标

掌握 各种临床监测的要点。
掌握 Glasgow 昏迷评分法。
熟悉 各种脑功能仪器监护的适应证、临床意义及监护方法。

第一节 脑复苏中的临床监测

多种病因的突然侵袭可导致脑缺血缺氧产生脑损伤。临床上表现为脑功能严重抑制或完全丧失(昏迷),前者称脑功能障碍,后者称脑功能衰竭。为减轻脑损伤者中枢神经系统损害所采取的一系列救治措施称脑复苏。脑功能监测是临床上为动态了解脑复苏过程中中枢神经系统功能损害的程度和抢救治疗效果而采取的临床监测及仪器监护措施。

脑功能障碍及脑功能衰竭是重症监护的主要对象,应送入重症监护病房(ICU)进行一系列的严密监测,包括生命体征及脑功能的监测。

一、生命体征的监测

对昏迷病人的生命体征监测是最基本的监测项目。可采用监护仪监测体温、脉搏、呼吸及血压,设定报警上下限,当超过或低于正常值时,可发出自动报警信号,以便及时处理。

(一) 体温

正常人体温随测量部位不同而异,口腔为 36.3～37.2℃,腋窝为 36～37℃,直肠为 36.5～37.7℃。体温在 37～38℃时称低热,38～39℃时称中度发热,39.1～41.0℃称高热,41℃以上称超高热。低于 35℃称体温不升,低于 31℃提示预后不良。体温每升高 1℃,基础代谢率增加约 13%,脉搏平均增加 10～15 次/分。

1. 体温升高

昏迷前或昏迷时伴有体温升高达 38.5℃以上伴畏寒寒战者多为感染性发热,如颅内感染(脑膜炎、脑炎、脑脓肿)、脑性疟疾、中毒性肺炎、中毒性细菌性痢疾、流行性出血热、伤寒、钩端螺旋体病、败血症等，也可见于非感染性发热，如甲状腺危象、中暑等。上述疾病热型可呈稽留热（伤寒），也可呈弛张热（肺炎）、间歇热（疟疾）、不规则热（败血症），超高热可见于中暑。

昏迷后体温升高多见于导管热、吸收热及中枢性发热。导管热由安置导管引发感染所致，多在38.5℃以上。中枢性发热为体温调节中枢受损所致，体温持续在39.0℃以上，不伴畏寒寒战，脉搏相对缓慢，白细胞无明显增高，抗生素治疗无效。中枢性发热常见于脑桥出血、继发性脑室出血、蛛网膜下腔出血、肿瘤、癫痫持续状态、中枢神经系统感染及某些感染中毒性脑病等。

2. 体温不升或低下

昏迷时体温不升或低下主要见于药物性低温，如酒精中毒、麻醉剂中毒、催眠镇静药中毒、抗精神病药中毒。此外尚可见于休克脑病、黏液水肿昏迷、垂体昏迷、低血糖昏迷、一氧化碳中毒、老年人严重感染、下丘脑病变、严寒冷冻及人工低温麻醉等。

（二）脉搏

正常脉搏为60～100次/分，脉搏＞100次/分为速脉，＜60次/分为缓脉。但昏迷病人脉搏＜70次/分可能存在脉搏减慢，昏迷病人脉搏减慢伴血压增高，是颅内压增高的表现；昏迷伴脉搏增快见于发热、甲状腺危象、心衰、肺水肿等；昏迷伴脉搏节律不整提示可能存在阿-斯综合征，见于低钾性昏迷、心肌梗死及其他心脏疾病；如果脉律不整伴偏瘫，见于心源性脑梗死；昏迷伴脉搏消失有两种可能：①心跳停止；②心跳减弱见于严重休克或大动脉炎。

（三）呼吸

正常成人呼吸16～20次/分。大于24次/分为呼吸增快，不足12次/分为呼吸减慢，呼吸脉搏比为1∶4。昏迷病人常表现为下列几种呼吸变化：

1. 呼吸增快

呼吸增快见于肺炎、肺水肿、肺性脑病、心衰、肝性脑病、水杨酸中毒、高热、中枢神经源性过度换气及上呼吸道不全阻塞的昏迷病人。呼吸增快多伴有呼吸性碱中毒，呼吸深而快提示代谢性酸中毒。

2. 呼吸减慢

呼吸减慢见于麻醉剂（如吗啡）或镇静剂（如巴比妥类）中毒、颅内压增高、肺部疾病伴二氧化碳潴留及甲状腺功能过低危象。呼吸深而慢伴鼾声见于脑出血等。

3. 呼吸节律不规则

呼吸节律不规则的表现形式有潮式呼吸、间停呼吸、下颌呼吸、双吸气呼吸（抽泣样呼吸）及叹息样呼吸。均提示呼吸中枢病变或抑制。

4. 呼吸停止

有两种表现形式。

（1）逐渐停止　见于中枢性呼吸衰竭及肺动脉功能障碍性呼吸衰竭时。

（2）呼吸骤停　见于气道阻塞引起的窒息、枕骨大孔疝、麻醉剂过量及心跳骤停时。呼吸停止是严重的呼吸障碍，呼吸停止持续12 min以上可致脑死亡。

（四）血压

正常成人血压值为90～139/60～89 mmHg。正常成人脑血管自动调节的动脉压范围上限为 160～150 mmHg，下限为 50～40 mmHg，但高血压病人的自动调节上限均上移 40～50 mmHg。故在血压监测时应予注意。昏迷病人血压变化主要表现为升高和降低两种形式。

1. 血压升高

昏迷病人如血压显著增高，常见于高血压脑出血及高血压脑病。后者多继发于原发性高血压病、肾性高血压、妊娠中毒症、嗜铬细胞瘤、夹层动脉瘤等疾病。急性颅内压增高时，可出现血压升高称库欣氏(Cushing 反应)反应，同时伴脉搏变缓。由于高血压病人脑血管自动调节机制上移的原因，当收缩压在 200 mmHg 以下时，如同时伴有颅内压增高，则属 Cushing 反应，不应视为有害。但若血压超过 200 mmHg，则应视为异常。

2. 血压降低

一般而言，当收缩压在 80 mmHg 以下，就可引起心、脑血流量的减少，但由于脑血管的自动调节作用使血管扩张，故脑血流并无减少。而当血压<40 mmHg 时，脑血管自动调节功能丧失，脑血流绝对减少；当血压降至 0 时，脑血流处于无再流现象。但慢性高血压病人病前收缩压在 190 mmHg，一旦收缩压骤降到 150 mmHg 时，应想到存在相对性低血压的问题。

二、意识状态的观察

意识是指对周围环境的识别能力和对外界刺激的反应能力。在脑复苏过程中，意识状态的变化是反映病情轻重的指标之一。因此需严密观察，以便掌握病情变化，及时采取治疗及护理措施。

(一) 意识状态的分类

意识状态大致可分为清醒、嗜睡、意识模糊、昏睡、浅昏迷、深昏迷、谵妄、植物状态及脑死亡。

1. 清醒

病人意识清楚。

2. 嗜睡

精神倦怠或入睡，但唤醒后可正确回答问题。

3. 意识模糊

意识模糊是较嗜睡程度深的意识障碍。病人表现为语言不连贯、定向力障碍、记忆模糊，可有幻觉、错觉。

4. 昏睡

病人处于接近昏迷的状态，但高声呼喊可被唤醒，醒后答非所问，很快又入睡状态。

5. 昏迷

病人意识完全丧失，不能唤醒，无自主运动。按其程度可分为以下几类：

(1) 浅昏迷 对声、光刺激无反应，对疼痛刺激有防御反应。角膜反射、瞳孔反射、眼球运动、吞咽反射等尚存在。

(2) 中度昏迷 仅对剧烈刺激可出现防御反应。角膜反射减弱，对光反射迟钝，眼球无转动。

(3) 深度昏迷 全身肌肉松弛，对各种刺激全无反应。深浅反射均消失。

6. 谵妄

谵妄为一种以兴奋增高为主的高级神经中枢急性活动失调状态，病人意识模糊、定向力丧失、感觉错乱(幻觉、错觉)、躁动不安、语言杂乱。有些病人可发展为昏迷状态。

7. 植物状态

病人可睁眼，有眨眼反应，但无任何意识活动，无语言，对外界环境和内在需要毫无感知；肢体自主运动丧失，出现去皮质强直状态，对疼痛刺激可有曲屈性逃避反应；只能被动进食，大小便潴留或失禁。这种状态持续数月以上或更久称持续性植物状态，又称植物人。

8. 脑死亡

脑死亡又称不可逆性昏迷或过度昏迷。病人自主呼吸停止，处于深度昏迷状态，脑干反射消失(对光反射、角膜和吞咽反射等)，脑生物活动消失。

(二) 格拉斯哥昏迷分级评价的动态观

格拉斯哥(Glasgow)昏迷分级为一种简明具体而又客观地判断有否昏迷及昏迷程度的评价方法，是通过睁眼反应(觉醒水平)、语言反应(意识内容)和运动反应(病损平面)三项内容进行测查，并用计量的方法加以评分，然后将所测得的分值记录在特制的监测表格内(表 11－1)。

表 11－1 Glasgow 昏迷评分法

睁眼反应	分数	言语反应	分数	运动反应	分数
能自行睁眼	4	能对答，定向* 正确	5	能按吩咐完成动作	6
				刺痛时能定位，手举向疼痛部位	5
呼之能睁眼	3	能对答，定向* 有误	4	刺痛时肢体能回缩	4
刺痛能睁眼	2	乱言乱语，不能对答	3	刺痛时双上肢呈过度屈曲	3
				刺痛时四肢呈过度伸展	2
不能睁眼	1	仅能发音，无语言	2	刺痛时肢体松弛，无动作	1
		不能发音	1		

注 ＊定向，指对人物、时间和地点的辨别。

睁眼反应主要通过观察、呼唤及给予痛刺激进行测查。如果自动睁眼，记 4 分；呼唤后能睁眼，记 3 分；疼痛刺激能睁眼，记 2 分；不能睁眼，记 1 分。

语言反应测查是通过呼唤病人的名字，叫病人回答简单的问题来进行评分。如果病人能正确说出自己的所在地、时间及与周围人物的关系，亦能说出自己出生年、月、日，记 5 分；不能回答上述问题，且表现为语无伦次或错乱，记 4 分；只能说单词或喊叫，记 3 分；只有呻吟，记 2 分；完全无语言反应，记 1 分。

运动反应的测查是通过吩咐病人执行简单的命令(如伸舌、睁眼、抬高肢体或握手等)，或给予痛刺激来观察病人每一肢体的运动。如果病人能按医生的吩咐完成简单动作，记 6 分；给病人肢体痛性刺激(用拇指指甲和示指捏压病人的指甲)，见病人用另一只手推开检查者的手，表示对痛有定位反应，记 5 分；捏压病人指甲，见其有回缩动作，示回缩逃避反应，记 4 分；捏压病人指甲或胸骨，见其上肢有缓慢的痉挛性屈肘动作或去皮质强直，示异常屈曲，记 3 分；捏压病人指甲或胸骨，见病人前臂伸出，并旋前和下肢伸展动作，或见去大脑强直，示伸展反应，记 2 分；刺激完全无反应，记 1 分。

Glasgow 最高分为 15 分，正常状态为 14～15 分，7 分以下判为昏迷，3 分以下有脑死亡的可能。

近年来，我国许多医院也在使用这个方法。无论国内还是国外，使用 Glasgow 时，都是同时配合脑干反射来观察的，这样既可判定昏迷程度，也反映了脑功能受损水平。

三、瞳孔及眼底的观察

（一）瞳孔的观察

正常瞳孔左右对称，等大，直径为 2.5～4.5 mm，直径＜2.5 mm 为缩小，直径＞4.5 mm 为扩大。瞳孔的测量应除外药物的影响。如吗啡、巴比妥类、有机磷类、水合氯醛等可使瞳孔缩小；而颠茄、阿托品、莨菪碱、乙醇、乙醚、奎宁等可使瞳孔扩大。此外，氰化物、苯、CO 中毒及尿毒症、子痫、癫痫发作也可使瞳孔扩大。脑功能受损时，瞳孔大小变化常随受损平面不同而发生变化。

（1）间脑受损　双侧瞳孔中等度缩小（2 mm），放大镜下可见光反射。

（2）中脑顶盖、顶盖前区受损　双侧瞳孔中等度扩大（5～6 mm），居中而规则，可见虹膜震颤现象，即瞳孔收缩交替出现。中脑在此基础上进一步受压，双瞳孔中度扩大，对光反射消失。沟回疝初期患侧瞳孔缩小。中期稍扩大，对光反射迟钝。晚期患侧瞳孔显著扩大（7～10 mm），对光反射消失，此表现亦常见于深昏迷者。

（3）桥脑受损　出现双侧针尖样瞳孔，对光反射消失。也可为吗啡、哌替啶或冬眠药物作用所致。

（4）延髓受损　双侧瞳孔显著扩大，无对光反射，为临终表现。

（5）后颅窝受损　当后颅窝受损仅累及延髓时瞳孔缩小（2 mm），放大镜下对光反射存在。

一般情况下，对光反射与昏迷深浅成正比，但几乎所有的中毒性脑病，对光反射常不受影响，除非发展为脑疝或脑死亡。

（二）眼底变化的观察

一般在不散瞳的情况下，用检眼镜检查，应注意视神经乳头的形状、颜色、生理凹陷及边缘是否清楚，动静脉管径的比例、血管的走向及反光强度，以及视网膜有无水肿、出血、渗出物等。

颅内疾病发生颅内高压时可引起眼底的变化，主要与众不同为视乳头水肿，一般将颅内压增高的视乳头水肿分为 4 种类型。

1. 初发型

初发型为早期阶段，视乳头充血，呈红色，边缘模糊，一般从上下缘或鼻侧开始，然后波及颞侧，生理凹陷不清，轻压眼球可见静脉管腔变细、搏动减弱或消失，眼动脉压升高，视力野正常。

2. 进展型

一般视乳头水肿出现 7～10 d 后，水肿即很明显，但视力正常。眼底所见较初期明显，视乳头变大，生理凹陷消失，视乳头周围的视网膜呈灰白色，其边缘的毛细血管扩张，静脉怒张弯曲。在视乳头边缘及其附近可见少量散在出血点和白色渗出物，或在黄斑部可见星状白色渗出小点。

3. 急剧进展型

视力多有轻度减退、视乳头肿大更明显，并有出血和较多渗出物。

4. 晚期型

长期的视乳头水肿，经过数月或数年的发展变化，可出现继发性视神经萎缩。其表现为视野向心性缩小，视力减退，视乳头隆起度逐渐减低或消失，颜色苍白，边缘不清，生理凹陷消失，动脉变细，静脉恢复正常或稍细，视力极度减退或失明。

四、运动功能的观察

脑复苏病人运动功能的观察对判断病情的发展甚为重要。主要包括肌张力、肌力和不自主运动。

（一）肌张力

正常时脊髓在锥体束的调节下，维持反射活动，使肌肉保持一定的紧张度（即肌张力）。

(1) 肌张力降低　见于下运动神经元损害、小脑病变、休克及深昏迷时，由于脊髓反射功能减弱，故肌张力降低。

(2) 肌张力增高　见于上运动神经元损害，上运动神经元对下运动神经元的抑制解除，故表现为肌张力增高；锥体系损害时，脊髓反射弧失去其调节作用，呈齿轮状肌张力增高。

（二）肌力

肌力分为6级：0级指肌肉完全不能收缩；1级指可见肌肉收缩但无肢体运动；2级指能沿床面运动，但不能对抗地心引力；3级指能对抗地心引力作随意运动；4级指能克服阻力作随意运动，但较正常肌力弱；5级指正常肌力。不同的脑平面损害，表现为不同的瘫痪状态。

(1) 单瘫　为某一肢体的瘫痪，提示为大脑皮质运动区的局限性损害。

(2) 偏瘫　为一侧上下肢体的上运动神经元性瘫痪，伴该中枢性面、舌瘫，为一侧大脑半球运动区内囊部损害。

(3) 交叉性瘫痪　为患侧脑神经周围性瘫痪，同时伴对侧上下肢的上运动神经元性瘫痪，见于一侧脑干病变。

（三）不自主运动

浅昏迷时，出现自发性眼球浮动，提示脑干功能尚存。随着昏迷的加深，眼球固定于中央位。

深昏迷病人一切自主运动均消失，但可以存在一些特殊的活动。

(1) 去大脑强直　表现为病人全身肌张力增高，尤以伸肌为著，上肢过伸僵直，两手旋前，下肢过伸，内收，并稍内旋头后仰，严重时呈角弓反张状，提示中脑受损。

(2) 去皮质状态　表现为病人的双上臂内收，肘、腕关节屈曲僵硬，两下肢过伸并稍内旋，趾部下屈，为大脑脚以上内囊或皮质的损害。

五、神经反射的观察

神经反射分浅反射、深反射和病理反射3类，为判断昏迷病人病情好坏的客观重要指标。

（一）浅反射

为刺激皮肤及黏膜体表感受器引起的反射，如角膜反射、腹壁反射等。当锥体束或大脑皮质

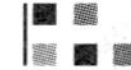

损伤时及深昏迷或麻醉状态下，浅反射减弱或消失。

(二) 深反射

深反射为刺激肌腱和骨膜的本体感受器所引起的反射，如肱二头肌腱反射、膝反射等。当下运动神经元受损及脑、脊髓休克期，深反射减弱或消失。当上运动神经元受损时深反射亢进，眼头反射为判断中脑功能状况的一种深反射。方法是将病人的头部谨慎而较快地转向一侧，再经90°转向另一侧，同时观察其眼球运动。正常人可见眼球与头运动的方向及速度一致。昏迷病人向相反方向运动，称眼头反射存在或转头试验阳性，见于大脑半球病损已累及间脑，而中脑功能尚保存的昏迷病人。一旦中脑功能丧失，眼头反射随即消失。眼前庭反射：为反应桥脑功能状况的深反射。方法为向一侧外耳道注入 20～40 ml 冰水或冷水，若眼球转向刺激侧，持续 2～3 min后再返回原位，称眼前庭反射存在或冰水刺激试验阳性，提示桥脑功能良好。若桥脑病损，则眼前庭反射消失。昏迷病人在除外抑制剂中毒的前提下，眼头反射和眼前庭反射均消失，预示脑死亡将来临。

(三) 病理反射及脑干反射

脑干反射的观察对损伤部位的定位及预后的判断都至关重要。脑干反射恢复越早预后越好。

(1) 病理性掌颏反射阳性　提示皮质-皮质下区受累。此反射消失提示损害已从皮质-皮质下区扩及间脑平面。

(2) 额眼轮匝肌反射消失和病理性角膜下颌反射的出现　提示损害累及脑-中脑交接处。

(3) 对光反射消失角膜下颌反射存在　提示损害扩及中脑。

(4) 角膜反射和嚼肌反射消失　提示桥脑受累。

(5) 眼心反射的消失　提示损害达延髓平面。

如果损害达中脑、脑桥或延髓则预后极差。因此，结合脑干反射的动态观测，及时改进治疗措施，防止病损越过中脑平面，是提高疗效、降低死亡率的关键。

(四) 脑复苏时脑功能改善的指标

脑功能改善时可出现以下改变：

(1) 瞳孔缩小，直径<5 mm　因心跳停止 30～40 s 后瞳孔开始扩大，故应除外这种早期开始复苏者，还应除外老年病人及服用麻醉性镇痛药者，要注意动态观察。

(2) 睫毛反射恢复　它提示意识将很快恢复。

(3) 肢体活动　肢体活动过度妨碍复苏处理可给予小剂量镇静剂。

(4) 出现自主呼吸　此时不应终止人工呼吸，另外叹息样呼吸不同于自主呼吸，它提示脑缺氧。

以上 4 种指标很少同时出现，只要有一个出现就表明脑尚未受到损害。这些指标完全消失不能说明脑功能完全受损、无复苏的可能。

(5) 其他　吞咽运动、睁眼闭眼运动、皱眉、摇头等。

第二节　脑复苏中的仪器监测

一、颅内压监测

（一）影响颅内压的因素

颅内压是由脑组织、组织液和动静脉血及脑脊液在颅内形成的压力总和。颅内容物（脑实质、脑脊液及血液）的体积变化决定颅内压的高低。但颅内容物的量与颅内压之间不一定是线形关系，机体对颅内压有一定的调节作用。当脑组织发生肿胀、脑实质量增加时，早期可通过脑血流量减少、脑脊液向颅外转移等加以代偿，但这一代偿作用是有限的，当超越一定限度时，颅内压升高。

（二）颅内压监测的适应证

颅内压监测的意义是及时发现颅内压升高，为治疗提供依据。但几乎所有的颅内压监测手段都是有创的，可引起感染、出血等并发症，因此就应慎重决定其适应证。一般而言，颅内压监测的适应证为：Glasgow 昏迷评分 8 分以下的重症脑外伤、颅内出血、脑梗死、脑水肿、颅内感染症、代谢性脑病昏迷等。

（三）颅内压监测指标及方法

虽然可把颅腔（包括与之相连的脊髓腔）视为一个不能伸缩的封闭腔隙，但各部分的压力仍有差异。临床常用的颅内压监测方法中最准确的是脑组织内压，但由于测压管插入脑实质内创伤较大，临床上很少采用。脑室内置管法除可监测压力外，还可引流脑脊液，行减压治疗，但侧脑室狭窄时导管可能插入困难。蛛网膜下隙置管法，可避免上述缺点，且可靠性高。硬膜外置管法操作简便、感染危险性小，但可靠性较差。在颅内压监测时应校正零点，零点位于外耳道平面。临床常用的颅内压监测方法有以下几种。

1. 有创监测

（1）脑室压监测　在侧脑室内插入导管连接压力换能器进行测压、记录、监护。其优点是简便易行，可随时放液测压。缺点：①脑室很小或显著移位时插管及保持管道稳定困难；②外接管易受外力干扰；③易发生漏液现象；④并发颅内感染的机会多。

（2）脑脊液压监测　做脑室穿刺或小脑延髓池穿刺，用导管将穿刺针连接于监护仪表上，此法不能长久，容易漏液，在颅内压增高时易发生脑疝。

（3）硬脑膜下压监测　将压力换能器直接埋于硬脑膜下，用导线或监护装置连接，但需要做颅骨穿孔并切开硬脑膜，因此有漏液、感染、校检困难及元件易受损等弊病。

（4）硬脑膜外压监测　将压力换能器放于硬脑膜表面，即可测定脑膜所承受的压力。由于硬膜保持完整，因此不易感染。可较长时间监护，但硬脑膜受异物长期刺激，会逐渐增厚，致使灵敏度下降。

（5）脑组织压监测　是测量脑组织间液体的压力，它与脑脊液及脑室压不同，与脑水肿、脑脊液量及局部血液量关系密切，对脑水肿及颅内压力学研究有特殊意义。

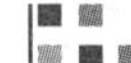

2. 无创监测

近年来尝试无创颅内压监测法，但各种方法均有不少缺陷，目前尚不能取代上述有创监测方法。无创颅内压监测法主要有以下 3 种。

(1) 张力方法 它通过测定颅盖张力的变化来推测颅内压，其敏感度较高，颅内压变化在 30 mmH_2O时即可测出。但它只能反映颅内压的相对变化，而且头部轻微活动即对测定值有明显干扰。

(2) 超声法 通过分析颅骨内板与脑组织表面之间的薄膜构造(相当于硬脑膜)的超声反射波或干扰波，来推测颅内压。

(3) 多普勒法 通过多普勒血流分析测定脑灌注压来间接推测颅内压。

(四) 颅内压的正常值

脑室内压卧位时为 70～120 mmH_2O，坐位为 0～40 mmH_2O；小脑延髓池压为 80～150 mmH_2O；脑池侧卧位时为 80～180 mmH_2O；硬脑膜下压同脑室内压，硬脑膜外压为 80～145 mmH_2O。

(五) 颅内压异常的临床意义

颅内压增高危害在于可引起脑灌注压下降(脑灌注压＝平均动脉压－颅内压)、脑缺氧及脑疝。颅内压高于 200～230 mmH_2O 时毛细血管受压，出现微循环障碍；400～700 mmH_2O时静脉回流障碍、脑水肿加重；当脑灌注低于 700 mmH_2O，则脑血管自身调节功能丧失，颅内压与平均动脉压相等时，脑灌注停止。颅内压高于 300 mmH_2O 以上即应开始治疗，措施：头部抬高、过度肺通气及应用渗透性利尿剂等，在脑复苏时至少应维持灌注压高于 800 mmH_2O(平均动脉压高于 90 mmHg)。一般认为，颅内压超过 400～550 mmH_2O 或颅内压随血压的变动而变动及颅内压/平均动脉压比大于 0.5 时，提示预后不良。

1. 高颅压

颅内压＞200 mmH_2O 即为高颅压；超过 265 mmH_2O 即认为有较大的临床意义。常见的病因：①脑水肿；②脑血流增加；③脑脊液过多；④颅内占位性病变。

2. 低颅压

颅内压＜50 mmH_2O 属于低颅压。常见的病因：①脑脊液漏；②脑脊液分泌功能低下；③中毒性疾病，如巴比妥类药物中毒早期；④代谢性疾病，如甲状旁腺功能低下、肾上腺皮质功能低下、胰岛功能亢进、胰岛素休克等；⑤低血压休克。

3. 颅内压-容积曲线监测

人为地增加颅内容物的容积(如向蛛网膜下腔注入一定量的脑脊液代用品或排出一定量的脑脊液或采用球囊法)，根据颅内容积与压力的改变可计算出颅内的顺应性。此外，采用此法可计算出脑脊液阻力及脑脊液产生率等脑脊液流体动力学多项指标。

目前颅内压监测在国内外已广泛应用，这种颅内压的动态观察既有助于诊断，又可根据压力的变化，及时判断病情，制定和指导治疗措施。急性重症颅脑损伤及其他意外突发事件引起的急性颅脑疾患，如急性脑血管疾病(脑出血、蛛网膜下隙出血)、颅内感染(脑膜炎、脑炎等)，可随时反映颅内情况，指导治疗用药，尤其是昏迷病人，如各种中毒、糖尿病、肝性脑病、尿毒症等均可使用持续颅内压监护，这种监护利多弊少。

二、脑血流与脑代谢的监测

(一) 脑血流量(CBF)的监测

1. 脑血流的调节

全脑平均血流量为 45～60 ml/(100 g·min)［灰质：80 ml/(100 g·min)，白质：20 ml/(100 g·min)］。正常情况下，脑灌注压在 70～200 mmH_2O 范围内变动时可通过自身调节机制维持脑血流量的相对稳定，自身调节包括代谢机制(局部脑代谢亢进、脑血流量增加)与化学机制。其中，$PaCO_2$ 是最主要的影响因素，$PaCO_2$ 在 20～80 mmHg 时，$PaCO_2$ 每增减 1 mmHg，则脑血流量相应增减 1 ml/(100 g·min)(2%～4%)。

2. 脑血流监测方法

(1) Kety-Schmidt 法　吸入 15%～20%的笑气(15～20 min)，通过测定动脉及颈内静脉球部血中笑气浓度来计算脑血流量。本法测定的血液量为全脑平均血流量，同时还可计算耗氧量。其缺点：需要有 15～20 min 的稳定状态，不能够反映局部脑血流量。

(2) 放射性核素颅外闪烁术　其原理：颈内动脉或静脉注入示踪放射性惰性气体(^{133}Xe，^{85}Kr)后，脑内局部放射活性衰变率与 CBF 成正比，通过伽玛计数器记录其清除过程可计算局部脑血流量(γCBF)。

(3) 经颅内超声多普勒法(noninvasive transcranial Doppler ultrasound, TCD)　由于低频(1～2 MHz)超声波容易通过颅骨，向目标血管发出超声信号，并接受红细胞反射回来的超声信号，可无创测定血流速度。血流量等于平均血流速度与血管内径的乘积，在脑主干动脉内径无明显改变时，血流速度与脑变化成正比，其优点是无创，可反复测定并可用于床边监测。其缺点是不能区别解剖学异常及病变性质，得不到血流量的绝对值及需专业人员操作等。

(4) 超声探测径路　颞部主要探测大脑中动脉(MCA)、大脑前动脉(ACA)、大脑后动脉(PCA)、前后交通动脉；眼窝主要探测眼动脉及颈内动脉虹吸部；枕骨大孔主要探测椎动脉、脑底动脉、后下小动脉等。正常时 MCA、ACA、PCA 的平均血流速度分别约为 60、50、45 cm/s。ICP 亢进时血流速度显著下降，但脑血管痉挛或狭窄时血流速度显著升高，此时注意不要误认为脑血流量增加。TCD 监测对脑死亡的诊断有一定的帮助，此时血流波形可出现特异性改变。

(5) 颈内静脉球部血液速度测定　将血管内多普勒导管(Millar 导管)留置于颈内静脉球部可连续测定颈内静脉血流速度，文献报道颈内静脉球部血流速度变化率与用 Kety-Schmidt 法测得的脑血流量变化率有良好的正相关。

(6) 正电子发射计算机断层扫描技术(PET)　其原理是通过静脉注射或吸入放射性核素，进而记录进入血管及脑组织之放射性核素衰变过程中发射出的正电子，并经计算机处理成像反映放射性核素浓度，测定局部脑血流量。PET 技术的优点是不仅可探测局部脑血流量、血容量和代谢率，而且能描绘较深部脑结构的空间清晰图像。但它不能用于床边监测。

3. 脑血流量正常值(表 11-2)及其在心肺复苏效果评估中的意义

脑血流量低于 18～20 ml/(100 g·min)时可出现神经症状与脑电异常，若脑血流量进一步下降并持续数小时，则可引起不可逆的脑组织损害。另一方面，颅内病变时自身调节机制受损，呼吸、循环轻微改变者的监测中有重要作用。

表 11-2 CBF 正常值

测定技术	正常值	测定部位
Kety-Schmidt 法	40～50 ml/(100 g·min)	大脑半球
	40～50 ml/(100 g·min)	大脑半球
	75～80 ml/(100 g·min)	灰质 γCBF
颅外闪烁技术	20 ml/(100 g·min)	白质 γCBF
	10～30 ml/(100 g·min)	γCBF 的范围
PET 技术	62.84±4.47 cm/s	大脑前动脉
	71.06±4.54 cm/s	大脑中动脉
TCD 技术	48.90±2.60 cm/s	大脑后动脉

(二) 脑氧平衡与代谢监测

1. 方法

(1) 无创脑氧饱和度监测仪 可直接无创测定局部脑组织的氧饱和度，其原理与脉搏氧饱和度仪相似，为近红光分光法(near infra-red spectroscopy, NIRS)，它利用波长为700～1 300 nm的近红外线测定脑组织氧合血红蛋白与还原血红蛋白量。由于局部氧饱和度是动脉与静脉血的混合值，因此，它可反映局部脑组织的氧供需平衡，在常温静息状态下若低于 50%为异常。由于它不需要动脉搏动，因此在低血压及心跳停止时均可应用。另外，在动脉血血红蛋白浓度不变时，脑组织总血红蛋白量可作为脑血流量(CBV)的指标。由于 CBV 通常是与脑血流量平行变动的，故它也可作为脑血流量的指标。

(2) 颈内静脉血氧饱和度($SjvO_2$)监测 $SjvO_2$ 可通过留置于颈内静脉球部的光导纤维导管连续自动测定，也可间断采血测定。为了避免颅外血流混合，导管应放在颅内静脉球部，因此导管放置应在 X 射线透视下施行。

$SjvO_2$ 与下式近似：$SjvO_2 \approx CaO_2 - CMRO_2/CBF$ (CaO_2：动脉血氧含量；$CMRO_2$：脑耗氧量；CBF：脑血流量)，$SjvO_2$ 主要反映大脑半球的氧供需平衡，亦可间接反映脑血流量、脑氧耗量。正常人清醒安静时 $SjvO_2$ 为 55%～70%，当它低于 40%时可出现脑电异常。CaO_2 下降(缺氧)、CBF 减少、$CMRO_2$ 升高(体温升高、清醒时、痉挛)时，$SjvO_2$ 下降；CaO_2 增加(Hb/PaO_2 增高)、CBF 增加、$CMRO_2$ 减少(低温、麻醉)时，$SjvO_2$ 升高。

(3) 脑葡萄糖代谢率测定 利用放射性标记的葡萄糖分子(2-脱氧葡萄糖)可进入神经细胞内，并通过糖酵解的磷酸化过程。在血中 2-脱氧葡萄糖的量与葡萄糖成正比，脑细胞为了代谢需要调节葡萄糖的吸收率，通过放射性自显影技术或正电子发射断层扫描技术可测定放射标记的 2-脱氧葡萄糖，即可测定局部糖代谢率。

2. 正常值及在心肺脑复苏中的意义

正常情况下脑能量消耗的 60%用于支持电生理功能、神经递质的合成、运送及摄取，剩余能量用于维持脑细胞内环境平衡，中枢神经发生缺血性损害的实质是脑氧供需失衡、氧供不能满足氧需，因此维持充分的脑血流量与供氧，是脑复苏的先决条件。脑代谢正常值见表 11-3。

表 11-3　脑代谢正常值

项　目	缩　写	正　常　值
脑静脉血氧分压	PvO_2	5～6 kPa
脑静脉血糖含量		0.26 mmol/L
脑动静脉血氧含量差	$(A-V)O_2$	6.8 ml/(100 g·min)
脑动静脉血糖含量差	(A－V)g	0.03 mmol/L
脑氧代谢率	$CMRO_2$	3.0 ml/(100 g·min)
脑糖代谢率	CMRg	4.5 ml/(100 g·min)
脑乳酸代谢率	CMRlac	2.3 ml/(100 g·min)
氧糖指数	OGL	90%～100%
乳酸糖指数	LGI	0%～10%

思考题

1. 名词解释

脑复苏　　植物状态　　交叉性瘫痪　　脑电图

2. 生命体征监测的内容及其变化的临床意义。
3. 意识状态的分类。
4. 意识状态、瞳孔运动功能、神经反射等观察内容。
5. 各种脑功能仪器监测的方法。

（王扣英　陈　涓）

第十二章

多器官功能障碍综合征

学习目标

掌握 多器官功能障碍综合征的概念。
熟悉 多器官功能障碍综合征的临床表现、监护及救治要点。
了解 多器官功能障碍综合征的病因、发病机制及诊断标准。

第一节 多器官功能障碍综合征的概念

多器官功能障碍综合征(multiple organ dysfunction syndrome, MODS),是近年来临床上发现并受重视的一组综合征,是指机体遭受严重感染、创伤、休克、烧伤、中毒、急性胰腺炎或急诊大手术等急性损伤后机体出现与原发病损无直接关系的序贯或同时发生的多个器官的功能障碍。本综合征在概念上强调:①MODS 往往由较严重的病损所触发,机体出现与原发病损无直接关系的序贯或同时发生的多个器官的功能障碍;②致病因素不是导致器官损伤的直接因素,而是经过体内某个过程所介导,逐渐发展而来;③原发致病因素是急性的,继发的受损器官远离原发损害的部位;④从原发损害到发生 MODS,往往有一个间隔期,可为数小时或数天;⑤器官功能障碍为多发的、进行性的,是一个动态过程。在临床表现上,各器官功能障碍的严重程度不同步,有的器官已呈现完全衰竭,有的器官则可为临床不明显的"化学性"衰竭;⑥器官功能障碍为可逆的,经过及时干预治疗,功能有望恢复。

早在第二次世界大战期间,发现急诊抢救成功的病人,在手术之后却发生序贯性、渐进性的 2 个或 2 个以上器官或系统功能障碍。其所涉及的器官或系统包括肺、肝、心、肾、脑、胃肠、代谢、凝血和免疫系统等。这类病人往往首先发生急性呼吸窘迫综合征(acute respiratory distress syndrome, ARDS),紧接着出现肝、心、肾、脑、胃肠、血液和免疫系统等器官或系统的功能障碍。1973 年,Tilney 等首先报道了该综合征的临床表现,并认为临床所进行的手术、救治是成功的,多器官的衰竭是手术、复苏之后尚未解决的问题。因而,提出了序贯性系统衰竭(sequnetial system failure),引入了多器官衰竭(multiple organ failure, MOF)的概念。1975 年,Bane 把这类不同脏器序贯性衰竭称为"70 年代综合征",即序贯性、进行性多器官功能衰竭。1977 年,Eiseman 等首先使用多器官衰竭(multiple organ failure, MOF)这一名称,并进行临床和基础研究。1980 年,

Fry 将该综合征命名为多系统器官衰竭(multiple system organ failure，MSOF)。

1991 年 8 月美国胸科医师协会(ACCP)和重症医学会(SCCM)召开联席会议，提出了全身炎症反应综合征(systemic inflammatory response syndrome，SIRS)的新概念。

各种感染性和非感染性致病因素作用于机体所引起的一系列全身性炎症反应的过程称为 SIRS。临床上可出现以下 2 个或 2 个以上症状或体征：①体温>38℃，或<36℃；②心率>90 次/分；③呼吸急促，频率>20 次/分，或过度通气，即 $PaCO_2$<32 mmHg(4.3 kPa)；④白细胞总数>12.0×10^9/L，或<4.0×10^9/L，或幼稚杆状细胞>0.1。

SIRS 可见于临床的多种情况，如感染、创伤、休克、烧伤、缺血、中毒、胰腺炎及肿瘤坏死因子等细胞毒的作用。SIRS 的进一步发展，则有可能导致 MODS。SIRS 与 MODS 是连续性的动态过程，SIRS 贯穿于 MODS 发展过程。

MODS 的发生率由于病因不同而差异较大，外科急症手术后病人发生 MODS 的概率为 8%～23%；腹腔感染手术后发生 MODS 为 30%～50%；其中，老年人(超过 65 岁)和原有严重慢性疾病病人 MODS 发生率特别高。

MODS 的病死率依受累器官(或系统)的数目和 MODS 持续时间而异，国内学者报道：累及一个器官的病死率为 30%，累及 2 个者病死率为 50%～60%，累及 3 个器官的病死率为 62.1%；4 个或以上器官的病死率则为 100%。国外的前瞻性研究也表明，累及的脏器越多，病死率越高，而且病死率与脏器功能障碍时间呈正相关；高龄病人(年龄>65 岁)的病死率比<65 岁的病人几乎高 1 倍；若 2 个以上系统功能障碍超过 24 h，恢复希望甚小。

MODS 是当今急危重症病人死亡的主要原因之一，MODS 若不能及早逆转，病死率高达 50%～90%。近 20 年来，临床上对 MODS 的诊疗水平不断提高，MODS 的救治已经得到了一定的进展，但是存活率却无明显提高。因此，MODS 是当今重症监护医学领域研究的重要课题。所以充分认识 MODS 的病因及发病机制，早期诊断与治疗，提高临床救治水平，及时阻断其发展是极为重要的。

第二节　病因及发病机制

一、病因

1. 严重感染

如重症胰腺炎、急性梗阻性化脓性胆管炎、合并脏器坏死或感染的急腹症、严重腹腔感染、继发于创伤后的感染等。

2. 严重创伤

多发性创伤、大面积烧伤、挤压综合征。

3. 各种休克

微循环障碍导致组织灌注不良、缺血、缺氧，毒物蓄积均可引起 MODS。

4. 各种大手术

如心血管手术、胸外科手术、颅脑手术、胰十二指肠切除术等。

5. 各种原因引起的低氧血症

如吸入性肺炎及急性肺损伤等。

6. 各种原因引起的休克、心跳、呼吸骤停复苏后

复苏不完全或复苏延迟。

7. 妊娠中毒症

略。

8. 各种原因导致肢体、大面积的组织或器官缺血-再灌注损伤

如绞窄性肠梗阻。

9. 有的病人可能存在一些潜在的易发因素

如心脏、肝、肾的慢性疾病及器官储备功能低下，糖尿病、高龄、免疫功能低下、营养不良等。

10. 其他

如大量快速输血或输液、高浓度吸氧、正压呼吸、PEEP 使用不当等。

二、发病机制

MODS 的发病机制探讨较多，但至今尚未完全清楚，一般认为有如下几点：

(一) 炎症失控假说

MODS 是由于机体受到创伤和感染刺激而产生的炎症反应过于强烈以至失控，从而损伤自身的结果。目前研究认为，SIRS 是导致 MODS 发生的重要机制之一，SIRS 是因炎性细胞广泛被激活，并大量释放引起的失控性炎症反应，血浆中出现肿瘤坏死因子(tumor necrosis factor, TNF-α)、白介素-1(interleukins-1，IL-1)、IL-6、IL-8 等多种促炎因子和其他炎症介质，抗炎细胞因子(1L-lra、IL-4、IL-10、IL-11、IL-13、sTNFR)等亦显著增加，白细胞和内皮细胞大量表达黏附分子，若炎症反应失控，则出现细胞因子级联效应，引起组织细胞损伤，从而可能导致 MODS 的发生。现认为：由 SIRS 到 MODS 是一个循序渐进的过程，SIRS 是 MODS 的共同通路。

(二) 缺血-再灌注损伤假说

各种休克和复苏引起生命器官的微循环缺血和再灌注损伤是 MODS 发生的基本环节。当心肺复苏，休克控制，血流动力学改变，发生再灌注。氧自由基大量释放引起血管内皮细胞肿胀，管腔狭窄或闭塞，使再灌注转为少灌注或无灌注，造成组织利用氧能力降低，继而发生变性坏死。称为“再灌注”综合征。

(三) 胃肠道学说

胃肠道在 MODS 的发病中起着重要的作用，有学者认为胃肠黏膜氧合障碍和缺血性损伤是 MODS 的始动因素。胃肠道还是人体内最大的细菌库，在机体遭受打击后很可能会成为重要的内源性感染源。胃肠道除了是传输、消化、吸收营养物质的器官外，其黏膜还是一道分隔内外环境，保护机体免受细菌、毒素等有害物质侵袭的免疫学屏障。在机体遭受创伤、休克、感染等重大打击，循环不稳定的情况下会出现以下现象：

1) 由于内脏血管发生“选择性收缩”，使胃肠道的血液供应首当其冲地被削弱，因此很容易发生缺血性损伤。

2) 胃肠道黏膜含有丰富的黄嘌呤氧化酶系统，在机体复苏时由于缺血-再灌注，可产生过量

氧自由基而又会成为氧自由基重点攻击的靶器官。

3）胃肠黏膜上皮细胞代谢活跃、更新快、耗能高，并对营养物质有特殊要求，而这种要求在病人处于危重状态下又往往难以满足。

4）由于胃肠道黏膜的损伤、胃肠功能的损害，胃肠道的蠕动受到抑制，从而使细菌过量繁殖，反过来又进一步加重胃肠道黏膜损伤。

（四）"两次打击"和"双项预激"假说

该假说指出最早的创伤、休克等致伤因素可被视为第1次打击，在此阶段，虽然神经-内分泌和免疫系统导致了炎性反应，但其程度有限，此阶段可以造成器官损害，但不严重，成为"早期器官功能障碍"。最重要的是，炎症细胞被动员起来，处于一种"预发状态"。此后，如果病情进展或再次出现病损侵袭，便构成第2次打击。此阶段的突出特点是以处于"预发状态"炎性细胞超量释放细胞和体液介质使炎症反应放大。直接由炎性细胞释放的介质只是全部炎性介质的一部分，其作用于靶细胞后还可以导致更多新级别的炎性介质产生，从而形成"瀑布样反应"，其危害远大于第1次打击。这种失控的炎性反应不断发展，直至组织细胞损伤和器官功能障碍，被称为"后期器官功能障碍"。

（五）应激基因假说

应激基因反应是指一类由基因程序控制能对环境应激刺激作出反应的过程。新近研究发现Toll样受体TLR（一种膜蛋白）参与了致病因子的信号传导过程，其基因多态性与机体炎症反应具有相关性，可能为MODS的早期识别、预后分析和基因治疗开辟一条新途径。Toll蛋白是最早在果蝇体内发现的对果蝇胚胎发育和抗真菌免疫有关的Ⅰ型跨膜受体。近年来在哺乳动物体内也发现了与Toll同源的蛋白机体免疫同样具有重要作用。到目前为止已有12种人类TLR被发现（TLR 1～12）。尽管迄今尚未得到TLR与细菌致病成分直接作用的确切证据，但最近研究发现TLR4是革兰阴性菌LPS信号转导的主要受体，同时，对革兰阳性细菌的磷壁酸也起作用。新近资料表明，Toll样受体（Toll-like receptor，TLR）是病原微生物跨膜信号转导的重要受体，与机体抗感染的天然免疫反应密切相关。其中TLR4的作用尤为显著，体外观察证实它参与了细菌内毒素（LPS）的识别与信号转导过程。目前对TLR的研究处于探索阶段，关于TLR4在机体脓毒症病理生理过程中的变化规律及其意义缺乏充分了解。

第三节　临床表现及诊断标准

一、临床表现

MODS的临床表现往往为序贯性变化，通常从一个器官开始（最多见的是肺），然后波及其他器官，发生一连串反应，如同多米诺效应。

（一）呼吸系统

早期可见呼吸频率（RR）加快＞20次/分，吸空气时动脉氧分压（PaO_2）下降≤70 mmHg，动脉氧分压与吸入氧浓度之比（PaO_2/FiO_2）＞300。X线胸片可正常。中期RR＞28次/分，PaO_2≤

60 mmHg，$PaCO_2$＜35 mmHg，PaO_2/FiO_2＜300。胸片可见肺泡实质性改变（≤1/2 肺野）。晚期则呼吸窘迫，RR＞28 次/分，PaO_2≤50 mmHg，$PaCO_2$＞45 mmHg，PaO_2/FiO_2＜200。胸片肺泡实性改变加重（≥1/2 肺野）。

（二）心脏

由心率增快、心肌酶正常，发展到心动过速、心肌酶（CPK、GOP、LDH）升高，甚至出现室性心律失常、Ⅱ～Ⅲ度房室传导阻滞、心室颤动、心脏停搏。

（三）肾脏

轻度肾功能障碍，在无血容量不足情况下，尿量能维持 40 ml/h，尿钠离子、血肌酐可正常。进而尿量＜40 ml/h，使用利尿药后尿量可增加，血肌酐为 176.8 μmol/L 左右。严重时无尿或少尿（＜20 ml/h，持续 6 h 以上），利尿药冲击后尿量不增加，血肌酐＞176.8 μmol/L。非少尿肾功能衰竭者尿量＞600 ml/24 h，但血肌酐＞176.8 μmol/L，尿比重≤1.012。

（四）肝脏

SGPT 大于正常值 2 倍以上、血清胆红素进行性升高，重者出现肝性脑病。

（五）胃肠道

可由腹部胀气，肠鸣音减弱，发展到腹部高度胀气，肠鸣音消失。重者出现麻痹性肠梗阻，应激性溃疡出血。

（六）凝血

轻者可见血小板计数减少，纤维蛋白原、凝血酶原时间（PT）及凝血酶原激活时间（TT）正常。进而纤维蛋白原可≥2.0～4.0 g/L、PT 及 TT 比正常值延长。重者血小板计数＜50×10^9/L，纤维蛋白原＜2.0 g/L、PT 及 TT 比正常值延长，有明显的全身出血表现。

（七）中枢神经系统

早期有兴奋或嗜睡表现，唤之能睁眼，能交谈，能听从指令，但有定向障碍。进而可发展为对疼痛刺激能睁眼、有屈曲或伸展反应，但不能交谈、语无伦次。重者则对语言和疼痛刺激均无反应。

（八）代谢

可表现为血糖升高或降低、血清钠降低或增高以及酸中毒或碱中毒。

二、诊断标准

（一）MODS 的早期诊断依据

1）诱发因素（严重创伤、休克、感染）。
2）SIRS。

3）器官功能障碍。

（二）SIRS诊断标准

同第一节。

（三）MODS的分期诊断

MODS的分期诊断见表12-1。

表12-1　MODS的分期诊断

	1期	2期	3期	4期
一般表现	正常或轻度不安	病态，不安	明显不安	濒死
心血管功能	需补充容量	容量依赖性高动力	休克，心排血↓水肿	依赖升压药混合静脉氧饱和度↑
呼吸功能	轻度呼吸性碱中毒	呼吸急促，低二氧化碳血症	严重低氧血症ARDS	高二氧化碳血症
肾功能	尿少，对利尿药反应受限	尿量固定，轻度氮质血症	氮质血症，应透析治疗	无尿，透析效果不稳定
胃肠道功能	腹胀	不能耐受食物	肠绞痛，应激性溃疡	腹泻，缺血性结肠炎
肝功能	正常或轻度胆汁淤积	高胆红素血症，PT延长	临床黄疸	转氨酶↑严重黄疸
代谢	高血糖，对胰岛素需求提高	严重分解代谢	代谢性酸中毒高血糖症	肌肉损耗，乳酸酸中毒
中枢神经	朦胧	嗜睡	木僵	昏迷
血液	呈不同表现	白细胞↑或血小板↓	凝血障碍	凝血障碍难以纠正

（四）MODS评分

加拿大学者Marshall等提出一种多器官功能障碍的评分标准（表12-2），是以客观的生化指标来衡量的，比较简单、明确、客观、适用于临床，即：①呼吸系统：PaO_2/FiO_2比率；②肾脏：血清肌酐（Cr）浓度；③血清胆红素（Bilirubin）浓度；④心血管系统：压力调整心率（PAR），该值等于心率和中心静脉压与平均动脉压之比率的乘积（PAR＝HR×CVP/MAR）；⑤血流系统：血小板计数；⑥中枢神经系统：按格拉斯哥昏迷评分法，GCS如果使用镇静药或肌松药，除非存在内在的神经障碍证据，否则应作正常计分。

MODS的诊断标准应综合分析，不必面面俱到，在多数情况下，不一定所有器官同时发生功能障碍，原因是复杂的，特别是在MODS早期。因此，在临床实践中要对发病全过程加以仔细观察、询问，认真的查体，尽量对危急重病人应用现代监测技术，综合实验检查数据，以加深对MODS的认识，提高诊断水平。

表 12－2　多器官功能障碍评分表

器官(系统)	分数				
	0	1	2	3	4
呼吸(PO_2/FiO_2 比率)	>300	226～300	151～225	76～150	≤75
肾脏(血肌酐 μmol/L)	≤100	101～200	201～350	351～500	>500
肝脏(血胆红素 μmol/L)	≤20	21～60	61～120	121～240	>240
心血管(PAR＝HR×CVP/MAR)	≤10	10.1～15	15.1～20	20.1～30	>30
血液(血小板 10^9/L)	>120	81～120	51～80	21～50	≤20
神经系统(格拉斯哥昏迷计分)	15	13～14	10～12	7～9	≤6

第四节　监护常规与救治措施

MODS 的病因复杂、救治困难、病死率高。救治上应积极治疗原发病，避免和消除各种诱发因素，控制感染，有效地抗休克，改善微循环，重视营养支持，维持机体内环境平衡，增强免疫力，防止并发症，注意监测各器官的功能，施行综合防治。

一、加强呼吸支持

1）加强气道湿化和灌洗是清除呼吸道分泌物、防治肺部感染、保护支气管纤毛运动的一项主要措施。必须保持呼吸道的通畅，去除分泌物，必要时行气管插管或气管切开。

2）ARDS 时肺泡表面活性物质破坏，肺内分流量增大，肺血管阻力增加，肺顺应性下降，导致 PaO_2 降低。及时纠正低氧血症，改善组织供氧。若 PaO_2 不能维持在 60 mmHg(8.0 kPa)，或低氧血症进行性加重，应尽早采用机械通气。潮气量宜小，防止气压伤。早期使用呼气末正压呼吸(PEEP)，以预防肺泡萎陷，提高功能残气量，减少肺内分流。PEEP 是较理想模式，但需注意对心脏、血管、淋巴系的影响，压力宜渐升缓降。

3）通过积极的液体管理，可以改善 ARDS 病人的肺水肿程度。酌情应用利尿剂，限制体液入量。

4）肾上腺皮质激素有减轻毛细血管通透性、增进肺表面活性物质的分泌等多种作用，合理应用激素，对呼吸衰竭的治疗是有益的，可短期应用。

二、改善循环功能

1）MODS 发生心功能不全，血压下降，微循环瘀血，动静脉短路开放而致血流分布异常，组织氧利用障碍。对心功能及其前、后负荷和有效血容量要进行严密监测，必要时插入 Swan－Ganz 导管，监测右房压、肺动脉楔压、心排血量，可随时估计各器官血供状况。

2）早期复苏，提高复苏质量。根据监测的结果，确定输液量、输液速度。在评估液体量时，要注意排除影响 CVP、PAWP 等反应容量负荷指标的容量外因素，一般来说，CVP 不要超过 18 mmHg，PAWP 不超过 20 mmHg 为宜。

3）心源性休克要限制液体，并使用强心药和扩血管药物等治疗，但也要求在达到最佳的前后负荷后方能使用强心药。

4）低血容量性休克和感染性休克都是由于有效血容量不足造成，主要的治疗措施是扩容，容量补足后血压仍低，再适当考虑使用血管活性药物。感染性休克以去甲肾上腺素为首选。

5）必要时应用强心药，以提高心排血量；或采取主动脉内气囊反搏术支持循环。

6）若发生心肌梗死，应迅速给予相应处理。

三、肾功能衰竭的处理

1）注意维持一定的循环血量、心排血量、肾血流量和尿量；注意扩容和血压维持，保证和改善肾血流灌注。

2）肾功能衰竭的少尿期或无尿期的病人，必须严格控制液体入量，每日的液体进入量，只能为前 1 日的尿量加上 500 ml 左右。

3）注意防止酸中毒及高钾血症，应监测血尿素氮和血肌酐。如果发现严重异常应及早进行血液净化治疗，采用血液透析、持续动静脉超滤、持续静脉血液滤过等方法，临床疗效较好。

4）在治疗中，尽量避免使用损害肾脏功能的药物。

四、胃肠功能失常的处理

1）抗酸剂的应用。常用碳酸氢钠或 H_2 受体阻滞剂西咪替丁、雷尼替丁以及质子泵抑制剂洛赛克等，可抑制胃酸分泌，使胃液的 pH 值 4 以上，可预防胃肠道应激性溃疡出血或穿孔。

2）出现胃肠道出血，应立即插入胃管，抽取胃内容物、止血、防止胃扩张。止血可用去甲肾上腺素盐水（8 mg/100 ml）胃管灌入止血，或凝血酶 1 000～2 000 U 加温开水 60 ml 胃管注入，每 30 min 一次。有学者报道，中药大黄经临床和基础研究证明具有活血止血、保护肠黏膜屏障、清除氧自由基和炎性介质、抑制细菌生长、促进胃肠蠕动、排出肠道毒素等作用，对胃肠道出血、衰竭有较好的疗效。

3）可考虑输入适量的新鲜血液。

4）在必要时，可行手术止血。

五、肝功能衰竭的处理

1）肝功能衰竭发生率较高，但临床上往往不易发现。维持适当的循环有助于预防肝细胞损伤和维持正常肝功能，适当的营养支持可为肝脏提供维持其功能所需的物质基础。

2）采用血浆置换疗法，可在短时间内清除组织的毒性物质，对肝功能衰竭的治疗有一定效果。

六、脑功能衰竭的处理

1）吸氧，主要是防治脑缺氧和脑水肿。

2）物理降温，亚低温脑保护。

3）适当应用甘露醇、氢化可的松等药物，减轻脑水肿，降低颅内压。

4）使用促进脑细胞营养、代谢的药物，如胞磷胆碱、ATP 等。

七、血液系统

对于因为血小板或凝血因子大幅度下降引起的出血，可输浓缩血小板或新鲜冰冻血浆。纤维蛋白原下降<1 g/L 时，应补充纤维蛋白原。

八、高代谢的管理

适当增加胰岛素用量和氨基酸的用量。MODS 病人经历了全身炎症反应阶段，而且，全身性炎症反应贯穿 MODS 的全过程，因此，机体一直处于全身炎性反应的高代谢状态，热能消耗极度增加。在体内，儿茶酚胺、肾上腺素、胰高血糖素分泌亢进，而内源性胰岛素分泌相对减少，加之肝脏功能障碍、激素应用过量、补糖过多，导致难治性高血糖症和机体脂肪利用障碍，造成支链氨基酸消耗过大，组织蛋白裂解，出现负氮平衡。需要增加胰岛素用量和氨基酸的用量。高代谢的状态下，容易发生酸碱、水电解质失衡，应重点监测，注意纠正酸碱、水电解质失衡。

九、控制各种感染

1）正确合理应用抗生素是治疗 MODS 的重要手段之一。使用抗生素前一般应做细菌培养、药敏试验，在取得细菌培养结果及药敏报告前，医师应按照经验使用抗生素，抗生素的应用应该能覆盖引起感染的所有致病细菌，尤其是采用对肝、肾功能影响较小的抗生素。在应用抗生素的同时，需注意真菌感染。

2）控制院内感染是防止感染的重点。由于大多数的 MODS 病人细胞免疫、体液免疫、补体和吞噬系统受损，由此产生急性免疫功能不全，极易被感染。加强病房管理，强化洗手，重视医疗设备和用物的处理。

3）全谱标准化血清蛋白和丙种球蛋白使用有利于增强病人免疫机制、增强抵抗力。

4）深静脉插管导致的感染并不少见，应引起重视。

十、护理重点

1）了解 MODS 的发病原因，尤其了解创伤、休克、感染等常见的发病因素，做到掌握病程发展的规律并有预见性的护理。

2）了解各系统器官功能衰竭的典型表现和非典型表现，做到及时处理。

3）保证营养与热量的摄入。MODS 时机体处于高代谢状态，体内能量消耗很大，免疫功能受损，内环境紊乱，尽量通过肠内营养途径补充热量，维生素及微量元素。

4）防止感染。MODS 时机体免疫功能低下，抵抗力差，极易发生院内感染，如呼吸道、泌尿道、静脉导管等感染，应高度警惕，定时翻身、拍背、加强呼吸道管理，严格无菌操作，防止交叉感染。

5）密切观察病情变化。注意体温、脉搏、呼吸、血压、意识等生命体征的观察和监护仪、漂浮导管等仪器设备显示的各种参数的变化。

思考题

1. 多器官功能障碍综合征的定义是什么？
2. 多器官功能障碍综合征的发病机制是什么？
3. 多器官功能障碍综合征的主要临床表现是什么？
4. 多器官功能障碍综合征的诊断标准是什么？
5. 多器官功能障碍综合征的主要救护措施和护理要点是什么？

（窦英茹　熊　彦）